FOR PROFESSIONAL ANESTHESIOLOGISTS

周術期輸血

PERIOPERATIVE BLOOD TRANSFUSION

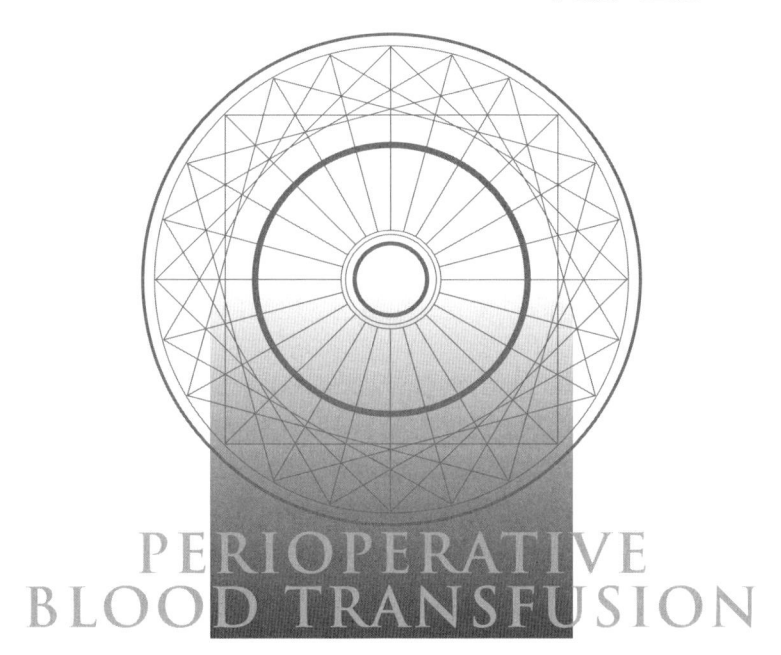

著　川崎医科大学名誉教授
　　東宝塚さとう病院名誉院長
　　高折 益彦

克誠堂出版

はじめに

　現今わが国において入手しうる輸血に関する教科書，マニュアル，成書は30を下らない。著者自身も1992年に大学での講義のために"輸液・輸血学を学ぶために"と題した教科書を出版している。しかし，この分野での科学的進歩，また医療上での変革も著しいものがあり，現在この教科書を繙いてみると各所に解釈の異なる部分，また記載がないものなどが散見される。一方，輸血医療の面では2002（平成14）年に過去40年ぶりに輸血製剤供給に関する省令が，2005（平成17）年にはさらに新しい輸血療法の指針が厚生労働省から提示されている。また，輸血医療の分野は，古典的な輸血療法から臓器移植，再生医療への進出が目立ってきている。しかし著者が今まで所属してきた麻酔科領域の医師にとって，一般常識としての免疫医療，臓器移植，再生医療に関する知識は求められても，その詳細について熟知することは望まれていない。少なくとも実地臨床の場において必要なのは，周術期の輸血に限られている。また，それが周術期患者管理において重要な位置を占めている。数年前に日本麻酔科学会が集計した統計でも，周術期での死亡原因の第1位は出血死である。すなわち，血液製剤の投与によっていかに組織酸素代謝を維持するか，いかに止血を的確に行うか，などの問題は，臨床麻酔科医にとって極めて重要な問題である。さらにまた，日ごろ臨床で使用する血液製剤投与に伴う合併症を防止，あるいは軽減しうるかということも重要である。このような観点に立っての麻酔科医として，また麻酔専門医として周術期で必要な輸血学，輸血医療の基本を身につけ，また再確認することを目的として本書を上梓する運びとなった。したがって本書では，一般輸血学で解説されている血液成分採取法，詳細な血液型判定方法，幹細胞移植などの細胞医療などは省略した。しかし輸血による免疫修飾，輸血関連性急性肺障害など，現在でもその原因の解明が進められている問題，またまれではあるが血液型判定で表試験と裏試験とが一致しない場合などは，やや詳細に検討した。特に臨床で必要とされる血液製剤の使用に関する章，輸血に伴う合併症の章には比較的多くの頁を費やした。輸血に関する歴史的事項，あるいは現在開発されつつある人工血液などについては，臨床とはあまり関わりがないものの，一応の常識として知っておくべきこととして記載した。

　上記の目的に従って本書は主として研修医，あるいは専門医を目指す麻酔科医を対象としている。しかし，著述している間にいくつかの疑問点，未解決の箇所に遭遇してきた。その部分には著者の見解，現代での解釈なども提示した。また，日本輸血学会が提示している学会認定指定カリキュラムの一部に追加した部分，平易に解説した部分もあるので，輸血学を専門とされる諸兄にも読んでいただければ幸いである。なお，本書執筆にあたり，資料の提供等で多大のご協力をいただいた早稲田大学理工学術院総合研究所理工学研究所・土田英俊名誉教授，ならびに教室の方々，兵庫県赤十字血液センター技術部・坊池義浩氏，そのほか多くの方々に心からの感謝を捧げる。

2007年5月吉日

高折　益彦

目　次

I. 輸血医療概論　1
輸血の目的，輸血療法　3
輸血の種類・名称　3
❶輸血用血液成分／3　❷血液供給源／4　❸保存期間／5　❹保存方法／5　❺輸血手技／6　❻輸血部位（経路）／6　❼その他／7

II. 血液製剤　9
全血製剤　11
❶抗凝固液，保存液／11　❷保存容器／13　❸保存温度／13　❹放射線照射／13　❺使用適応，供給／14　❻感染症検査／14
赤血球製剤　15
❶種類／15　❷製造，保存容器／16　❸保存温度，保存・使用期間／17　❹保存中の生化学的性状変化／18　❺使用適応／20　❻使用量，期待Hb上昇値／22
血小板製剤　23
❶種類／23　❷製造，保存／25　❸保存による変化／26　❹使用適応／28　❺投与後予測増加量／29　❻ABO型適合血小板輸血／30　❼血小板輸血セット／30
新鮮凍結血漿（fresh frozen plasma：FFP）　31
❶製造，保存，供給／31　❷使用法／32　❸適応／33　❹使用注意事項／35
アルブミン製剤　36
❶製造，製品／36　❷アルブミンの特性／36　❸使用適応／37　❹投与量，投与法／39　❺注意事項／39
そのほかの血液製剤　40
❶アンチトロンビンIII（antithrombin III：AT III）／40　❷ハプトグロビン／40　❸グロブリン製剤，凝固因子製剤／41
冷凍血液　41
❶凍結赤血球／41　❷凍結血小板／44　❸凍結血漿，新鮮凍結血漿（FFP）／45

III. 血液型　49
赤血球の抗原，抗体　51
❶ABO型／51　❷Rh型／54　❸そのほかの血液型／56　❹不規則抗体／60　❺交差適合試験／62

白血球抗原（リンパ球抗原：human lymphocyte antigen：HLA） 63
　　　血小板抗原 64
　　　　血小板上の抗原性の臨床的意義／64
　　　血清蛋白抗原 65

IV. 輸血療法の実際　69

　　予定手術での輸血 71
　　　❶輸血既往歴，妊娠歴の確認／71　❷生理機能検査／71　❸赤血球製剤準備量／71　❹交差試験／74　❺手術前輸血／74　❻輸血施行手順／75
　　緊急時の輸血 79
　　　❶循環血液量の維持，末梢循環改善／79　❷血液型判定とO型血液使用／80
　　　❸制御しがたい出血（uncontrollable hemorrhage）／80
　　大量輸血，急速輸血 83
　　　❶血液Hb量の維持／83　❷赤血球製剤投与と循環血液量の調整／83　❸急速輸血実施法／84　❹赤血球製剤の大量・急速輸血時の注意／84　❺使用する赤血球製剤の血液型の検査確認／84　❻FFP，血小板の使用／85　❼自己血の利用／86
　　新生児・小児での輸血 86
　　　❶赤血球輸血／86　❷血小板輸血／89　❸FFP輸血／89　❹インフォームドコンセントの取得／89　❺サイトメガロウイルス感染／90
　　高齢者，心疾患者への輸血 90
　　輸血路の確保 90
　　輸血必要機器・材料 92
　　　❶留置針，留置カニューレ，静脈カテーテル／92　❷輸血セット／92
　　　❸特殊輸血フィルタ／93　❹急速輸血器／94　❺血液加温装置／94
　　患者監視 95
　　　❶全身状態，バイタルサイン（vital signs）／95　❷循環血液量，中心静脈圧／95　❸血液凝固・止血機能／96　❹心電図／96　❺体温／96
　　自己血輸血 97
　　白血球（顆粒球）輸血 97

V. 輸血事故，輸血副作用・合併症　103

　　輸血事故 105
　　　❶技術的な過誤（technical error）／105　❷事務管理上の過誤（clerical error）／106
　　輸血副作用・合併症 108
　　　❶免疫的合併症／108　❷輸血感染症／123　❸輸血手技関連合併症／131
　　　❹血液製剤の作製，製造，保存に伴う合併症／135　❺そのほかの合併症／151

VI. 自己血輸血　165

　　自己血輸血の意義，必要性 167
　　　❶患者本人への利益／167　❷国家・社会的貢献／169　❸自己血輸血の問題点／170

自己血輸血の種類 171
　　貯血式自己血輸血 171
　　　　❶適応症例／172　　❷採血，保存管理／172　　❸輸血時の注意／173　　❹エリスロポエチンの使用／173
　　希釈式自己血輸血 174
　　　　❶適応症例／174　　❷採血，保存，輸血／175　　❸希釈式自己血輸血の利点と欠点／175　　❹hypervolemic hemodilution（血液量増量自己血輸血）／176
　　回収式自己血輸血 176
　　　　❶種類，名称／176　　❷原理，操作／177　　❸適応，禁忌／178
　　そのほかの自己血液成分の輸血 179
　　　　❶自己血小板／179　　❷自己血漿／180　　❸自己クリオプレシピテート（自己フィブリン糊）／180

VII．人工血液　　185

　　人工赤血球代替物（人工酸素運搬体） 187
　　　　❶ヘモグロビン型酸素運搬体（Hb based oxygen carrier）／188　　❷PFC型人工酸素運搬体（PFC based oxygen carrier）／193　　❸リポソームヘム（liposome heme）／196　　❹アルブミンヘム（albumin heme）／199　　❺人工酸素運搬体の臨床応用／201
　　人工血小板 202

VIII．輸血医療に関連した法的規則事項　　209

　　特定生物由来製品の使用 211
　　　　❶患者への説明と同意（informed consent：IC）／212　　❷使用記録保管義務／215　　❸感染症情報の提供，遡及調査の義務付け／215　　❹血液製剤の適正使用／215
　　宗教上の理由による輸血拒否 215
　　　　❶患者の輸血拒否の確認，医療者側の対策検討／216　　❷患者への説明／216
　　小児への輸血 219
　　緊急輸血に伴うO型血液使用，放射線非照射血液使用 219
　　院内採血に伴う検査の限界 219
　　医師の守秘保持義務と個人情報保護法 220
　　輸血医療に関連する法規 220

IX．輸血に関連する歴史的事項　　223

　　文献的確証が十分に得られない時代の事項 225
　　文献的確証が得られている歴史的事項 225

　　索　引 229

略語一覧

AABB：American Association of Blood Bank
ACD液：acid-citrate-dextrose液
ACD血：ACD（保存）液加血液
ACE：アンギオテンシン変換酵素
AIDS：後天性免疫不全症候群
aPTT：活性化部分トロンボプラスチン時間
ATⅢ：アンチトロンビンⅢ
ATP：adenosine triphosphate
BMT-GVHD：骨髄移植後GVHD
BSE：ウシ伝達性海綿状脳症
Ca：カルシウム
CAT法：カラムビーズ法
CCI：補正血小板増加率
CJD：Creutzfeld-Jakob病
CMV：ヒトサイトメガロウイルス
CPDA-1液：citrate-phosphate-dextrose-adenine-1液
CPD液：citrate-phosphate-dextrose液
CPD血：CPD（保存）液加血液
CVP：中心静脈圧
D，kD：ダルトン，キロダルトン
DIC：播種性血管内凝固
2,3-DPG：2,3-diphosphoglycerate
EBウイルス，EBV：Epstein-Barr virus
FDA：Food & Drug Administration（Office）
FFP：新鮮凍結血漿
G：ゲージ
G-CSF：顆粒球コロニー刺激因子
GM-CSF：顆粒球-マクロファージコロニー刺激因子
GOT：グルタミン酸オキサロ酢酸トランスアミナーゼ

GP：glycoprotein
GPⅡb/Ⅲa：グリコプロテインⅡb/Ⅲa
GPT：グルタミン酸ピルビン酸トランスアミナーゼ
GVHD：移植片対宿主病
Hb：ヘモグロビン
HBc：B型肝炎コア抗原
HBs：B型肝炎表面抗原
HBV：B型肝炎ウイルス
HCV：C型肝炎ウイルス
HES：ヒドロキシエチルデンプン（hydroxyethyl starch）
HIV：後天性免疫不全症（AIDS）ウイルス
HLA：ヒト白血球抗原，ヒトリンパ球抗原
HPA：血小板抗原
Ht：ヘマトクリット
HTLV：成人T細胞白血病（ATL）ウイルス
IC：説明と同意（informed consent）
ICG：indocyanine green
IL-6：インターロイキン-6
IRN：国際標準率
K：カリウム
血液法（血液新法）：安全な血液製剤の安定供給の確保等に関する法律
MAP血：MAP（保存）液加濃厚赤血球
metHb：メトヘモグロビン
MHC：major histocompatibility complex
MOFS, MODS：多臓器機能障害採点（multiple organ failure score）
MSBOS：mximum surgical blood order schedule
Na：ナトリウム

NAT検査：核酸増幅検査（nucleic acid amplification test）
NO：一酸化窒素
PC：血小板濃厚液
PEG：polyethylene glycol
PFC：perfluorocarbon
PL法：製造物責任法
PT：プロトロンビン時間
PTP：輸血後紫斑病
RES：網内系
rGPⅠa/Ⅱa：リコンビナントグリコプロテインⅠa/Ⅱa
rGPⅠbα：リコンビナントグリコプロテインⅠbα
RHA：receptor mediated hemagglutination
RT-PCR：逆転写ポリメラーゼ連鎖反応（reverse transcriptase-polymerase chain reaction）
SAGM液：saline-adenine-glucose-mannitol液
SBOE：surgical blood order equation

SFP：screen filtration pressure
STS：梅毒血清反応
TA-GVHD：輸血後GVHD
TEG：thromboelastogram（血栓弾性描写図）
TPH：経胎盤出血（transplacental hemorrhage）
TPHA（test）：梅毒トレポネーマ血球凝集テスト
TRALI：輸血関連急性肺障害（transfusion-related acute lung injury）
TRIM：輸血関連免疫修飾（transfusion related immunomodulation）
T/S：type and screen
TSE：伝達性海綿状脳症
UCH：uncontrollable hemorrhage
vCJD：異型Creutzfeld-Jakob病
VEGF：vascular endothelial growth factor
VVR：vasovagal reflex
vWF：von Willebrand factor
WB：全血
WNV：West Nile virus

I

輸血医療概論

輸血の目的，輸血療法

　輸血の目的は，欠乏した血液成分の補充である。したがって，血液成分ごとに補充するのが合理的であり，適切である。すなわち，成分輸血（component transfusion）が輸血の基本である。血液成分はそれぞれその生理的機能を有し，またその機能を発揮する必要量が異なる。したがって，その成分の機能，必要量に適合した輸血を行うことが適性輸血といえる。また，それは医療経済的にも効率的な（cost effective）輸血といえる。手術，外傷などによる出血では，血液成分は均等に失われる。したがって，血液をそのまま輸血する全血輸血（whole blood transfusion）が適切な処置であるように思われる。しかし近代の輸血医療においては，後述するようにほとんど全血輸血は行われない。また，危険を伴う古典的な直接輸血は全く行われない。すべて間接輸血である。間接輸血は一般に血液保存を伴う。血液の保存は，血液の各成分それぞれに適合した方法で行われる。また，血液保存に伴う血液各成分の機能変化は保存期間によって異なり，各成分の必要補充量もそれぞれ異なる（第Ⅱ章参照）。したがって，循環血液量に匹敵するような量の出血時でも全血輸血は適応とならない—注1。

　輸血療法には必ず一定のリスクを伴う。したがって，そのリスク以上に効果が得られる場合にのみ輸血の適応となる。そのため全血輸血にしても，また各成分輸血にしても，その使用量は必要最小限にとどめるべきである。またリスクを伴うために予防的な意義が少ない。さらに，もし輸血療法以外の治療法で代替できる場合には，輸血は可及的回避すべきである。また，赤血球輸血，血小板輸血，そして血漿輸血，いずれもすべて臓器移植のひとつである。すなわち，いずれの成分輸血においても免疫的適合性が必須条件であり，免疫修飾が存在することも念頭に置いて行わなければならない。

　注1：大量出血・輸血の際には，各成分を多くの供血者から得て，それを輸血することによって多くの同種免疫抗体を産生するので，単一供血者からの全血を用いたほうが抗体産生の数を減じることができるのではないかとの考え方もある。しかし，大量出血・輸血の際には，輸血された血液製剤に希釈が生じ，抗体産生の発生が減じるため，上記の危惧は大きな問題とならないと考えられる。

輸血の種類・名称

　表に示されるように，輸血血液成分，血液供給源（血液供血者），保存期間，保存方法，輸血手技，輸血部位（経路）などによって輸血療法は分類される。

1 輸血用血液成分

　採血された血液そのものを輸血する全血輸血，採血された血液を成分ごとに分離し，

表　輸血の種類・名称
1. 輸血血液成分 　　全血輸血（whole blood transfusion） 　　成分輸血（blood component transfusion） 2. 血液供給源 　　1）自己血輸血（autologous blood transfusion） 　　　同種血輸血（homologous blood transfusion） 　　　異種血輸血（heterogenous blood transfusion） 　　2）単一供血者血液輸血（single donor blood transfusion） 　　　多重供血者血液輸血（multiple donor blood transfusion） 　　3）指名供血者血液輸血（designated donor blood transfusion） 　　　志願者供血血液輸血（volunteer donor blood transfusion） 3. 血液保存期間 　　新鮮血輸血（fresh blood transfusion） 　　保存血輸血（stored blood transfusion） 4. 血液保存方法 　　低温液状保存血輸血（liquid stored blood transfusion） 　　冷凍保存（凍結保存）血輸血（frozen stored blood transfusion） 5. 輸血手技 　　直接輸血（direct blood transfusion） 　　関接輸血（indirect blood transfusion） 6. 輸血部位（経路） 　　静脈内輸血（intravenous blood transfusion） 　　動脈内輸血（intraarterial blood transfusion） 　　骨髄内輸血（intramedullary blood transfusion） 7. その他 　　交換輸血（exchange blood transfusion） 　　免疫抑制輸血（immunosuppressive blood transfusion）

そのそれぞれを適応に応じて使用する成分輸血とに分類できる．すなわち，成分輸血のために赤血球製剤，血小板製剤，血漿製剤——新鮮凍結血漿（fresh frozen plasma：FFP），アルブミン製剤，凝固因子製剤，免疫グロブリン——などが用いられている．そのため赤血球輸血，血小板輸血などの表現も用いられる．

2 血液供給源

　血液供給源については，①自己（自己血輸血：autologous blood transfusion），②同種（同種血輸血：homologous, allogeneic blood transfusion）とに大別できる．①自己血の場合は自己の全血，あるいは血液成分を採取して輸血に使用するものである．②同種血の場合は自己以外のヒトの血液を輸血に使用するものであり，現在，わが国においては献血制度（昭和39年発令）に基づいて日本赤十字血液センターが管理する血液（献血同種血）が一般に用いられている．なお，特殊な同種血輸血としては，死体から得た血液の輸血[1)2)]がある．③異種血の場合は異種血輸血（heterogenous blood transfusion）といわれ，他の生物体にヒト赤血球の遺伝子を組み込んで生じた血液成分をヒトに輸血する場合である．将来，赤血球，血小板について行われる可能性もあるが，現段階では行わ

れていない。ただ微生物にヒト遺伝子を導入する生物工学技術（biotechnology）を用いて得られた凝固因子Ⅶ・Ⅷなどはすでに臨床で用いられている—注2。

さらに同種血についても供血者が認定できる①指定献血制度，院内採血がある。前者，指定献血者（designated donor, directed donor）から得られた血液の輸血は，外国では行われているが，わが国では行われていない。後者の院内採血により得られる血液の輸血は，昭和62年に医療機関における輸血用血液の院内採血に関する規制が設けられてからは少なくなっている。そのため②非特定献血者（volunteer donor）による献血制度が一般的である。すなわち，献血者の氏名が匿名化された血液の製剤が，わが国では広く使用されている。そして赤血球製剤，血小板製剤，FFPなどは日本赤十字血液センターから，アルブミン製剤，免疫グロブリンのような血液製剤は日本赤十字社を含む特定の製薬会社から供給されている。ただ血小板輸血に関しては可及的単一供血者，またはHLA適合者からの供血が望ましいので，各血液センターが匿名化したうえで，特定の供血者から得た血小板を特定の受血者に供給している。すなわち，単一供血者血小板輸血，非特定供血者血小板輸血とに分けられる。

注2：アルブミン，ヘモグロビンについても生物工学的手法を用いて酵母から生産される。しかし，いまだ使用認可が得られていない。

3 保存期間

新鮮血輸血は，一般に採血後3日以内の血液を輸血する場合といわれる。特に採血して数時間以内のものと特定した場合もある。しかし，現在のように感染症に対して，日本赤十字検査機構で十分な検査を行うことはこの時間内では不可能であり，院内採血による血小板製剤を除いてほとんど行われていない—注3。また，もし施行する場合には，患者およびその家族との間で十分なインフォームドコンセント（IC）を確立しておくことが必要である。

これに対して，ある一定期間，所定の条件下（保存液の使用，温度管理）で保存した血液の輸血を保存血輸血という。赤血球に関しては，マンニトール-アデニン-リン酸（mannitol-adenine-phosphate：MAP）液は生物学的には42日間保存が十分であるが，臨床使用では汚染血液事故の回避のため21日の保存に制限されている。FFPは製造後1年間まで−20℃で保存したものの使用が許可されている。また冷凍保存赤血球の場合は，2年間の保存期間となっている。

注3：血小板に関しては，わが国では3日間保存と規定されているが，海外では6日間保存された血小板が用いられている。

4 保存方法

低温液状保存血液は，もっとも一般的な血液保存法であり，採血した血液を4〜6℃の

温度下に保存したものである。赤血球の代謝に必要な多少の基質の添加と代謝を制限するpH，温度を保っているが，長期間の生存期間を得ることは困難であり，輸血後生体循環血液中で赤血球が80％以上の生存しうる条件は，クエン酸塩-リン酸-ブドウ糖（citrate-phosphate-dextrose：CPD）保存液使用の場合で21日間，MAP保存液使用の場合で42日間である。

これに対して特殊な凍害防止液を添加し－80℃，あるいは－190℃に凍結保存した冷凍保存赤血球の場合は，少なくとも2年の保存期間を得ることができる。血小板についても凍結保存が可能である。凍結血漿は血液保存液を含んだまま凍結したものがFFPとして供給されるが，保存温度は－20℃で使用期間は1年間である。なお血漿に関しては，以前は採血した血液から赤血球を分離したままで室温保存する方法もあったが，現在では行われていない。一方，血小板に関しては21～23℃の室温保存が用いられている。ただし，上述のごとく，わが国での使用期間は採血後3日間である。

※酸性度の強いクエン酸-クエン酸塩-ブドウ糖（acid-citrate-dextrose：ACD）液血液の心筋への影響を考慮して，ヘパリン化血液を体外循環回路充填に使用したことがあった。このような面で特定の血液保存液を用いた血液についての輸血，例えばMAP血輸血，CPD血輸血，あるいはヘパリン血輸血と表現される。

5 輸血手技

供血者と受血者との循環系を直接カニューレなどで接続して輸血する直接輸血法，供血者からの血液を一度血液バッグなどに貯留させ，この血液を受血者の血管内に注入する間接輸血法とがある。現在のように優れた抗凝固薬が発見されていなかった時代には直接輸血法が用いられたが，抗凝固薬が発見されてからは血栓症の危険性がなく，侵襲の少ない間接輸血法が用いられている。また，間接輸血法は①血液センターで採血して供給された血液を輸血する場合，②各医療機関で採血して輸血する院内採血輸血とがある。アメリカ合衆国では，この両者によって輸血医療が管理されている。しかし，アメリカ合衆国の各医療機関には，わが国の血液センターと同等の設備と管理体制が整った輸血部が設置されているものがある。一方，わが国の医療機関の輸血部の中には十分な安全性が得られない設備のものがあるので，院内採血は可及的回避するように行政指導を受けている。

6 輸血部位（経路）

静脈内輸血は，もっとも普遍的な輸血法である。しかし，出血性ショックの治療時には中心循環，とりわけ冠循環を維持するために大動脈内バルーンパンピング（intraaoritc balloon pumping：IABP）のように動脈内に急速輸血する動脈内輸血法を試みたことがあった[3]。しかし，十分な注入速度を得ることが困難であり，その効果が得られないばかりか，酸性血液の急速注入，急速臓器温度低下に伴う副作用から現在では用いられない。

また，静脈への輸血ルート確保が不可能である場合に骨緻密質が強固でない新生児，小児に対して脛骨，胸骨を穿刺して輸血を行う骨髄内輸血，矢状動脈洞を穿刺して輸血する洞内輸血もあった。しかし，前者は輸血速度の制限，穿刺部からの出血，後者は静脈洞外への出血の危険性などから，現在では一般には行われていない。

7 その他

循環血液中の有毒物質を排除することを目的に，患者血液を輸血用血液で入れ替える交換輸血，臓器移植を目的として生体の免疫機能を抑制するために同種血液を輸血する免疫修飾輸血[4]などがある。

■参考文献
1) Yudin SS. Transfusion of cadaver blood. JAMA 1936; 106: 997-1000.
2) Tarasov MM. Cadaveric blood transfusion. Ann NY Acad Sci 1960; 87: 512-21.
3) Safar P, Harris L, Kirimuli B, et al. Treatment of exsanguinating hemorrhage. Acta Anaesth Scand 1964; XV suppl; 142-5.
4) Opelz G, Terasaki PI. Improvement of kidney-graft survival with increased numbers of blood transfusions. N Engl J Med 1978; 299: 799-803.

II

血 液 製 剤

全血製剤

　供血者からの血液を抗凝固液と混合したもの，あるいは保存液の入った血液保存容器に採取したままの血液を全血（whole blood）という—注1。特に採血したのち30分間放置し，4〜6℃の温度下に保存し，72時間以内に使用するものを新鮮血，新鮮全血（fresh whole blood）という[1]。また，わが国における輸血用血液の標準単位は，いずれの血液成分製剤についても，採血された200mlの血液から得られたものをそれぞれ血液製剤1単位としている。諸外国では，わが国と同単位を用いているところもあるが，450〜475mlを1単位としているところもある。

　注1：第1章で述べたように，全血を使用する機会は実際の臨床の場においてはほとんどない。ただ大量出血の際に赤血球濃厚液，アルブミン製剤，新鮮凍結血漿（fresh frozen plasma：FFP），血小板を個別に注入するよりも手数はかからない。しかし，全血としての液状保存では，多くの血漿中の凝固因子活性，ならびに血小板活性も失われ，実際の大量出血に対する治療とはならない。

1 抗凝固液，保存液

　抗凝固液（anticoagulant solution）の主流はクエン酸Na液である。ヘパリン，エチレンジアミン四酢酸（ethylenediaminetetraacetic acid：EDTA）などの抗凝固薬は一般に用いられない。また，クエン酸Na液のみでは図1に示されるように赤血球の生存時間を十分維持できないので，血液のpH調整のためクエン酸を添加し，また赤血球のエネルギー供給源である解糖系維持のためにブドウ糖を添加している。21日間の保存で80％以上の赤血球の生存数を維持するために表1にあるクエン酸-クエン酸塩-ブドウ糖（acid-citrate-dextrose：ACD）液，クエン酸塩-リン酸-ブドウ糖（citrate-phosphate-dextrose：CPD）液が保存液として認められている。また，さらに赤血球内のアデノシン三リン酸（adenosine triphosphate：ATP）量維持のためアデニン（adenine）と浸透圧障害防止にマンニトール（mannitol）を添加し，42日間の保存を可能としたマンニトール-アデニン-リン酸（mannitol-adenine-phosphate：MAP）液がわが国では標準保存液として用いられている—注2。

　注2：MAP液中の赤血球生存率を80％以上保ちうる保存期間は42日間である。しかし，混入した細菌増殖による事故を防止するため，保存期間は21日と規定されている。また，多種の免疫抗原を有する白血球が赤血球とともに注入されることは，各種合併症の原因となる。したがって，白血球を除去する操作が必要である。現在すべての血小板製剤はほとんど白血球が除去されているが，2007年からは赤血球製剤も白血球除去が行われて供給されている。

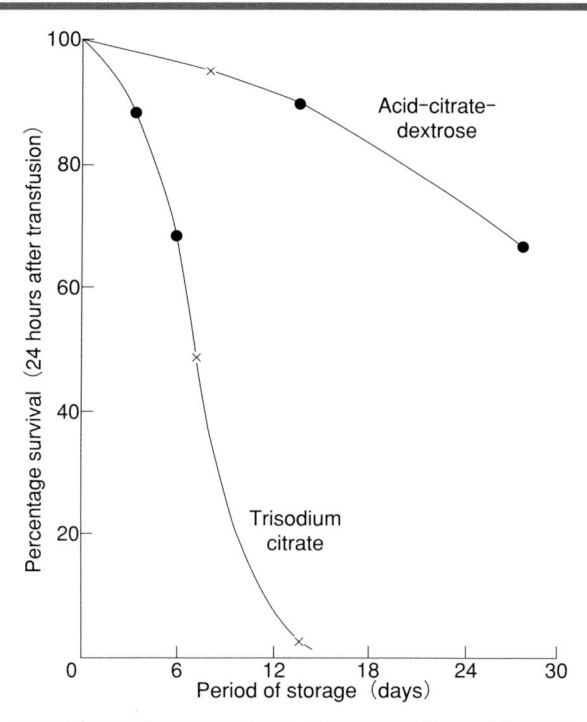

図1 クエン酸ナトリウム液とACD液保存での
赤血球生存率への影響

(Mollison PL. The storage of red cells blood donation: The transfusion of red cells. In: Mollison PL, editor. Blood Transfusion in Clinical Medicine. 4th ed. Oxford: Alden & Mowbray Ltd; 1967. p.67より引用)

表1 各種血液保存液の組成

	ACD-A	ACD-B	CPD	CPDA-1 (AABB)	SAGM (Högman)	ADSOL (Baxter)	MAP (日赤)
クエン酸	8.0g	4.8g	3.27g	3.27g	–	–	0.20g
クエン酸ナトリウム	22.0g	13.2g	26.30g	26.30g	–	–	1.50g
ブドウ糖	22.0g	13.3g	23.20g	31.90g	9.00g	22.00g	7.21g
リン酸二水素ナトリウム	–	–	2.51g	2.22g	–	–	0.94g
アデニン	–	–	–	0.27g	0.17g	0.27g	0.14g
マンニトール	–	–	–	–	5.25g	7.50g	14.57g
塩化ナトリウム	–	–	–	–	8.77g	9.00g	4.97g

(g/1,000mlの注射用水)
〈注〉ACD-A液，ACD-B液，CPD液，およびCPDA-1液を用いて採血する場合は，血液100mlにつきそれぞれ15ml，25ml，14ml，および14mlを加える。

(小川昌昭．輸血用バッグ採血について，これだけは知っておいてほしい？ 伊藤和彦，寮 隆吉，岡田浩佑編．新輸血医学．第2版．京都：金芳堂；1993. p.5-9より引用)

2 保存容器

　塩化ビニールを基材に可塑剤2-エチールヘキシフタール酸を加えて柔らかくしたプラスチックバッグが用いられている。特に血液成分を分離するような操作を加えない場合,すなわち,そのまま全血として使用する場合のバッグには供血者からの血液をバッグに導入する針（主体は14Gであるが,16G,18Gを備えたものもある）付きのビニールチューブと輸血セットのプラスチック針の差し込み口とからなっている。

3 保存温度

　全血を含め,液状保存赤血球製剤は4～6℃の温度下に保存する。そのための保冷庫はサーモスタットを装備した冷却機能が必要であり,さらに所定の温度が維持されていたかを監視できる温度記録器,また保冷庫内の温度が上記の規定温度を逸脱した場合に作動する警報装置の装備が必要である。

4 放射線照射

　血液センターから供給されるほとんどの血液製剤は,移植片対宿主病（graft-versus-host disease：GVHD）（第Ⅴ章参照）防止のため放射線照射が施されている。各種血液製剤における混入白血球数は表2に見られるごとく,全血のそれはMAP血の10倍程度とな

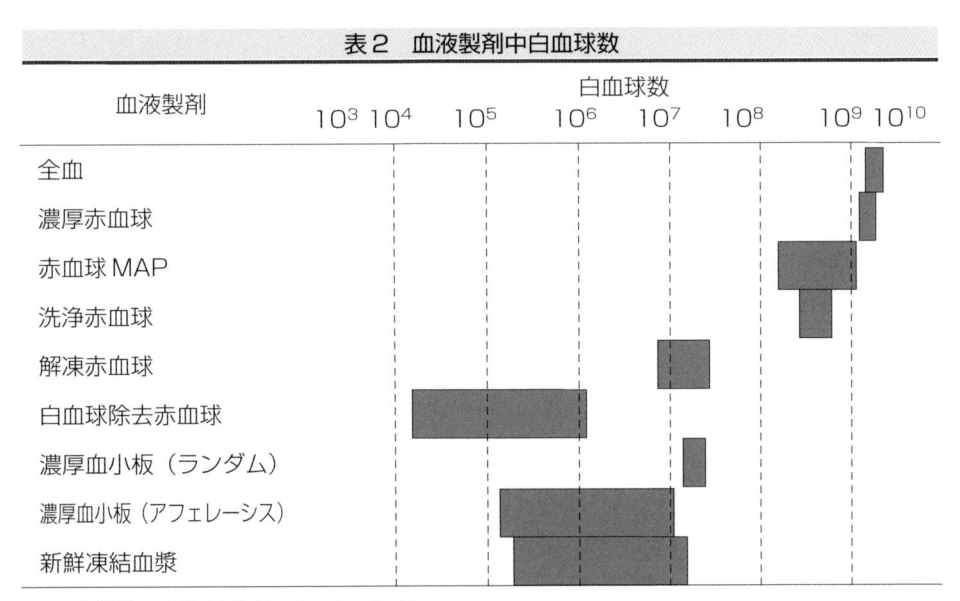

表2　血液製剤中白血球数

血液製剤	白血球数 10^3 10^4 10^5 10^6 10^7 10^8 10^9 10^{10}
全血	
濃厚赤血球	
赤血球MAP	
洗浄赤血球	
解凍赤血球	
白血球除去赤血球	
濃厚血小板（ランダム）	
濃厚血小板（アフェレーシス）	
新鮮凍結血漿	

■　1単位製剤中の混入白血球数
MAP赤血球と洗浄赤血球とでは,白血球混入数はほぼ同数であることに注目。
（寮　隆吉. ベッドサイドの新輸血学-効果的な輸血・輸液の実際. 第2版. 東京: メジカルビュー社; 2004. p.13より引用）

表3　放射線照射と血清K値

照射	照射日（採血後）	採血後21日保存の総カリウム量（mEq）
15Gy	2日目	6.7
15Gy	10日目	6.6
15Gy	21日目	6.7
なし	なし	4.5

放射線照射により2日目で血清Kは上昇，以後ほとんど変化しない。
（日本輸血学会認定制度審議会カリキュラム委員会．日本輸血学会認定制度指定カリキュラム．改定版．東京：日本輸血学会; 2003. p.182-4 より引用）

っている。放射線照射量は15〜50Gyの範囲で行われる[2]。50Gy以下の線量での照射では，赤血球，血小板，顆粒球の機能に変化がない。また血液pH，遊離ヘモグロビン（Hb）値，ATP値，2,3-DPG値，輸血後赤血球寿命にも変化がない。ただ表3にみられるように，血清中のK値は照射により上昇する。照射源には^{137}Csが用いられ，これを内蔵した専用の装置が市販されている。また，X線による照射装置もある。

5 使用適応，供給

輸血の目的（第Ⅰ章参照）から理解されるように，現在ほとんどの輸血は成分輸血である。したがって，全血の適応はきわめて限定されている。すなわち，患者総循環血液量以上の出血，かつその量の出血が1時間以内に生じる場合（急速・大量出血）に対して適応になるといわれる。しかし，このような場合には，赤血球と血漿との注入量の比率は維持できても凝固因子の注入量比率にバランスを欠く。特に全血として保存された場合には，血小板の機能が失われているので，それによる止血効果が得られない。そのため現在，各血液センターとも全血として保有している血液は全赤血球製剤の5％以下であり，払い出しを要求しても供給されることは少ない。

6 感染症検査

全血のみならず，日本赤十字血液センターから供給されるすべての赤血球製剤，血小板製剤，FFPについてはB型肝炎ウイルス（hepatitis B virus：HBV），C型肝炎ウイルス（hepatitis C virus：HCV），ヒト免疫不全ウイルス（human immunodeficiency virus：HIV），ヒトT細胞白血病ウイルス（human T-cell leukemia virus：HTLV）などのウイルスの抗体，抗原検査がなされている。また，梅毒トレポネーマ抗体，ヒトパルボウイルスB19の検査も行われている。

赤血球製剤

1 種 類

　赤血球製剤として表4に示される種類のものが日本赤十字血液センターから供給される。この表に示されているように，各製剤ごとに保存液（または浮遊液），使用有効期間が異なる。濃厚赤血球としての製剤は2連バッグで採血し，多血小板血漿部分を分離したもので，そのヘマトクリット（hematocrit：Ht）は65〜75％である。MAP血は下記のごとき過程で濃縮され，このHtは52〜58％であって，本来は42日間の保存，使用期間を有するものである。しかし細菌（特にエルシニア菌：*Yersinia enterocolitica*）汚染・増殖の危険性回避のために日本赤十字社から供給されるMAP血—注3は，21日間保存のもののみとなっている。MAP血が赤血球製剤中でもっとも一般的に使用される。白血球除去を目的とした白血球除去赤血球，洗浄赤血球も供給されるが，その使用率は低い。しかし2007年を目標に，4連バッグの一部に白血球除去フィルタを内蔵させて白血球除去MAP血を供給する方向に進んでいる。ただ2006年時点でもバッフィーコート（buffy coat）を除去しているため，MAP血そのものの白血球数も全血の1/10程度に少なくなっていた。また，そのHtが高いため混在する血漿量も少なくなっている。洗浄赤血球は，白血球以

表4　赤血球製剤一覧表

赤血球製剤	保存温度	保存液または浮遊液	保存バッグの素材，容量	使用有効期間
濃厚赤血球（全血）	2〜6℃	CPD液	PVC　200，400ml	採血後21日間
BC除去MAP加濃厚赤血球（MAP血）	〃	MAP液	〃	〃
白血球除去赤血球	〃	生理食塩液	〃	製造後24時間
洗浄赤血球	〃	生理食塩液	〃	〃
合成血*	〃	AB型ヒト血漿（ACD液）	〃	〃
解凍赤血球濃厚液	〃	生理食塩液	〃	製造後12時間

　＊：合成血にはO型ヒト赤血球を用いる。
　なお，これら製剤すべてにおいて放射線-非照射，-照射製品のそれぞれがある。
　洗浄赤血球，白血球除去赤血球ともに有効使用期間が短い。凍結赤血球の保存期間は5年であるが，解凍後は洗浄赤血球と同じ使用期間となる。表に提示されている容量は採血時血液容量を示し，製剤の容量は表示と異なる。
　生物学的製剤基準改正（厚生労働省告示第155号平成16年3月30日）に基づく日本赤十字社資料平成16年6月公示　輸血用血液の添付文書改定から作成。製造，保存については更新がしばしばあるために注意。
　PVC：polyvinyl chloride，BC：buffy coat

外に血漿の混入も防ぐために使用される。すなわち，血清蛋白との免疫反応をしばしば発生する患者に使用される。また，まれな血液型患者のための血液として凍結血液から得られた赤血球，すなわち解凍赤血球濃厚液も白血球除去・洗浄赤血球液である。合成血はO型洗浄赤血球をAB型血液（ACD-A液採取）から得られたヒトAB型血漿に浮遊させたものである。ABO型の抗体にも，抗原にも反応を示す患者，例えばABO型不適合による新生児溶血性疾患などに使用される。

注3：2007年1月からは，全血液製剤について白血球除去（leukocyte reduction：LR）が施行されている。そのため従来のMAP血は"赤血球濃厚-LR"と名称が変更されている。しかし，使用している保存液はMAP液である。

2 製造，保存容器

赤血球濃厚液の作製にはACD-A液，またはCPD液を含有し，これと採血者からの血液と混合するバッグと，このバッグを遠心して赤血球濃厚液と多血小板血漿とに分離し，後者を入れるバッグとが連結された2連バッグを使用する。さらに多血小板血漿から血小板濃厚液を分離する場合には血小板を残し，血漿を分離・回収するバッグが連結された3連バッグを使用する。しかし近年，赤血球濃厚液の供給も少なくなり，さらに血小板濃厚液の作製をもっぱら自動連続成分採血装置で行っているため，2連バッグ，3連バッグの使用は少なくなっている。

2006年時点では，赤血球製剤の大部分はMAP血であり，その作製には4連バッグが用いられていた。以前は供血者から得られる血液をACD-A液と混合する第1バッグ，この第1バッグを4,000～4,600g，6分間遠心―注4，上層部をFFP用血漿として確保する第2バッグ，さらに残った赤血球相から180g，6.5分の遠心分離により白血球部分，バッフィーコート（buffy coat）を分離し，これを受け入れる第3バッグ，そしてバッフィーコート除去後の赤血球濃厚液に添加するMAP液入りの第4バッグからなっていた。しかし，2007年1月から図2のごとく供血者から得られる血液をACD-A液と混合する第1バッグ，この血液を白血球除去のためのフィルタで濾過して白血球除去赤血球を入れる第2のバッグ，そしてこの第2のバッグ中の血液を遠心分離，上層部をFFP用血漿として確保する第3のバッグ，さらに最後に第2のバッグの中の赤血球部分にMAP液を添加するMAP液入りの第4バッグからなっている。なお図2に示される初流血除去バッグは，供血者の血管穿刺の際に初めに採血回路内に流入してくる血液には皮膚常在細菌，あるいは皮膚小片が含まれることがあり，これが汚染血液の原因となることがあるので，この初期流入血液（約25ml）を導入し，これを検査に流用する。すなわち，この小バッグの尾部にある針から真空採血管に血液を移し，ウイルス検査，不規則抗体検査などに使用する。この小バッグの中に血液が充満したときには，第1バッグに血液を流入させる本流の回路と初流血除去バッグ接続回路との間にあるクランプで接続回路を遮断する。そして本流の回路に血液を導入して，第1バッグに血液を満たす。

また，白血球除去赤血球は1連バッグで採血した血液を図3に示される回路を用いて作

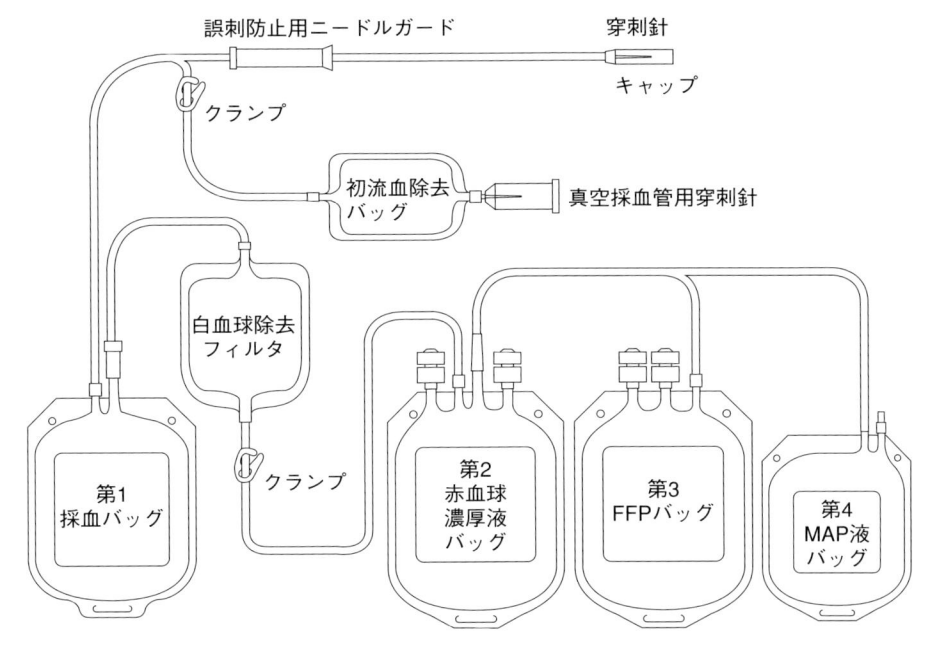

図2　MAP血，FFP，血小板濃厚液作製4連バッグ

第1バッグにはACD-A液が入っていて，初期流血排除後の血液を所定量採血し，よく混合して白血球除去フィルタで濾過後，第2バッグに移す。これを遠心分離機にかけ上層部を第3バッグに移しFFPを作製する。そして最後に第4バッグのMAP液を第2バッグの赤血球に混合する。

製する。同様に，洗浄赤血球もこの回路から白血球除去フィルタを除いて作製する。しかし，いずれも閉鎖回路での作製ではないため問題が残り，使用期限が短縮されている。また，すべてのMAP血で白血球除去が行われると，これらの回路の適応もきわめて限定されることになると予想される。

血液製剤のバッグに貼られている赤血球型を示すラベルの色は，黄色：A型，青色：O型，白色：B型，桃色：AB型となっている。

注4：FFP作製のための遠心分離は採血直後，24時間後などの時間経過と，採血後の保存温度，バッグサイズなどの条件により遠心力，遠心分離時間が異なる。

注5：血液成分の分離には，それぞれの比重を利用している。各血液成分の比重は表5に示されるごとくである。

3 保存温度，保存・使用期間

赤血球製剤の一覧（表4）のごとく，保存温度はいずれも2〜6℃となっているが，保存期間は異なる。すなわち，CPD濃厚赤血球，MAP血以外は製造後12〜24時間以内の使用となっている。理由は保存液を使用していないこと，製造過程において完全閉鎖回路を使用していないことである。

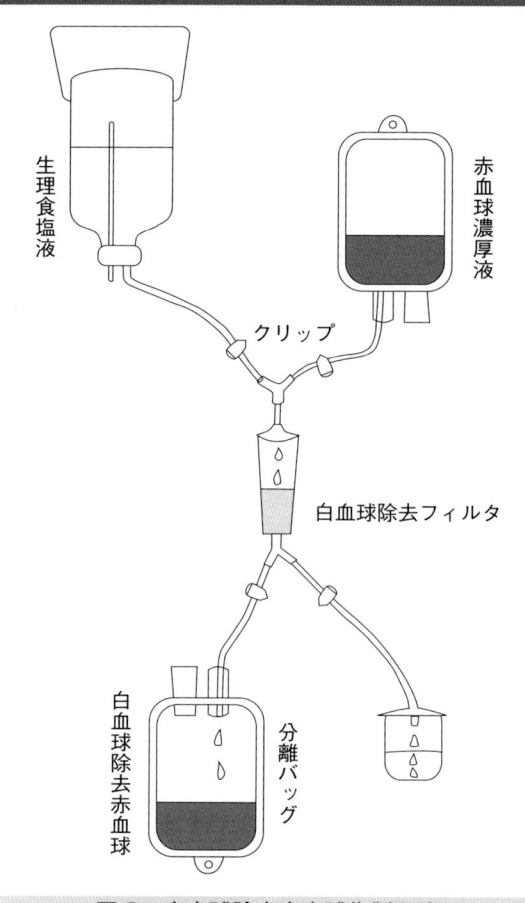

図3 白血球除去赤血球作製回路
(寮 隆吉, 堂脇義雄. 赤血球製剤の特徴は？ 利点と欠点は？ 伊藤和彦, 寮 隆吉, 岡田浩佑編著. 新輸血医学. 第2版. 京都: 金芳堂; 1993. p.99 より引用)

表5 各血液成分の比重

赤血球	1.093〜1.096
白血球顆粒球	1.087〜1.092
リンパ球	1.070
血小板	1.040
血漿	1.025〜1.029

　赤血球と白血球との比重にはほとんど差がない。そのため遠心分離後も赤血球相に相当数の白血球が混入する。
(高折益彦. 輸血用製剤. 高折益彦編著. 輸液・輸血学を学ぶために. 東京: 金原出版; 1992. p.172 より引用)

4 保存中の生化学的性状変化

　保存液が異なると，その血液の保存中の生化学的性状は多少異なる。現在の保存赤血

球製剤はほとんどがMAP血である。その保存中の生化学的性状変化を表6に示した。この表に示されるごとく，それぞれの因子が保存時間の経過とともに変化する。特に血清

表6 MAP血保存中の変化

■400ml採血由来：未照射（n＝14）

項目	単位	採血後2日目	7日目	10日目	14日目	21日目	28日目
RBC	$10^4/\mu l$	663±47	656±50	639±46	646±44	646±43	649±43
WRC	$10^2/\mu l$	27±10	27±9	24±8	18±7	11±4	9±3
Ht	%	59.4±2.0	58.7±1.8	57.1±1.5	57.1±1.5	56.5±1.7	56.5±1.7
上清中遊離Hb	mg/dl	10.7±3.8	20.6±4.5	22.1±6.0	29.8±10.2	54.9±25.3	80.4±36.5
上清Na	mEq/l	104.7±0.5	98.5±0.9	94.7±0.9	91.9±1.1	85.7±1.2	82.9±1.3
上清K	mEq/l	4.1±0.4	16.7±1.1	21.7±1.5	27.9±1.7	39.7±4.4	45.9±2.4
pH	—	6.87±0.02	6.71±0.03	6.84±0.07	6.70±0.04	6.59±0.03	6.60±0.04
ATP	μmol/gHb	3.8±0.3	4.0±03	3.8±03	3.8±03	3.3±0.3	2.9±0.3
2,3-DPG	μmol/gHb	7.7±1.5	1.5±0.7	0.4±0.2	0.3±0.1	—	—

■400ml採血由来：照射，採血後2日目照射（n＝14）

項目	単位	採血後2日目	7日目	14日目	21日目	28日目
RBC	$10^4/\mu l$	646±37	639±47	642±41	646±36	640±45
WRC	$10^2/\mu l$	35±15	35±17	18±12	13±13	11±12
Ht	%	58.8±1.8	56.1±1.4	54.8±1.4	54.3±1.5	53.2±1.4
上清中遊離Hb	mg/dl	7.7±5.1	24.1±8.5	27.0±7.8	49.8±17.9	72.0±23.2
上清Na	mEq/l	105.9±1.3	87.0±1.6	76.0±1.9	72.7±1.9	68.8±1.8
上清K	mEq/l	3.8±0.3	32.1±2.1	48.8±2.5	58.6±2.7	60.1±2.7
pH	—	6.80±0.03	6.76±0.03	6.69±0.03	6.67±0.04	6.50±0.03
ATP	μmol/gHb	3.9±0.1	4.0±0.3	3.5±0.2	3.1±0.2	2.6±0.3
2,3-DPG	μmol/gHb	6.4±2.2	0.5±0.2	0.3±0.1	—	—

上の表は放射線未照射（対照）であり，下の表は放射線照射MAP血での変化である。特に上清（血清）K値に両群間に有意差を認める。
（柴 雅之ほか．MAP加濃厚赤血球の製造と長期保存試験．日輸血会誌1991; 37: 404-10, 笹川 滋ほか．長期保存MAP加濃厚赤血球の有効性について-survival study-．日輸血会誌1991; 37: 411-3より，日本赤十字社血液事業本部医薬情報課．輸血療法の実施に関する指針（改訂版）及び血液製剤の使用指針（改訂版）．東京: 日本赤十字社; 2005. p.123より引用）

中のK値，赤血球中のATP，2,3-DPG値の変化が大きい。血清中のK値については放射線照射に伴い急激に上昇する。非照射血液でも時間とともに上昇するが，照射後に生じた初期の上昇分はそのまま維持されている。

5 使用適応

　いずれも患者循環血液中の赤血球量，すなわち血液Hb濃度を維持，または上昇させて全身組織への酸素運搬を良好に保つために使用する。実際的な手術の現場では，出血量が循環血液量の15〜20％に達するまではBucher[3]，Lundgaard-Hansen[4]の指針では膠質液を，厚生省指針[5]では晶質液を使用するように指示されている。そのため，この状態に達したときは循環血液は希釈状態にあり，赤血球濃厚液の投与が適している。また，赤血球製剤使用の基準は厚生省指針[5]に基づき冠動脈疾患などの心疾患，肺機能障害，脳循環機能障害がない場合にはHb値で7〜8g/dl，Ht値で21〜24％以下に赤血球量が減少した状態で適応となる。しかし特殊な状態下では，血液濃縮に注意しながらも循環血液量の維持を目的として使用することもある。また，血液粘度の低下が問題となるような病態では，Hb値で7〜8g/dl，Ht値で21〜24％の基準を超えて適応となる場合がある。すなわち，大動脈拡張期圧に依存する冠動脈血流量を維持するには，血液粘度が高いほうが有利である。そのため反論[6][7]はあるものの，冠動脈疾患患者の場合はDeFoeら[8]，Wedgewoodら[9]が主張するように，Htをそれぞれ22〜30％程度に維持するのが一般的である。正常状態では，一般的に血液粘度（Ht値に比例する）と心拍出量との関係は図4のごとくであるが，この関係が変化する場合もあり，さらに末梢組織，臓器の血流量が必ずしも心拍出量に並行しない場合がある。また図5に見られるように，血液希釈に伴い血流量の増加がきわめて少ない臓器も存在する。このような臓器では，血液酸素含有量の減少の分だけ酸素供給量が低下している。また，少なくとも血液希釈状態下では，生体の酸素予備量は減少している。また図6のごとく，それぞれへの臓器への酸素運搬量はHt値により異なっている[10]。したがって，赤血球製剤の使用には，患者の全身状態をよく観察して決定することが重要である[11]。

　肺機能不全のために赤血球製剤が使用されることは，極度の貧血，Htとして15％以下とならないかぎり行われない。滝ら[12]は，Htが12％以下になるとa-ADco$_2$が広がることを認めている。この理由には，心拍出量増加に伴う肺内シャントの増加と考えられる。しかし吉田[13]は，臨床で使用する血液希釈（希釈式自己血輸血）の際には，むしろ肺内シャントは減少すると報告している。ただ，肺での酸素拡散係数（pulmonary diffusion capacity）は，Hb値の低下に比例して低下する[14]。逆に慢性肺疾患，例えば閉塞性肺疾患のように血液濃縮にある患者の場合には，血液希釈を行って症状が改善されるとした報告が多い[15]〜[17]。したがって，むしろ呼吸器疾患患者への赤血球製剤の投与には注意が必要である。ただ，このような血液希釈を行う場合，組織水分量の増加が生じると肺機能低下をもたらす[18]〜[20]。特に赤血球製剤使用までに使用した晶質液が大量となった場合などは注意が必要である。このような場合には，利尿薬による過剰水分排出と，膠質液投与による血漿膠質浸透圧の維持に努める──注6。

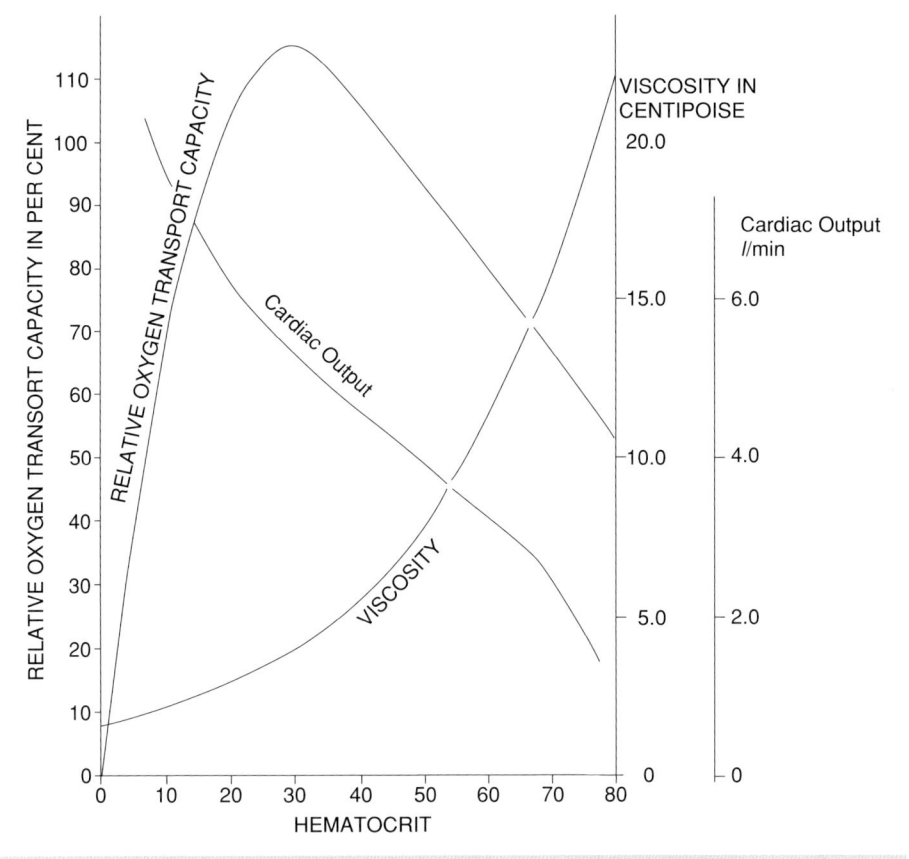

図4 血液希釈に伴う心拍出量変化と全身酸素運搬量変化
心拍出量は主に血液Ht（血液粘度）によって制御されている。血液希釈により粘度は低下し心拍出量は増加するが、血液酸素含有量が減少するので、全身への酸素運搬量は極度の血液希釈時には低下する。

急性貧血—注7，すなわち急性血液希釈に伴い脳血流量は増加する[21)22)]。そのため脳血液量も増加し、脳圧は上昇する[23)]。また、脳組織の赤血球依存酸素代謝も減少する[24)]。このような現象が観察されるため脳循環機能障害が存在する場合には、赤血球製剤の使用の適応となる場合が多い。Hudetzら[24)]は、Ht値として15％以下でその適応であるとしている。また矢野[22)]は、脳組織でのシャント率変化からHt値21％から赤血球製剤投与の適応であるとしている。

一般に、循環赤血球量の増加にはMAP血が使用される。しかし、ヒトHLA不適合に伴う副作用（第Ⅴ章参照）が高度に発生する場合に、またウイルス[25)]、クラミジア[26)]、プリオン[27)]感染予防のためは白血球除去を行った赤血球製剤が使用される。洗浄赤血球は、MAP血に残存する血漿成分に反応して発生するアレルギー反応（第Ⅴ章参照）防止のために使用される。合成血は、ABO型不適合による新生児溶血性疾患がある場合に使用される。ただ、MAP血以外の赤血球製剤の使用でも図7のごとき副作用の発生が報告されている。

注6：赤血球は酸素運搬機能、血液酸塩基緩衝作用のみならず、低酸素組織ではATPを放出す

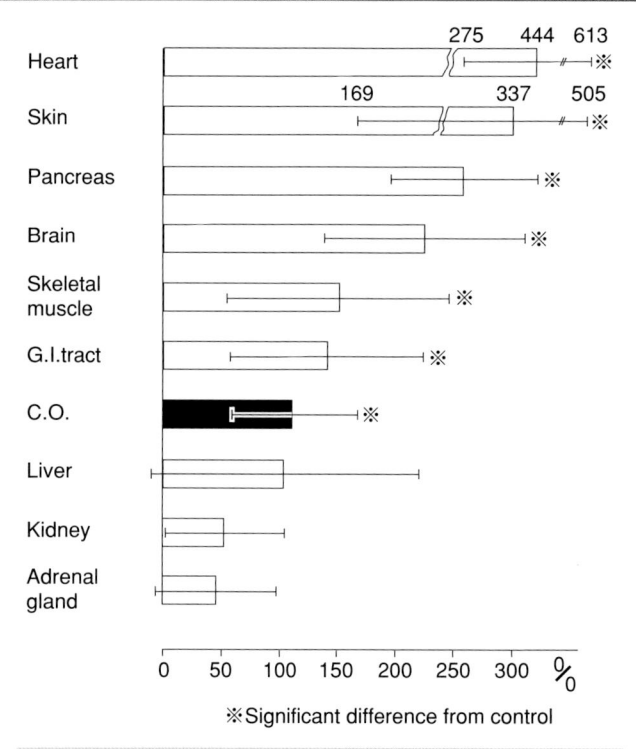

```
Heart   ┤         275    444    613 ※
Skin    ┤     169      337    505 ※
Pancreas ┤          ※
Brain    ┤        ※
Skeletal muscle ┤      ※
G.I.tract ┤       ※
C.O.     ┤    ※
Liver    ┤
Kidney   ┤
Adrenal gland ┤
         0  50 100 150 200 250 300 %
```

※Significant difference from control

図5　血液希釈に伴う臓器血流量変化

正常で血流量が多い腎臓，副腎への血流量増加は比較的少ない。心筋への増加が大きいのは，その仕事量が増加している代償とも思われる。

（吉川秀康，山村秀夫，山口佳晴ほか．HESによる血液希釈の全身臓器血流分布動態に及ぼす影響．麻酔 1975; 24: 12-7 より引用）

る機能[28)29)]，遊離基捕捉作用（free radical scavenging effect）[30)]，小粒子として血管壁に対する剪断力効果（shear stress effect）により内血管皮細胞一酸化窒素（NO）発生作用[31)32)]，またその赤血球自身からのNO放出作用[33)34)]，血液粘度の維持作用[35)]，血液量維持作用などがある。このような機能も赤血球製剤使用の目的に含まれる。

注7：周術期の貧血は急性貧血であり，内科的な慢性貧血と異なる病態生理を伴う。したがって，急性血液希釈条件での病態生理がこれに適合する。

6 使用量，期待Hb上昇値

日本赤十字社から供給されるMAP血1単位（200ml血液血来）の含有標準Hb量は29gとされている[36)]から，投与されるMAP血液中のHb量を循環血液量で除すれば計算できる。すなわち，循環血液量―注8―を体重の7％とすれば，MAP血投与に伴うHb量は以下の式から推定することができる。

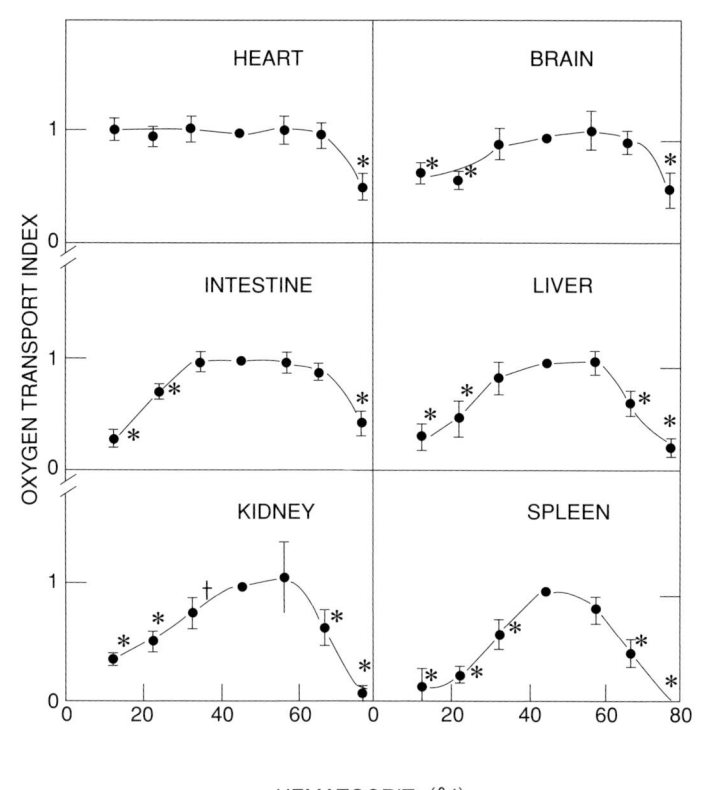

図6 Ht値と臓器への酸素運搬量変化

腎臓, 脾臓以外では20～60％の範囲で酸素運搬量はほぼ一定している。

●: standard error, ＊: P＜0.05, †: 0.05＜P＜0.10

(Fan F-C, Chen RYZ, Schuessler GB, et al. Effects of hematocrit variations on regional hemodynamics and oxygen transport in the dog. Am J Physiol 1980; 238: H545-52 より引用)

$$上昇Hb値 = 29g \times MAP単位 \div 0.7体重 (kg)$$

なお, この計算を簡便化するための計算値が 表7 として発表されている[36]。

注8：日本人の循環血液量の推定には小川の式[37] が用いられる。

血小板製剤

1 種 類

日本赤十字血液センターから供給される血小板製剤には, 特定の受血者を指定するこ

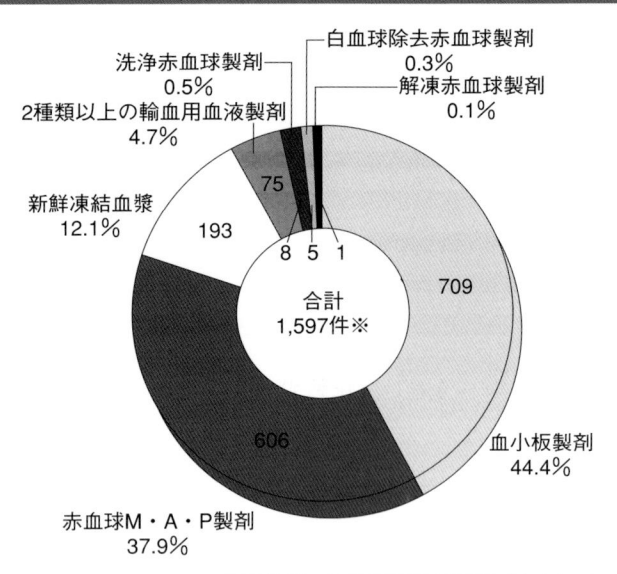

白血球除去赤血球製剤
0.3%
洗浄赤血球製剤
0.5%
解凍赤血球製剤
0.1%
2種類以上の輸血用血液製剤
4.7%
新鮮凍結血漿
12.1%
193
75
8 5 1
709
合計
1,597件※
606
血小板製剤
44.4%
赤血球M・A・P製剤
37.9%

上記製剤には放射線照射製剤が含まれる。

図7 血液製剤投与に伴う副作用発生率（2004年）
洗浄赤血球，白血球除去赤血球製剤でも発生している。発生数のもっとも多いのは血小板輸血であるが，これは頻回投与を伴う場合が多く，各種免疫反応が発生しやすいためである。
〔日本赤十字社血液事業本部医薬情報課資料（2005年10月）より引用〕

表7 MAP血投与に伴うHb上昇値（g/dl）

MAP輸血単位数	体重（kg）													
	35	40	45	50	55	60	65	70	75	80	85	90	95	100
1	1.2	1.0	0.9	0.8	0.8	0.7	0.6	0.6	0.6	0.5	0.5	0.5	0.4	0.4
2	2.4	2.1	1.8	1.7	1.5	1.4	1.3	1.2	1.1	1.0	1.0	0.9	0.9	0.8
3	3.6	3.1	2.8	2.5	2.3	2.1	1.9	1.8	1.7	1.6	1.5	1.4	1.3	1.2
4	4.7	4.1	3.7	3.3	3.0	2.8	2.5	2.4	2.2	2.1	1.9	1.8	1.7	1.7
6	7.1	6.2	5.5	5.0	4.5	4.1	3.8	3.6	3.3	3.1	2.9	2.8	2.6	2.5
8	9.5	8.3	7.4	6.6	6.0	5.5	5.1	4.7	4.4	4.1	3.9	3.7	3.5	3.3
10	11.8	10.4	9.2	8.3	7.5	6.9	6.4	5.9	5.5	5.2	4.9	4.6	4.4	4.1

※ MAP1単位のHb量＝29gで計算
MAP血1単位は献血血液200ml由来であり，平均Hb値＝14.5g/dlであるとしている。
（日本赤十字社血液事業本部医薬情報課．血液製剤一覧表．東京：日本赤十字社；2006より引用）

となく使用する血小板製剤（血小板濃厚液：platelet concentrate：PC）と，特定のヒト白血球抗原（human leukocyte antigen：HLA）型保有者から採血して，そのHLA型に適合した受血者に使用する血小板製剤（濃厚血小板HLA：PC HLA）との2種類がある．さらに，この両者について放射線照射を施行していないもの，および施行したものの計4種類がある．また，1単位（血小板数＝2×10^{10}，容量約20ml），2単位（血小板数＝4×10^{10}，容量約40ml），5単位（血小板数＝1×10^{11}，容量約100ml），10単位（血小板数＝

2×10^{11},容量約200ml),15単位(血小板数＝3×10^{11},容量約250ml),20単位(血小板数＝4×10^{11},容量約250ml)の6種類の製品が供給されている。各受血者のHLAに適合したPCは,HLA型に適合していない血小板の輸血では期待する血小板数の増加が得られない場合(血小板輸血不応),すなわち抗HLA抗体を有する受血者にのみ使用される。

2 製造,保存

1単位(血小板数＝20×10^{10}),2単位,5単位製剤は,全血として採血した製品から遠心分離法により血小板を分離して作製する。しかし,これら以外は連続遠心分離装置を用いて製造している。また2005年以後は,すべて白血球除去が施され,含まれる白血球数は1×10^4以下になっている。血小板保存容器には炭酸ガスの透過性がよいポリオレフィンバッグが用いられている[38]。このバッグは,血小板が代謝して生じる炭酸ガスがPC液内に蓄積しPC液内のpHが低下することを防ぐのに役立っている—注9。保存中の温度を4℃としても血小板機能に変化がないとするConnorら[39]の研究もあるが,一般には図8のごとく,血小板の寿命が短くなる[40][41]。現在わが国ではPC製剤を22〜24℃で保存している。また,PCを静止状態におくと血餅様状態になり,血小板の崩壊物(debris)の発生が多くなる[42]。そのためPCバッグを水平震盪器上で緩やかに震盪させながら保存する。また,保存期間を延長するために各種の添加液が研究されている[43]〜[45]。

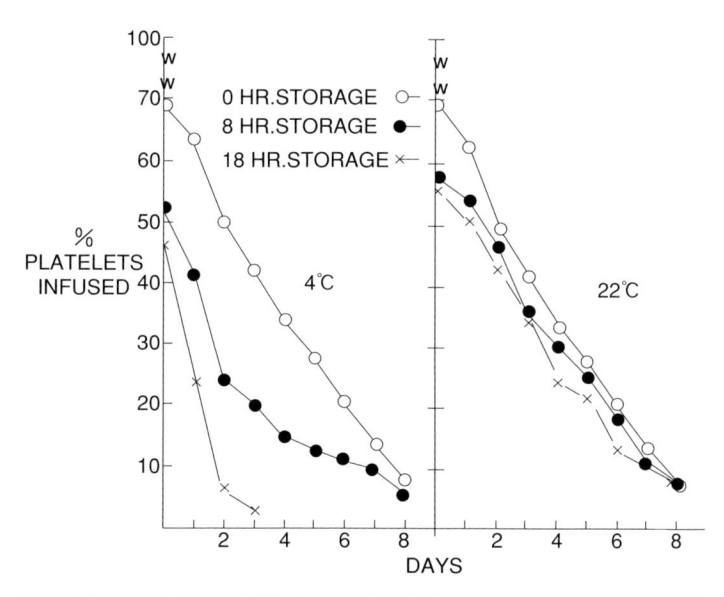

図8 循環血液中での輸血血小板の生存率に及ぼす保存中の温度の影響

環血液中での生存率(life span)は,22℃で保存してあった場合には18時間までは著明に影響されないが,4℃での保存では著しく低下する。

(Murphy S, Gardner FH. Effect of storage temperature on maintenance of platelet viability—Deleterious effect of refrigerated storage. N Engl J Med 1969 ; 280 : 1094-8より引用)

採取されたPCの一部は，ただちに検査施設に送られ感染症検査（nucleic acid amplification test：NAT検査）が行われ，検査において反応がなかったものが供給されている。わが国では製品の有効期間を3日間としている。しかし外国では6日間としている。PCへの白血球の混入を少なくするため，フィルタを用いる処置がとられている。しかし白血球の混入は皆無ではない。そのため放射線照射は必要であり，赤血球同様15〜50 Gyの照射が行われている。

注9：連続遠心分離装置により使用するバッグが異なる。しかし，わが国で使用されているバッグの材質には，ほとんどが炭酸ガスの透過性がよいポリオレフィン（polyolefin）を使用している。

3 保存による変化

血小板の機能のひとつとしての血小板同士の結合・凝集機能が保存中に低下する。保存後は図9のごとく，凝集誘発物質を用いて凝集を促進させた場合，保存期間が長くなるに従って凝集能力が低下する[43]。また図10のごとく，血小板の変形，図11のごとく収縮度も変化してくる[46]。そのため血小板を生体に輸血したときに，脾臓など網内系で補足される率も高くなる[47]。

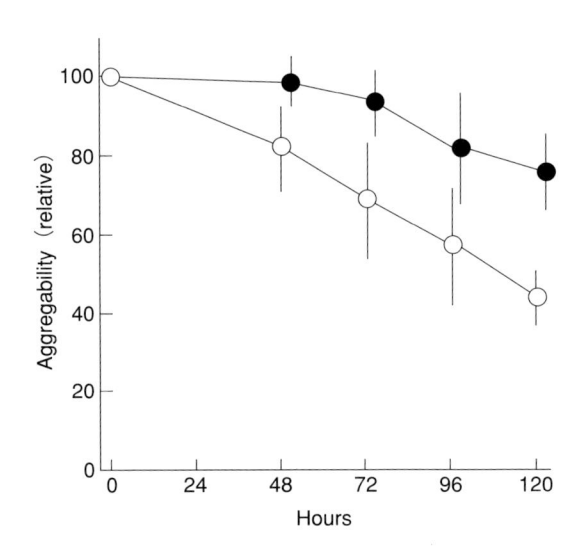

○：after storage
●：after incubation with fresh plasma at 37℃ for 2hours. 1 µg/ml of collagen and 5 µM of ADP were added

図9 ADP，コラーゲン混合による血小板凝集反応への保存の影響
120時間後でも新鮮血漿添加により約80％の回復が認められる。
（石川善英，笹川 滋．濃厚血小板の室温120時間保存．日本輸血学会誌1987; 33: 417-22より引用）

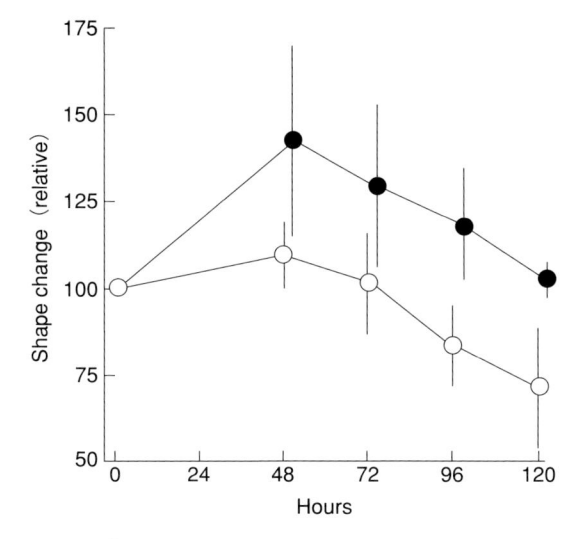

図10 保存時間と変形能
120時間後でも新鮮血漿添加により，ほぼ回復が認められる。
（石川善英，笹川　滋．濃厚血小板の室温120時間保存．日本輸血学会誌1987; 33: 417-22 より引用）

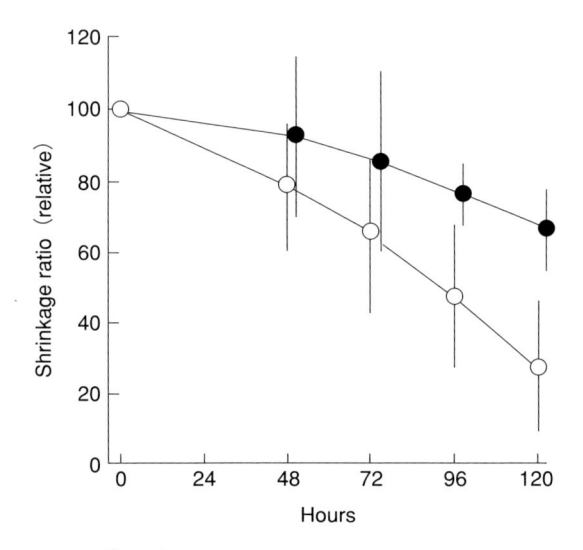

図11 保存時間と収縮能
保存時間の延長とともに収縮能の低下があり，新鮮血漿の添加を行っても120時間で70％にまで低下する。
（石川善英，笹川　滋．濃厚血小板の室温120時間保存．日本輸血学会誌1987; 33: 417-22 より引用）

4 使用適応

　平成17年に示された厚生労働省の血小板輸血の指針では，患者の血液中の血小板数，出血症状の程度および合併症などを勘案して投与の適応としている[48]。出血は血小板を含む凝固因子の異常のみで生じるものでない。むろん血小板の数のみで決定されるものでない。ただ，血小板数と出血症状との関係は，おおむね表8のように関係付けられている。また，1992年のMurphyら英国輸血部会の意見[49]として，患者の循環血液量の1.5倍以上の大量輸血の際の血小板の補充では50,000/μlの血小板数を示し，同部会の2003年の見解[50]としても同様の血小板数の維持を示している。ただ多発外傷，脳手術に対しては100,000/μlを推奨している。さらに2005年に発表されたカナダ輸血部会の意見[51]では，大量輸血の際の使用について前者と同基準であるが，脳神経外科手術，眼球後部手術では100,000/μlの血小板数の維持，脊髄くも膜下麻酔では50,000/μlを，硬膜外麻酔では80,000/μl以上の維持を推奨している。これらのデータを基に厚生労働省も2005年に新たな指針を提示している。これをまとめたのが表9である。しかし周術期においては，さらに詳細な検討が必要である。周術期にも播種性血管内凝固（disseminated intravascular coagulation：DIC）が発生することがある。この場合に出血傾向が認められれば，血小板輸血の適応である。また，FFP（フィブリノゲン）投与を必要とすることもある。ただし，血栓発生による症状が認められる場合での血小板輸血は注意を要する。そのほか輸血後紫斑病（posttransfusion purpura），血栓性血小板減少症（thrombotic thrombocytopenia），ヘパリン起因性血小板減少症（heparin induced thrombocytopenia）などは血小板輸血の適応とならない[49]。

表8　血小板減少と出血傾向

血小板数	臨床症状	血小板輸血の適応
10万/μl以上	血小板機能異常がなければ出血傾向はない	機能異常があり，出血時間が1.5～2倍延長しているとき 活動性の出血または外科手術が必要の場合
5～10万/μl	spontaneousな出血は起こらない	脳外科手術やその他 major surgery のとき
2～5万/μl	時に出血症状を認む	活動性出血時，手術時のみで予防的投与は行わない
1～2万/μl	しばしば spontaneous bleeding を起こす	予防的投与が多くの場合必要
1万/μl以下	しばしば spontaneous bleeding を起こす	予防的投与が多くの場合必要

〔池田康夫（慶應義塾大学医学部内科）作成：作成者の許可を得て引用〕

II. 血液製剤

表9 周術期での血小板数と血小板輸血の必要性

血小板数 n/μl	外科的操作	臨床症状・処置	備考
$1〜2\times10^3$	骨髄穿刺,抜歯	局所出血困難時のみ	
30×10^3	人工心肺使用手術術後		目標血小板数：50×10^3
50×10^3	腰椎穿刺,硬膜外麻酔	予防的	
50×10^3	急速・大量輸血,一般手術	出血傾向発生時	
$5〜10\times10^3$	人工心肺使用手術術中 特に癒着剥離での出血傾向 慢性肝疾患,慢性腎疾患合併	止血困難症例（oozingなど）	目標血小板数：$50〜10\times10^3$
70×10^3	頭蓋内手術	局所的止血困難例	

血小板数のみを目標に盲目的に血小板輸血を行うのではなく，臨床症状，止血時間などを検討して行う。
〔厚生労働省医薬食品局血液対策課. 血液製剤の使用指針（改定版）薬食発第0906002号　平成17年9月6日. 2005. p.70-2を参照して作成〕

5 投与後予測増加量

輸血された血小板の67％は1時間以内に脾臓に取り込まれる[53]。したがって，血小板輸血を行って増加する血小板数を以下の計算式から想定する。

$$\text{予測増加血小板数}=\text{輸血血小板数}\times0.67\div\text{循環血液量（ml）}$$
$$=\text{投与血小板単位数}\times1.91\times10^8\div\text{体重（kg）}$$
$$:(1.91\times10^8=2\times0.67\times10^{10}\div70)$$

である。

血小板輸血の効果判定は，輸血1時間後の血小板回収率（recovery rate）で判定する。すなわち，

$$\text{回収率（\%）}=\text{増加血小板数}（\times10^5）\times\text{循環血液量（ml）}\div0.67\times\text{輸血血小板数}$$

で計算する[51]。合併症がない場合には，回収率は少なくも30％以上である。また，20時間後では22％以上である。すなわち，この値よりも低値である場合には，血小板輸血不応（platelet refractory）と判断する——注10。

血小板輸血の効果は補正血小板増加率（corrected count increment：CCI）で評価する。CCIは次式で計算する。すなわち，

$$\text{CCI}（/\text{ml}）＝輸血後増加血小板数（/\text{ml}）\times 体表面積（\text{m}^2）\div 輸血血小板総数（\times 10^{11}）$$

輸血後1時間のCCIは一般に輸血1時間後で7,500，24時間後で4,500以上である。CCIについても，これらの値よりも低値である場合にも血小板輸血不応と判断できる[45]。出血傾向が認められ，それが血小板減少と予測される場合では，必ず循環血液中の血小板数を測定して製剤を投与することが望まれる。しかし，ただ単に血小板数のみにその原因を求めることなく，患者の全身状態，そのほかの止血機構に関係する因子も考慮することが必要である。なお，投与速度は症例の全身状態，出血の状況などを考慮しなければならないが，一般的に当初1ml/minの速度で15〜20分間，その後は5ml/minで投与する。

注10：血小板輸血不応状態とは，血小板輸血を行っても血小板数が増加しない状態である。ほとんどの場合，免疫的機序によるものであり，HLA，ヒト血小板抗原（human platelet antigen：HPA）に対する抗体が認められる。これに対する対策としては，HLA適合血小板を輸血する。この状態を起こさないために，すなわち抗体産生を防止，あるいは産生軽減のために白血球除去血小板を使用する。なお，非免疫的な機序としては，発熱，脾腫，出血，DICなどがあるので，これらの因子の有無についても考慮する。

6 ABO型適合血小板輸血

血小板上にも赤血球型ABO抗原が認められる。ただ実際にABO不適合血小板を使用しても，認めるべき反応を経験しない。また，血小板輸血後の止血機能改善には，赤血球ABO型の適合，不適合での差を認めがたく，受血者血清中の抗ABO抗体との反応はほとんど生じていないものと思われる。しかし血小板輸血後の血小板数増加は，適合血小板輸血の場合よりも不良である。また，日本赤十字社の血液製剤添付文書集には，赤血球ABO型と同型のものを使用することとなっている。さらにRh（－）の患者に対しては，Rh（－）の供血者から得られた血小板を使用することが望ましい[52]。

7 血小板輸血セット

血小板輸血には市販の専用の血小板輸血セット（川澄　血小板P-3，テルモTH-A200LKなど）を使用する。これらセットには小型のメッシュフィルタ（140〜170μmesh）が内蔵されている。ただ赤血球フィルタのように袋状ではないので，回路閉塞を来さないように血小板製剤バッグ内にフィブリンなどの凝集物が存在しないことを確認して施行することが大切である。また，赤血球輸血，血漿製剤の輸注を行っていたセットをそのまま使用すると，血小板輸血の効果を著しく減じる結果となるので使用してはならない。なお，2005年以降はすでに白血球除去されたPCが赤十字血液センターから供給されているので，輸血の際の白血球除去フィルタの使用は不要となっている。

新鮮凍結血漿（fresh frozen plasma：FFP）

1 製造，保存，供給

　　FFPはバッグ内へ採血した全血を遠心して血球成分を分離して，または連続成分分離器により血漿成分のみを採取して作製する。得られた血漿成分はただちに，あるいは6時間以内に－20℃以下に冷却して保存する。その有効期間は採血後1年間である。またウイルス感染のウィンドウ期間（window period）で採取された場合による感染の危険を除外，あるいは少なくするため採血後6カ月間は血液センターに保存してから供給されている。FFPの成分は，全血由来のものと成分採血由来のものと多少異なるが，表10のごとく著しい差は認められない—注11。ただ全血から得られたものにはACD-A液，または

表10　FFPの組成

	新鮮凍結血漿[1]			正常血清[2]
	200ml 全血採血由来 (n=20)	400ml 全血採血由来 (n=10)	成分採血由来 (n=10)	
Na（mEq/l）	174±5	175±4	153±4	137〜145
Cl（mEq/l）	81±9	75±2	76±3	99〜107
グルコース（mg/dl）	362±20	352±19	366±35	70〜110
浸透圧（mOsm/kgH2O）	290±12	314±1	297±3	276〜292
pH	7.40±0.03	7.38±0.03	7.29±0.10	7.31〜7.51
無機リン（mg/dl）	10±1	10±1	3.4±0.8	2.4〜4.3
総蛋白（g/dl）	6.3±0.6	6.0±0.2	5.6±0.2	6.8〜8.2
アルブミン（g/dl）	4.0±0.3	4.0±0.1	4.0±0.3	4.0〜5.0
フィブリノゲン（g/dl）	244±19	238±21	256±60	150〜400[3]

（平均±標準偏差）

1）日本赤十字社: Blood Infomation. No.1. 1987
2）標準値. SRL: SRL臨床検査ハンドブック. 1996
3）血漿での測定値
　アルブミン，凝固因子とも正常血清のそれよりも低濃度となっている。またNa濃度は高濃度となっている。これは抗凝固液，あるいは血液保存液による希釈のためである。
〔厚生労働省医薬食品局血液対策課. 血液製剤の使用指針（改定版）薬食発第0906002号. 平成17年9月6日. 2005. p.126より引用〕

表11　保存中の凝固因子の失活

Constituents	Fresh	6 months	12 months
Factor I	224 ± 17.8	260 ± 24.9	255 ± 53.5 (mg/dl)
Factor II	106 ± 5.5	108 ± 6.2	100 ± 10.2 (%)
Factor V	113 ± 15.5	100 ± 30.7	115 ± 15.7 (%)
Factor VII	97 ± 19.0	85 ± 12.7	83 ± 14.3 (%)
Factor VIII	98 ± 23.7	78 ± 27.9	64 ± 19.8 (%)
Factor IX	109 ± 30.9	92 ± 15.8	78 ± 16.2 (%)
Factor X	94 ± 25.3	104 ± 11.8	93 ± 12.4 (%)
Factor XI	95 ± 14.8	98 ± 13.1	97 ± 9.2 (%)
Factor XII	103 ± 29.4	83 ± 21.7	69 ± 14.7 (%)
Factor XIII	120 ± 10.0	125 ± 11.2	108 ± 29.7 (%)
AT III	103 ± 8.1	104 ± 4.3	101 ± 17.1 (%)
VIII R：WF	91 ± 12.4	77 ± 17.7	84 ± 26.5 (%)
VIII R：AG	123 ± 13.5	107 ± 30.4	86 ± 24.2 (%)
Fibronectin	302 ± 61.8	295 ± 48.3	279 ± 51.1 (μg/ml)

特にVII，VIII，XII因子の失活が大きい。
〔笹川　滋．血液主成分（赤血球，血小板，凝固因子）の機能の保存による経時的変化．臨床病理1991; 特集第88号: 105-15より引用〕

CPD液が含まれ，成分採血で得られたものにはACD-A液が含まれている。FFPの単位は全血200 mlから得られたもの（約80 ml）を1単位とするが，成分採血で得られたものは5単位（450 ml）である。しかし，現在の生産FFPの80％以上は全血由来の2単位製剤である。血液センターは使用者からの要求に応じて，いずれかの供給を行っている。供給されたFFPは各医療機関においても－20℃以下の保冷庫に保管しなければならない。規定された条件下で保存したものでも，表11のごとく凝固因子の一部にはかなり失活するものがある。

注11：表10にみられるように，FFP中のアルブミン濃度は抗凝固液（保存液）の希釈により，正常血漿のそれよりもやや低値であり，さらにFFPには各種の血液型を有する因子が含まれている。したがって，アルブミンの補給をFFPで行うことは好ましくない。

2　使用法

FFPは凍結されているので，使用時には30～37℃の恒温槽中で急速に融解して，ただちに使用する。融解後30～60分以内に使用することが望ましい。融解の際に，もしバッグに損傷があった場合は細菌汚染を起こすので，必ず保護用のビニール袋に入れて恒温槽に浸ける。融解後ただちに使用できない場合には，4℃の保冷庫に一時的に保管するが，融解後は必ず3時間以内に使用する。また，その際にはフィルタのある輸血セットを使用する。また2006年10月以降に血液センターから供給されるものは，混在する白血球数が450 ml中に1×10^6個以下に削減されている。

3 適　応

　複合的血漿凝固因子の補充が適応である。ただ第Ⅷ因子，第Ⅸ因子，第ⅩⅢ因子の欠乏・欠損に対しては，これらの凝固因子のリコンビナント単一製剤が市販されている。これらの製品はより純粋であり，効果的であり，かつ安全性に優れているためFFPを用いるべきでない。したがって，FFPは第Ⅰ因子，第Ⅴ因子，第Ⅺ因子の補給として用いられる。

a. 凝固因子欠乏の補給

　使用にあたり，まず患者のプロトロンビン時間（prothrombin time：PT），活性化部分トロンボプラスチン時間（activated partial thromboplastin time：aPTT）を確認すべきである―注12。大量出血時，DIC時にはフィブリノゲン値も測定して適応の有無を決定する―注13。すなわち，PTについてはIRN（国際標準率）で2.0以上，または基準値の30％以下，aPTTについては標準値の25％以下，もしくは基準値の2倍以上，フィブリノゲン値については100 mg/dl以下で適応となる。

　注12：血液凝固能の異常は，上記の検査で判定可能である。しかし，手術の実際の止血効果に関しては凝血塊の強度も関係する[55]。したがって，トロンボエラストグラム，フィブリノゲン値の測定による判定も必要となる。

　注13：フィブリノゲン製剤の使用は先天性無フィブリノゲン症にのみが保険適応となっていて，出血に伴う血中フィブリノゲン低下に対しては対象外となっている。そのためFFPがその代替としてしばしば使用されている。高濃度のフィブリノゲンを得るためには，FFPからクリオプレシピテートを作製して使用する。

　具体的にFFP使用の適応となる凝固障害は以下の場合である。

1）複合型凝固障害
　肝障害，L-アスパラギナーゼ（抗白血病・抗リンパ腫剤）使用に伴う凝固障害，DICがこれに該当する。これらは凝固因子のみならず，抗凝固因子の不足も来しているのでFFPを用いる。大量輸血症例でも希釈により多くの凝固因子の血漿値が低下を来すことがあるが，実際に希釈が生じているかの確認が必要である。

2）濃縮凝固製剤のない凝固因子欠乏症
　第Ⅴ因子，第Ⅺ因子の濃縮製剤は現在入手することができない。そのためFFPの適応とされている。

3）クマリン系薬剤服用に伴う凝固障害

　肝臓での第Ⅱ因子，第Ⅶ因子，第Ⅸ因子，第Ⅹ因子の合成酵素が阻害されている場合である。ビタミンKの投与でほぼ1時間で回復するが，その1時間も待てない場合に適応となる。しかし濃縮プロトロンビン複合体製剤が市販されてるので，特にFFPを使用することがない。

b. 凝固阻害因子，線溶因子欠乏の補充

　プロテインC，プロテインS，プラスミンインヒビターなどが欠乏していて血栓症が発症しているときで，かつ緊急手術の際に使用することがある。しかし，これらのうち，プロテインCの補充には活性型プロテインC濃縮製剤がある。また，アンチトロンビン欠乏症に対しては，アンチトロンビン濃縮製剤がある。プラスミンインヒビターの欠乏に対しては，トラネキサム酸，εアミノカプロン酸をまず使用する。

c. 血漿因子欠乏の補充

　主に血栓性血小板減少症紫斑病（thrombotic thrombocytopenic purpura：TTP）が対象になる。本症の場合は，PT，aPTTともに正常値を示す。本症に対しては，FFPによる血漿交換を行うことが治療法となっている。一般に，手術前にこれらの治療は病棟などですでに行われていて，手術室でFFPによる血液交換を行うことは少ない。Bucher[3]，Lundsgaard-Hansen[4]によれば，止血効果が期待できる凝固因子の血漿最低活性濃度は正常値の20〜30％といわれる。したがって，8〜12ml/kgのFFPを投与すれば，たとえ投与前値が0であっても凝固機能を回復することになる。すなわち，体重50kgの症例の場合，400〜600ml（5〜7単位）量のFFPに相当する。ただ症例の血漿量の多寡，残存凝固因子量，投与の際のそれぞれの凝固因子の回収率，表12に示される投与後の半減期，

表12　凝固因子の半減期

フィブリノゲン	3.2〜4.5日
プロトロンビン	2.8〜4.4日
第Ⅴ因子	15〜20時間
第Ⅶ因子	1.5〜5時間
第Ⅷ因子　V, W, F	9〜18時間
FV Ⅲ	6〜10時間
第Ⅸ因子	20〜24時間
第Ⅹ因子	1〜2日
第ⅩⅠ因子	1.7〜3.5日
第ⅩⅡ因子	50〜70時間
第ⅩⅢ因子	3〜4日
AT Ⅲ	48時間
プラスミノゲン	2〜2.5日

　特に第Ⅶ因子など半減期の短い凝固因子の供給に注意が必要である。

（垣下栄三．DICの新鮮凍結血漿輸注は？　伊藤和彦，寮　隆吉，岡田浩佑編著．新輸血医学．第2版．京都：金芳堂; 1993. p.219より引用）

消費性凝固障害の有無などを考慮して投与量を決定する。そして，投与後におけるPT，aPTT，フィブリノゲン値の再検査を行い，FFP投与効果を評価する。

4 使用注意事項

a. 不適切な使用

①循環血漿量の改善，増加を目的としてアルブミンの代替としての使用
②蛋白質源として栄養補給を目的とした使用
③感染症対策としてオプソニン効果を目的とした使用
④創傷治癒促進を目的とした使用
⑤種々の病態における出血に対しての予防的使用

b. 感染症

FFPはその投与によりウイルス感染を生じないように赤血球製剤，血小板製剤同様にNAT検査を行い，汚染された血液からのFFP製造を行わないよう努めている。そして，さらに6カ月間の保存後に供給されているが，未知の感染症，window periodの長い感染症に感染する可能性はある。

c. アレルギー反応，アナフィラキシー反応

一般のヒトが保有する血清蛋白を欠損している患者が，輸血，妊娠などでその血清蛋白で感作されていた場合，FFPの投与によってアレルギー反応，アナフィラキシー反応を発生する（第Ⅴ章参照）。特に，わが国においては表13のごとくハプトグロビン欠損症でのアレルギー反応，アナフィラキシー反応が多い。

d. その他

血漿交換などのFFPの大量使用により，クエン酸中毒（低カルシウム血症），ナトリウム負荷が生じることがある。

表13 FFP投与に伴うアナフィラキシー反応

■IgA欠損症	6症例
完全欠損	4症例
IgA2欠損	2症例
■C9欠損症	3症例
■ハプトグロビン欠損症	17症例

ハプトグロビン欠損症での発生がもっとも多い。
〔兵庫県輸血研究会資料（平成17年10月1日）より日本赤十字社血液事業本部中央血液研究所・十字猛夫作成: 作成者の許可を得て引用〕

アルブミン製剤

1 製造，製品

　原料となるヒト血漿からCohnの8％冷エタノール分画法によってフィブリノゲン，第Ⅷ因子（cryoprecipitate）を分離し，さらに25％エタノールでγグロブリンを分離し，次に40％エタノール（pH5.8）添加でfraction Ⅳを得る。これを60℃・10時間の液状加熱，低温滅菌して得られたものが加熱人血漿たん白である[56]。この状態での純度は80％程度であり，少量のαグロブリン，βグロブリンを含有する。さらに40％冷エタノール（pH4.8）で分離したfraction Ⅴを得て純度を96％以上としたアルブミンもある 表14。後者では，容量負荷，ナトリウム負荷を避けることができる。原料のヒト血漿については献血時の問診，NAT検査により感染性因子の検出・排除を行っている。さらに製造過程において加熱および有機溶媒，界面活性剤によるウイルス処理を行っている。しかし，ウイルスの中にはこれらの処理に抵抗を示すもの（例えばパルボウイルス）もある。また，さらに未知のウイルスの汚染の可能性も考えられるので，絶対的に危険性はないとはいえない。製品は冷暗所で保管し，製造後の国家検定から2年間が有効期間である。

2 アルブミンの特性

　アルブミンは生体内では97.9％のペプチド，0.8％の脂質，0.08％の糖成分よりなる分

表14　アルブミン製剤一覧

分類	容量(ml)	アルブミン濃度(g/dl)	Na⁺濃度(mEq/l)	商品名
加熱人血漿たん白	100 250	4.4 4.4	150～160 150～160	プラスマネート・カッター，献血アルブミネート プラズマプロテインフラクション
5％アルブミン	100 250	5.0 5.0	142 142	アルブミン・カッター 献血アルブミンWf
20％アルブミン	20	20.0	87～143	アルブミン-ベーリング，献血アルブミン，赤十字アルブミン20，献血アルブミン・ニチヤク
	50	20.0	87～143	アルブミン-ベーリング，献血アルブミン，赤十字アルブミン20，献血アルブミン・ニチヤク
25％アルブミン	20 50	25.0 25.0	236～161 236～161	アルブミン・カッター，献血アルブミンWf アルブミン・カッター，献血アルブミンWfアルブミナー

　表に見られるように製剤中には相当量のNaが含まれている。また，安定剤としてアセチルトリプトファンNa，カプリル酸Naが添加されている。

子量69,000 Daの蛋白である[57]。ただし，585のアミノ酸からなる単一ポリペプチドの分子量は66,248 Daである[58]。構成主要アミノ酸は，アラニン，グルタミン酸，リジン，ロイシンなどの非必須アミノ酸であり，必須アミノ酸はほとんど含まれていない[57]。製剤として生体に投与されたものはほとんど熱源として消費され，体蛋白源として利用されるものは0.5％である。これを水に溶かしたとき，1gにつき5mmHgの膠質浸透圧が発生する。すなわち，4％溶液として20 mmHg（27 cmH$_2$O）の膠質浸透圧を発生する。生体内アルブミン総量は，成人で3.5〜5.0g/kgである。生体内では血管内に約40％，血管外に約60％が分布する[58]。ただ血管外での濃度は血漿濃度の1/3〜1/2である。新生されるアルブミン量は13.6g/dayとされている[56]。その新生を制御しているもっとも重要な因子は，血漿膠質浸透圧である[59)60]。新生されたアルブミンは一方では異化される。その半減期は15〜18日といわれる。しかし，新生に障害がある場合には半減期が延長される[61]。健康人での血漿中濃度は3.4〜4.7（平均4.0）g/dlである[61]。

3 使用適応

a. 低アルブミン血症の補正・治療

原則として上記の目的，特に膠質浸透圧の補正が適応である。ただ血漿膠質浸透圧は代用血漿剤（人工膠質輸液剤）でも補正できる。しかし，代用血漿剤の使用量には一応20〜25ml/kg（1.2〜1.5g/kg）の制限がある—注14。そのため，この制限量を超えた場合，あるいは急性期ですでに血漿アルブミン濃度が3.0g/dl以下である場合に適応となる。具体的に大量出血，心臓手術・血液透析での体外循環時である。ただし，後者では利尿薬の併用，あるいは血液透析により余剰水分を排除して，そのために循環動態に変動を生じた場合である。また，熱傷時には血漿アルブミン濃度が1.5g/dl以下になった場合に投与の適応となる。手術対象患者で肝硬変を有し，難治性の腹水に対しての穿刺により4.0l以上の腹水を除去して循環動態が不安定となった場合にも投与される[62)63]。また，低アルブミン血症のために肺水腫を生じた場合で，各種治療によっても改善されない場合に利尿薬の投与とともに適応となる。同様に肺水腫を伴うネフローゼ症候群患者に対しても適応となるが，短期間（通常2〜3日）の使用のみが適応となっている。これらいずれの場合も，アルブミン投与に伴う反応を観察しながら投与量を決定しなければならない[61]。慢性的に低アルブミン状態が持続している場合には適応とはならない。理由は図12にみられるごとく，血漿の膠質浸透圧と血管外液の膠質浸透圧との間でバランスがとられていて，浮腫の増悪を来さないためである[65]。

注14：代用血漿剤と凝固因子との反応，および出血に伴い凝固因子の希釈，あるいは凝固因子機能低下から出血傾向が生じた場合にアルブミン製剤使用の適応となる。

b. 血漿量の増量・維持

この適応のひとつに凝固因子補充を必要としない血漿交換がある。次いで代用血漿剤使用が制限されている場合の出血に対して使用することが適応となる—注14。しかし，

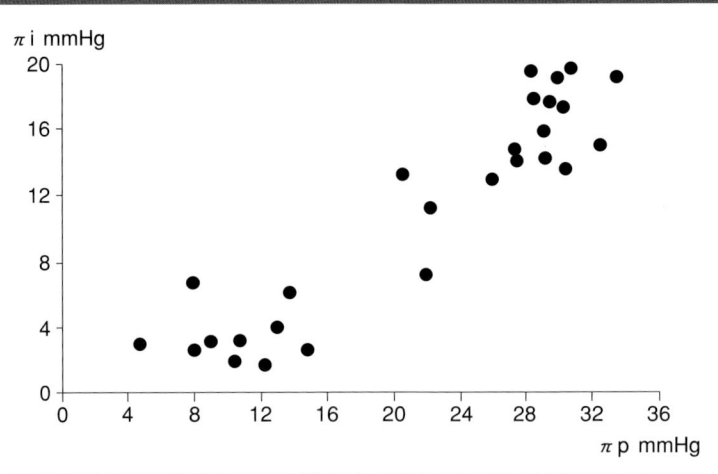

図12 ネフローゼ症候群症例における血漿膠質浸透圧と組織間液膠質浸透圧との関係

血漿浸透圧の低下に比例して組織間質液の低下がある。そのため，さらなる血管内液の血管外流失は生じない。

(Fauchald P, Noddeland H, Horseth J. Interstitial fluid volume, plasma volume and colloid osmotic pressure in patients with nephrotic syndrome. Scand J Clin Lab Invest 1984; 44: 661-7より引用)

出血，低アルブミン血症に伴う乏血に対しての使用については，Cochrane Injuries Group[66]のメタ解析ではアルブミン使用のほうが晶質液使用よりも生存率が悪かったとの報告がある。同様な成績はFinferら[67]の報告にもある。すなわちFinferらは，心臓手術，肝臓移植，熱傷患者を除くICU患者を対象にアルブミン液と晶質液使用についてICU滞在日数，人工呼吸器使用期間，腎機能維持治療期間を比較して，両群間に有意差を認めることがなかった。Cochrane Injuries Groupの成績について彼ら自身はアルブミン液の抗止血効果[66]と血管透過性の亢進を挙げているが，これに対してFinferら[67]はアルブミン使用に多少の人為的選択因子が関与していた可能性を指摘している。これらの研究の結果から，いまだアルブミンの乏血治療への適応を決定付ける十分な根拠が得られていない。ただ，その使用量が比較的少ないことに問題がある。すなわち，晶質液で乏血治療ができないこと[68][69]，さらに晶質液大量使用では乏血（hypovolemia）を増悪させる事実[67]も念頭に入れるべきである。なお，アルブミン使用と人工膠質液使用とでは，ICUで治療した患者の予後に有意差がないことがStockwellら[71]によって認められている。また熱傷治療に関しては，アルブミン使用と晶質液使用とで多臓器不全（multiple organ failure：MOF）の程度，死亡率に有意差を認めないことも報告されている[72]。

c. 不適切使用

①蛋白源の補給としての使用：上述のごとく，投与されたアルブミンは半減期15～17日で代謝され，熱源として消費される。そして，体蛋白として利用されるアミノ酸量は投与量の0.5％である。したがって，蛋白源補給としての意味がない。

②脳虚血発作，脳血管攣縮治療：脳虚血に対してアルブミン投与により神経機能が維持されるという報告[73]もあるが，現段階では障害を防止できるという証拠がなく適応と

はならない。
　③その他：ただ全身状態維持のため血漿アルブミン値を2.5～3.0g/dlに維持すること，末期患者への延命効果としての投与なども適応とは認められない。

4 投与量，投与法

　アルブミン投与で血清アルブミン値を改善する場合，急性疾患，あるいは一時的補正の場合には3.0g/dl，慢性疾患の場合では2.5g/dlを目標とすることに定められている[64]。必要投与量（Dose：g）は期待上昇濃度（D alb：g/dl），予想循環血漿量（PV：dl），投与後の血管内残存率を40％として次式で計算される。

$$Dose = D\ alb \times PV \times 2.5$$

　一般に10g/h（4.4％液として200～250ml/h程度）の速度で投与する。その際は，組織間液の血管内移動に伴う過大な循環血漿量の増加を来さないように，患者循環動態を観察しながら投与することが大切である。循環血漿量が減少していないで，低アルブミン血症のみを認める症例では，20％，25％アルブミン液を使用するが，この投与に伴い血管外から組織間液を移動させて血漿量の増加を来すので，4.4～5.0％液投与と同等の注意が必要である。

　投与には輸液セットを使用する。そして，生理食塩液以外の輸液剤との混合投与は避けるべきである。また，なんらかの原因で一度凍結したアルブミン液は使用すべきではない。低アルブミン血症は，血漿中の総アルブミン量が減少している場合が多いが，細胞外液量の増加のために生じている場合もある。したがって，血漿膠質浸透圧の維持・上昇を目的としてアルブミンを投与する場合には，循環動態の変動を観察しながら利尿薬の使用も考慮すべきである。

5 注意事項

a. アレルギー反応

　アルブミン製剤投与に伴い，まれにアレルギー反応，アナフィラキシー反応を認めることがある。Ringら[74]は，多施設での調査を総合して0.01％の頻度でアナフィラキシー反応が発生したと報告している。不純物が比較的多く含まれる加熱人血漿たん白での発生率は高いが[75]，純度96％以上のアルブミン製剤でも認められる。Celikら[76]は，健常人を対象にアルブミン投与を行い，投与10分以内に16.7％の対象者に血液中ヒスタミン濃度の上昇を認め，240分以内ではすべての対象者でヒスタミン濃度の上昇を認めている。そして，21症例中2症例に投与に関連したと思われる血圧低下を認めている。すなわち，自己以外の血漿から製造されたアルブミンに対しては，いまだ認められていないなんらかの免疫反応が存在すると推測されている[77]。

b. アルブミン合成阻害

血漿アルブミン値が高くなり，それに伴い血漿膠質浸透圧が上昇すると，肝臓におけるアルブミン合成が抑制される[71]。その限界は4.0g/dlであるとされている。したがって，血漿アルブミン値を測定して過剰の投与を避けるばかりか，少なくとも3.0g/dl以上となった時点での投与は中止すべきである。

c. 心不全，肺水腫

投与量，投与法の項で述べたごとく，過剰投与は循環血液量の増加を来し，症例によっては心不全，肺水腫を来すことがある。また，高濃度アルブミン液の投与では，投与量は少なくても，その膠質浸透圧作用により血管外水分の血管内流入をもたらし，予想せざる血漿量の増加を来し，それにより心不全に移行することがあるので注意を要する。対象患者のバイタルサインを観察し，危険性が予想される場合には，中心静脈圧（central venous pressure：CVP）の測定を行い，過剰な前負荷が生じないように監視を行う。

そのほかの血液製剤

1 アンチトロンビンⅢ（antithrombin Ⅲ：AT Ⅲ）

正常に血漿中に存在する凝固抑制系の蛋白で，血管内皮細胞表面のヘパリン様物質上で，また外因性のヘパリンの存在下でその作用が発揮される。すなわち，AT Ⅲが存在しない状態ではヘパリンの効果が得られない。先天性に欠如している場合，DIC発生時，あるいは重症肝不全状態で血液中AT Ⅲが減少している場合には，AT Ⅲ製剤の投与が必要となる。製剤としては，アンスロビンP®，ノイアート®（500単位）などがあり，DIC治療時には40～60単位/kgを，そのほかの場合には20～60単位/kg・dayを静脈内投与する。

2 ハプトグロビン

溶血などにより血漿中に遊離Hbが放出されると，これと複合体を構成し肝実質細胞のレセプタを介して肝細胞内に取り込まれ，heme alpha methenyl oxygenaseの作用によりビリベルジンからビリルビンに代謝させる。ハプトグロビンは，ヒト血漿からエタノールでCohn分画Ⅳとして得ることができる。100ml中にハプトグロビン2,000単位を含有する製剤がハプトグロビン®として発売されている。血漿中に異常に遊離Hbが増加する重症熱傷，長時間の体外循環，不適合輸血，自己溶血性貧血などの際に，4,000単位を静脈内に投与する。ただ肝障害時には，上記Hb-haptoglobin複合体を代謝する機構が十分に作用しないため注意を要する。

3 グロブリン製剤，凝固因子製剤

これらを周術期に使用することは必ずしも多くない．そのため，これらの製品についてはそれぞれを 表15 ，表16 に提示した．特にグロブリン製剤については，肝炎，破傷風の予防，治療に用いられるものがあるが，これらは省略した．重症感染症，特発性血小板減少性紫斑病に使用される免疫グロブリン製剤，D(Rh0)因子感作予防人免疫グロブリンについてのみ提示した．

冷凍血液

現在もっとも適切と考えられている保存液の中で，かつ4℃に保管されている赤血球は自らの代謝を生理的に抑制された状態で維持することが不可能で，細胞内ATP量の減少，細胞膜機能の低下，傷害から溶血を生じる．このような赤血球は生体の循環血液に輸血されても，速やかに脾臓に捕捉される．そのため輸血に用いられる期間は，液状低温保存では保存液の種類の応じて21～42日間と限られている．同様に常温下で保管される血小板も速やかに崩壊する．しかしながら，−88℃程度の低温，あるいはそれ以下の温度下では赤血球の代謝活動は完全に停止し，上記の障害を防ぐことができる．しかし，これらの血球成分をそのまま−88℃の低温で凍結させた場合には，水分が氷結する際に溶質が氷結晶から放出され，その濃度が上昇して細胞膜を破壊する[78]― 注15 ．そこでグリセロール，エチレングリコール，ジメチルスルホキシド（dimethylsulfoxide）などの凍害保護薬（cryophylactic agent）を赤血球内に浸透させ，中の水分子と共軛結合を起こさせ，水分子の氷結晶生成を少なくすることにより細胞膜を保護させる― 注16 ．保存液と混合した全血は，あらかじめ赤血球，血小板（PC）の細胞成分部分と血漿部分とに分離し，血漿部分はそのまま−20℃で凍結保存し，血球成分は上記の凍害保護薬との混合のうえ凍結保存する．

注15：水分が氷結する際の圧迫により，赤血球膜が崩壊するとの説もある．

注16：グリセロールなどは赤血球内に浸透して細胞保護を行うので，細胞内凍害保護薬（endocellular cryoprotective agent）といわれ，デキストラン，ヒドロキシエチルデンプンにも凍害保護効果が認められるが，これは細胞内に浸透することなく細胞表面のみを保護するので，細胞外凍害保護薬（extracellular cryophylactic agent）といわれる．しかし，後者の効果はグリセロールなどの前者に劣る．

1 凍結赤血球

赤血球はグリセリンのみならず，ブドウ糖，果糖，マンニトールなどを含む種々の凍

表15 凝固因子製剤一覧表（外用薬としての製剤は除外し，血管内投与可能なもののみ）

欠乏凝固因子	製品名（含有量/1製品）	使用量	備考
第I因子 フィブリノゲン	フィブリノゲンHT-Wf 3g	3g/回	輸入血漿　60℃，96時間加熱処，フィブリノゲン純度＞50％
第II因子 プロトロンビン			第IX因子製剤，またはFFP（15～20ml/kg）で代用
第V因子 Ac globulin			FFP（5～10ml/kg）で代用
第VII因子	ノボセブン（eptacog alpha） 1.2，4.8mg	90mg/kg	第VIII因子，第IX因子欠乏症にも使用される
第VIII因子	クロスエイトM 250，500，1000U		献血血漿よりモノクローナル抗体で精製さらに有機溶媒/界面活性剤処理
	コンクファクトF 250，500，1000U	10～30U/kg 250～2,000U （血友病A） 500～4,0000U （vW病） 注入速度＜10ml/min	献血血漿より精製　65℃，96h加熱処理
	リコネイト 250，500，1000U		遺伝子組み換え法により製造，室温保存可能
	コージネイト 250，500，1000U		遺伝子組み換え法により製造，室温保存可能
第IX因子	ノバクトM 250，500，1000U	500～1000U	献血血漿のモノクローナル抗体精製，イオンクロマトグラフィ，ウイルス除去膜濾過処理
	クリスマシン-M 400，1000U	400～1200U	輸入血漿65℃，96h加熱処理
	プロプレックスST 400U	50～100U/kg	輸入血漿　65℃，144h乾燥加熱処理
	PPSB-HT 200，500U	200～1200U	献血血漿　65℃，96h乾燥加熱処理
第X因子 Stuart因子			第IX因子製剤，FFP（10ml/kg）で代用
第XI因子			FFP（5～10ml/kg）で代用
第XII因子 Hageman因子			FFP（5～10ml/kg）で代用
第XIII因子	フィブロガミンP 240U	240～1500U/day 4～24ml/day	輸入血漿　65℃，96h加熱処理
インヒビター製剤 抗体迂回活性複合体	ファイバ 500，1000U	0.5～1.0U/kg·min （1回総量50～100U）	60℃，10h加熱蒸気化処理
抗トロンビン製剤	アンスロビンP 500U	30～60U/kg	輸入血漿65℃，96h加熱処理
	ノイアート　500U	30～60U/kg	輸入血漿65℃，96h加熱処理

vW病：von Willebrand病
これらすべての製品には発熱，アレルギー，アナフィラキシー反応を呈することがあるので注意が必要。
（水島　裕編著．今日の治療薬 解説と便覧2001．東京：南江堂；2001．p.422-5 および大久保進．血液凝固因子製剤の適性使用は？　伊藤和彦，寮　隆吉，岡田浩佑編著．新輸血医学．第2版．京都：金芳堂；1993．p.230-6 を参照して作成）

表16　グロブリン製剤一覧表

製剤	適応	用法・備考
● Cohn fraction Ⅱ＋Ⅲ 　γグロブリン：筋注用 　　グロブリン-Wf 　　　15％3ml，10ml 　　人免疫グロブリン日赤 　　　15％10ml	重症感染症 ウイルス感染予防	60℃，10h液状加熱処理 5〜20ml/kg 不純物を含みアレルギー反応に注意
● ペプシン処理人免疫グロブリン：静脈内投与用 　　ガンマ・ベニンP 　　　500，2500mg 　　グロブリンV 　　　500，2500mg	重症感染症	60℃，10h液状加熱処理 Fc部分の消失，短い半減期 成人50〜100mg/kg 小児50〜150mg/kg 髄腔内投与150mg
● 乾燥スルホ化人免疫グロブリン：静脈内投与用 　　献血ベニロン-Ⅰ 　　　500，1000，2500mg 　　ベニロン 　　　500，1000，2500mg	重症感染症………… 特発性血小板減少症…… 川崎病急性期………… ギラン・バレー症候群…	2.5〜5.0g 静脈内投与（成人） 200〜400mg/kg・day×5 200mg/kg・day×5 400mg/kg・day×5
● ポリエチレングリコール処理人免疫グロブリン：静脈内投与用 　　献血ヴェノグロブリン-IH 　　　500，1000，2500mg 　　ヴェノグロブリン-IH 　　　500，2500mg 　　献血グロベニン-Ⅰ 　　　500，2500mg	重症感染症………… 特発性血小板減少症…… 川崎病急性期…………	重合グロブリン除去…副作用減少 2.5〜5.0g（成人） 200〜400mg/kg・day×5 200mg/kg・day×5
● pH 4処理人免疫グロブリン：静脈内投与用 　　サングロポール 　　　500，2500mg	重症感染症………… 重症感染症………… 特発性血小板減少症……	2.5〜5.0g（成人） 50〜150mg/kg（小児） 200〜400mg/kg・day×5
● pH 4処理酸性人免疫グロブリン：静脈内投与用 　　ポリグロビンN 　　　500，2500mg	重症感染症………… 特発性血小板減少症……	2.5〜5.0g（成人） 400mg/kg・day×5
● イオン交換樹脂処理人免疫グロブリン：静脈内投与用 　　ガンマガード 　　　2500mg	重症感染症………… 重症感染症…………	2.5〜5.0g（成人） 50〜150mg/kg（小児）

1) いずれの製品についてもアレルギー反応の発生の可能性あり。
2) 慢性炎症性脱髄性多発根神経炎には献血グロベニン-Ⅰのみ適応があるが表では省略。
（水島　裕編著. 今日の治療薬 解説と便覧2001. 東京: 南江堂; 2001. p.422-5 および大久保信. 血液凝固因子製剤の適性使用は？　伊藤和彦, 寮　隆吉, 岡田浩佑編著. 新輸血医学. 第2版. 京都: 金芳堂; 1993. p.230-6を参照して作成）

表17　凍害保護液組成（緩徐冷却用）*

濃グリセリン	60.0g
塩化カリウム	0.02g
リン酸二水素ナトリウム	0.26g
乳酸ナトリウム（70％）液	2.57g
注射用蒸留水	約37ml
全量	100ml

*扶桑薬品工業　SF-60

害保護薬と混合，超低温冷凍機（−88℃緩徐凍結法）[79]，あるいは液体窒素を用いて凍結する（−195℃急速凍結法）[80]。前者では，所定の低温にまで達するのに20時間程度を必要とする。日本赤十字血液センターが使用している凍害保護液の組成（緩徐凍結法）を表17に示した。一方，後者では凍結に2〜3分で，15〜20分で所定温度に到達する。さらに凍害保護薬中のグリセロール濃度も緩徐凍結法の1/3と低濃度にすることが可能である。そのため医療機関ではもっぱら後者が用いられている。ただ液体窒素内に保存するため，その維持費用が高価となる。保存中の赤血球内のATP，2,3-DPG濃度は数年間は変化することなく保たれる。凍結赤血球の使用期限は，規定により10年と定められている。

　凍結されていた赤血球を使用する際には解凍して，凍害保護薬を除去しなければならない。そのため緩徐凍結された赤血球の洗浄には，ブドウ糖，果糖を主体とした凍結赤血球洗浄液が用いられるが，特殊な洗浄機器（Haemonetics社，IBM社などから販売されている）が必要である。急速凍結された赤血球の洗浄には，食塩液を主体とした洗浄液が用いられ，その量も比較的少量で可能である。なお，解凍・洗浄後の赤血球は12時間以内に使用しなければならない。解凍・洗浄後の赤血球を生体に輸血した24時間目での生存率は85〜98％であり[81]，これは液体・低温で21日保存した赤血球の投与後の流血中での生存率と同等である。

　赤血球の凍結保存は，まれな血液型の血液の確保，大量の自己血の保存などに利用できる。しかし，すべての工程において設備と経費を要し，さらに液状保存の場合のようにただちに使用することができないなどの理由のために，特殊な目的以外には使用されない。

2 凍結血小板

　血小板も凍結保存することが可能である[82]。赤血球同様にグリセロールを主体とする凍害保護薬とPCを混合したのちに赤血球同様の緩徐凍結法，もしくは急速凍結法で凍結・保存する。血小板の凍結の場合も用いる凍害保護液中のグリセロール濃度は，赤血球凍結の場合と同様に，液体窒素を用いる急速凍結法では緩徐凍結法の場合の1/3で行える[83]。ただ解凍・洗浄後の血小板は4時間以内に使用しなければならない。輸血された血小板の流血中の寿命も採血後24時間の血小板と同等であり，アスピリン性血小板機能不全に対する治療効果[84]も，セロトニン取り込み機能[85]にも，変化は認められていない。

このような意味で凍結血小板の臨床使用は有効であるが，赤血球同様に，設備・経費の問題，即応性の欠如から，少なくとも一般には用いられない．

3 凍結血漿，新鮮凍結血漿（FFP）

上記本文を参照されたい．

■参考文献

1) 寮　隆吉, 堂脇義雄. 赤血球製剤の特徴は？　利点と欠点は？　伊藤和彦, 寮　隆吉, 岡田浩佑編著. 新輸血医学. 第2版. 京都: 金芳堂; 1993. p.98-102.
2) 日本輸血学会: 輸血後GVHD対策小委員会報告　平成11年1月1日　編. 血液製剤調査機構　血液製剤　血液製剤の使用にあたって. 第2版. 東京: 薬業時報社; 1999. p.64-72.
3) Bucher U. Fortschritte der Medizin in Einzeldarstellungen XLVIII: Der Einsatz der Blutkomponenten in der Behandlung des Blutverlustes. Wien Klin Wochenschr 1979; 91: 408-14.
4) Lundsgaard-Hansen P. Component therapy of surgical hemorrhage: Red cell concentrates, colloids and crystalloids. Bibl Haematol 1980; 46: 147-69.
5) 厚生労働省医薬食品局血液対策課. 血液製剤の使用指針（改定版）薬食発第0906002号　平成17年9月6日. 2005. p.18-24.
6) Bracey AW, Radovancevic R, Radovancevic B, et al. Blood use in patients undergoing repeat coronary artery bypass graft procedures: Multivariate analysis. Transfusion 1995; 35: 850-4.
7) Herregods L, Foubert L, Moerman A, et al. Comparative study of limited intentional normovolaemic haemodilution in patients with left main coronary artery stenosis. Anaesthesia 1995; 50: 950-3.
8) DeFoe GR, Ross CS, Olmstead EM, et al. Lowest hematocrit on bypass and adverse outcomes associated with coronary artery bypass. Ann Thorac Surg 2001; 71: 769-76.
9) Wedgwood JJ, Thomas JG. Peri-oprative haemoglobin: An overview of current opinion regarding the acceptable level of haemoglobin in the peri-operative period. Eur J Anaesthesiol 1996; 13: 316-24.
10) Fan F-C, Chen RYZ, Schuessler GB, et al. Effects of hematocrit variations on regional hemodynamics and oxygen transport in the dog. Am J Physiol 1980; 238: H545-52.
11) 小堀正雄. 血液希釈の安全限界. 高折益彦編著. 代用血漿剤と臨床. 東京: 克誠堂出版; 2004. p.227-34.
12) 滝　健治, 石田みどり, 水間謙三ほか. CO_2排泄能からみた貧血認容限界－血液希釈と炭酸ガス排泄－. 麻酔 1986; 35: 751-4.
13) 吉田　仁. 肺内換気血流比分布に及ぼす血液希釈の影響. 麻酔 1988; 37: 1351-8.
14) LeMerre C, Dauzat M, Poupard P, et al. Pulmonary gas exchange capacity is reduced during normovolemic haemodilution in healthy human subjects. Can J Anaesth 1996; 43: 672-7.
15) Rosberg B, Wulff K. Regional lung function following hip arthroplasty and preoperative normovolemic hemodilution. Acta Anaesth Scand 1979; 23: 242-7.
16) Deem S, McKinney S, Polissar NL, at al. Hemodilution during venous gas embolization improves gas exchange, without altering V-A/Q or pulmonary blood flow distribution. Anesthesiology 1999; 81: 1861-72.
17) Borst MM, Leschke M, Konig U, et al. Repetitive hemodilution in chronic obstructive pulmonary disease and pulmonary hypertension: Effects on pulmonary hemodynamics, gas exchange, and exercise capacity. Respiration 1999; 66: 225-32.

18) Skillman JJ, Parikh BM, Tanenbaum BJ. Pulmonary arteriovenous admixture: Improvement with albumin and diuresis. Am J Surg 1970; 119: 440-7.
19) Demling RH, Niehaus G, Will JA. Pulmonary microvascular response to hemorrhgic shock, resuscitation, and recovery. J Appl Physiol 1979; 46: 498-503.
20) Poole GV, Meredith JW, Pennell T, et al. Comparison of colloids and crystalloids in resuscitation from hemorrhagic shock. Surg Gynecol Obstet 1982; 154: 577-86.
21) Michenfelder JD, Theye RA. The effects of profound hypocapnia and dilutional anemia on canine cerebral metabolism and blood flow. Anesthesiology 1969; 31: 449-57.
22) 矢野博文. 諸臓器の毛細管血流およびシャント血流に及ぼす血液希釈の影響. 麻酔 1987; 36: 1948-56.
23) Todd MM, Weeks JB, Warner DS. Cerebral blood flow, blood volume, and brain tissue hematocrit during isovolemic hemodilution with hetastarch in rats. Am J Physiol 1992; 263: H75-82.
24) Hudetz AG, Wood JD, Biswal BB, et al. Effect of hemodilution on RBC velocity, supply rate, and hematocrit in the cerebral capillary network. J Appl Physiol 1999; 87: 505-9.
25) Nichols KG, Price TH, Gooley T, et al. Transfusion-transmitted cytomegalovirus infection after receipt of leukoreduced blood products. Blood 2003; 101: 4195-200.
26) Ikejima H, Friedman H, Leparc GF, et al. Depletion of resident Chlamydia pneumoniae through leukoreduction by filtration of blood for transfusion. J Clin Microbiol 2005; 43: 4580-4.
27) Prowse CV, Hornsey VS, Drummond O, et al. Preliminary assessment of whole-blood, red-cell and platelet-leucodepleting filters for possible induction of prion release by leucocyte fragmentation during room temperature processing. Br J Haematol 1999; 106: 240-7.
28) Ellsworth ML, Forrester T, Ellis CG, et al. The erythrocyte as a regualtor of vascular tone. Am J Physiol 1995; 269: H2155-61.
29) Harrington LS, Mitchell J. Novel role for P2X receptor activation in endothelium-dependent vasodilation. Br J Pharmacol 2004; 143: 611-7.
30) Ohno H, Sato Y, Yamashita K. The effect of brief phycical exercise on free radical scavenging enzyme systems in human red blood cells. Can J Phsyiol Pharmacol 1986; 64: 1263-5.
31) Sahin E, Gumuslu S, Ozturk O, et al. Marked changes in erythrocyte antioxidants and lipid peroxidation levels of rats exposed to acute, repeated and chronic restraint stress. Pharmazie 2004; 59: 961-4.
32) Tsai AG, Acero C, Nance PR, et al. Elevated plasma viscosity in extreme hemodilution increases perivascular nitric oxide concentration and microvascular perfusion. Am J Physiol 2005; 288: H1730-9.
33) Jia L, Bonaventura C, Bonaventura J, et al. S-nitrosphaemoglobin: A dynamic activity of blood involved in vascular control. Nature 1996; 380: 221-6.
34) Stamler JS, Jia L, Eu JP, et al. Blood flow regulation by S-nitrosohemoglobin in the physiological oxygen gradient. Science 1997; 276: 2034-7.
35) Reemtsma K, Creech O Jr. Viscosity studies of blood, plasma, and plasma substitutes. J Thorac Cardiovasc Surg 1962; 44: 674-80.
36) 日本赤十字者血液事業本部医薬情報課. 血液製剤一覧表. 東京: 日本赤十字社; 2006.
37) 小川 龍, 藤田達士, 福田義一. 日本人の循環血液量正常値の研究. 呼と循 1970; 18: 79-84.
38) Yuasa T, Ohto H, Yasunaga R, et al. Improved extension of platelet storage in a polyolefin container with higher oxygen permeability. Br J Haematol 2004; 126: 153-9.
39) Connor J, Currie LM, Allan H, et al. Recovery of in vitro functional activity of platelet concentrates stored at 4℃ and treated with second-messenger effecters. Transfusion 1996; 36: 691-8.
40) Lazarus HM, Herzig RH, Warm SE, et al. Transfusion experience with platelet concentrates

stored for 24 to 72 hours at 22 ℃: Importance of storage time. Transfusion 1982; 22: 39-43.

41) Murphy S, Gardner FH. Effect of storage temperature on maintenance of platelet viability—Deleterious effect of refrigerated storage. N Engl J Med 1969; 280: 1094-8.

42) Arrington PJ, McNamara JJ. Effect of agitation on platelet aggregation and microaggregate fromation in banked blood. Ann Surg 1975; 181: 243-4.

43) Klinger MHF, Josch M, Kluster H. Platelets stored in a glucose-free additive solution or autologous plasma—An ultrastructural and morphometric evaluation. Vox Sang 1996; 71: 13-20.

44) Gulliksson H, Larsson S, Kumlien G, et al. Storage of platelets in additive solutions: Effects of phosphate. Vox Sang 2000; 78: 176-84.

45) de Wildt Eggen J, Nauta S, Schrijver JG, et al. Reaction and platelet increments after transfusion of platelet concentrates in plasma or an additive solution: A prospective, randomized study. Transfusion 2000; 40: 398-403.

46) 石川善英, 笹川 滋. 濃厚血小板の室温120時間保存. 日輸会誌1987; 33: 417-22.

47) Murphy S. Platelet storage for transfusion. Semi Haematol 1985; 22: 165-77.

48) 厚生労働省医薬食品局血液対策課. 血液製剤の使用指針（改定版）薬食発第0906002号　平成17年9月6日. 2005. p.70-81

49) British Commitee for Standards in Haematology, Working Party of the Blood Transfusion Task Force: Murphy MF, Brozovic B, Murphy W, et al. Guidelines for platelet transfusions. Transfus Med 1992; 2: 311-8.

50) British Commitee for Standards in Haematology, Working Party of the Blood Transfusion Task Force: Kelsey P, Boulton F, Bruce M, et al. Guidelines for use of platelet transfusions. Br J Haematol 2003; 122: 10-23.

51) Marc Sammama C, Djoudi R, Lecompte T, et al. Recommendations of the Agence Francaise de securite sanitaire des produits de sante（AFSSaPS）2003. Can J Anaesth 2005; 52: 30-7.

52) 日本赤十字社血液事業本部 医薬情報課, 血液製剤添付文書集. 東京: 日本赤十字社; 2006. p.65.

53) 直原　徹, 十字猛夫. 血小板輸血. 綜合臨牀 1989; 38: 1807-12.

54) 厚生労働省医薬食品局血液対策課. 血液製剤の使用指針（改定版）薬食発第0906002号　平成17年9月6日. 2005 p.25-33.

55) Nielsen V G. Colloids decrease clot propagation and strength: Role of factor XIII-fibrin polymer and thrombin-fibrinogen interactions. Acta Anaesthesiol Scand 2005; 49: 1163-71.

56) 寮　隆吉. 血漿分画製剤. 寮　隆吉編. ベットサイドの新輸血学. 改訂版. 東京: メジカルビュー社; 2004. p.48-63

57) 中馬一郎. 血漿蛋白. 間田直幹, 内薗耕二, 伊藤正男ほか編. 新生理学. 第4版. 東京: 医学書院; 1982. p.180.

58) Peters T Jr. Serum albumin. In: Putnam FW, editor. The Plasma Proteins I. 2nd ed. New Yok: Academic Press; 1975. p.133-81.

59) Peters TJ. Metabolism: Albumin in the body all about albumin. Biochemistry, Genetics and Medical Applications. San Diego; Academic Press: 1996. p.188-250.

60) Oratz M, Rothschild MA, Schreiber SS. Effect of dextran infusions on protein synthesis by hepatic microsomes. Am J Physiol 1970; 218: 1108-12.

61) Yamauchi A, Fukuhara Y, Yamamoto Y, et al. Oncotic pressure regulates gene transcriptions of albumin and apolipoprotein B in cultured hepatoma cells. Am J Physiol 1992; 244: C397-404.

62) Bunyon BA. Management of adult patients with ascites due to cirrhosis. Hepatology 2004; 39: 841-56.

63) 坂本久浩, 平野聰子. アルブミン製剤と免疫グロブリン製剤の適性使用は？　伊藤和彦, 寮　隆吉, 岡田浩佑編著. 新輸血医学. 第2版. 京都: 金芳堂; 1993. p.226-9.

64) 厚生労働省医薬食品局血液対策課. 血液製剤の使用指針（改定版）薬食発第0906002号　平成17年9月6日. 2005 p.41-7.
65) Fauchald P, Noddeland H, Horseth J. Interstitial fluid volume, plasma volume and colloid osmotic pressure in patients with nephrotic syndrome. Scand J Clin Lab Invest 1984; 44: 661-7.
66) Roberts I（Cochrane Injuries Group Albumin Reviewers）. Human albumin administration in critically ill patients: Systematic review of randomized controlled trials. Br Med J 1998; 317: 235-9.
67) Finfer S, Bellomo R, Boyce N, et al. A comparison of albumin and saline for fluid resuscitation in the intensive care unit. N Engl J Med 2004; 350: 2247-56.
68) Takaori M, Safar P. Acute, severe hemodilution with lactated Ringer's solution. Arch Surg 1967; 94: 67-73.
69) Rigor B, Bosomworht P, Rush BF Jr. Replacement of operative blood loss of more than 1 liter with Hartmann's solution. JAMA 1968; 203: 399-402.
70) 高折益彦. ショックに対する輸液の使用限界. 麻酔 1970; 19: 118-22.
71) Stockwell MA, Soni N, Riley B. Colloid solutions in the critically ill: A randomized comparison of albumin and polygeline I. Outcome and duration of stay in the intenseive care unit. Anaesthesia 1992; 11: 3-6.
72) Cooper AB, Cohn SM, Zhang HBS, et al. Five percent albumin for adult burn shock resuscitation: Lack of effect on daily multiple organ dysfunction score. Transfusion 2006; 46: 80-9.
73) Liu YT, Belayev L, Zhao WZ, et al. Neuroprotective effect of treatment with human albumin in permanent focal cerebral ischemia: Histopathology and cortical perfusion studies. Eur J Pharmacol 2001; 428: 193-202.
74) Ring J, Messmer K. Incidence and severity of anaphylactoid reactions to colloid volume substitutes. Lancet 1977; 1: 466-9.
75) Shimode N, Yasuda H, Kinoshita M, et al. Severe anaphylaxis after albumin infusion in a patient wtih ahaptoglobuliemia. Anesthesiology 2006; 105: 425-6.
76) Celik I, Duda D, Stinner B, et al. Early and late histamine release induced by albumin, hetastarch and polygeline: Some unexpected findings. Inflamm Res 2003; 52: 408-16.
77) Hedin A, Hahn RG. Volume expansion and plasma protein clearance during intravenous infusion of 5% albumin and autologous plasma. Clin Sci 2005; 108: 217-24.
78) Lovelock JE. The hemolysis of human red cell by freezing and thawing. Biochem Biophys 1953; 10: 414.
79) Huggins MM. Frozen blood. Ann Surg 1964; 160: 643-9.
80) Rowe AE, Eyster E, Allen FH, et al. Freezing of erythrocytes by a glycerol-liquid nitrogen procedure. Transfusion 1966; 6: 521-9.
81) 隅田幸男. 血液の保存. 新版日本血液学全書刊行委員会編. 血液型と輸血. 東京: 丸善; 1977. p.267-82.
82) Djeraassi I, Roy A. A method for preservation of viable platelets: Combined effects of sugar and dimethylsulfoxide. Blood 1976; 16: 107-12.
83) 隅田幸男. 血液の保存. 新版日本血液学全書刊行委員会編. 血液型と輸血. 東京: 丸善; 1977. p.284-7.
84) Valeri CR. Hemostatic effectiveness of liquid-preserved and previously frozen human platelets. N Engl J Med 1974; 290: 353-8.
85) Dayian G, Harris HL, Vlahides GD, et al. Improved procedure for platelet freezing. Vox Sang 1986; 51: 292-8.

III

血　液　型

血液型は赤血球のみならず，白血球，血小板，血漿蛋白にも存在する。すなわち血液型は，これらの表面を構成する分子構造によって決定される。赤血球での血液型不適合では，赤血球の崩壊（溶血反応）を伴う重篤な合併症を発生する。白血球，血漿蛋白に関してはアナフィラキシー反応，アレルギー反応などを，血小板に関しては血小板輸血不応などを生じる。これらの免疫反応を防止するには，それぞれの型に適合した輸血製剤を選択することが必要である。そのために各種血液型の適合性判定の検査が行われる。最近では，治療にあたる医師が血液型判定にかかわるよりは専門の検査技師が行うほうが的確であるとの理由から，専門の検査技師が専属で行う趨勢にある。しかし，医師も血液型判定の原理については常識的に認識していることは必要であり，また種々の病態解明のためにも，またその防止のためにも有用である。

赤血球の抗原，抗体

赤血球型の抗原—注1は，ABO型以外に29系237抗原が公認されている。しかし，これ以外にも400種以上の型が報告されている。抗体については規則抗体（抗A抗体，抗B抗体）と不規則抗体とに分類され，不規則抗体には免疫抗体と自然抗体とに分けられる。

1 ABO型

a. 表現型

A型，B型，O型，AB型の4種類に大別される。A型抗原を赤血球膜上に持つ人の血清には抗B抗体，B型抗原を赤血球膜上に持つ人の血清には抗A抗体，O型抗原を赤血球膜上に持つ人の血清には抗A・B抗体が存在するが，AB型抗原を赤血球膜上に持つ人の血清には抗A・抗Bいずれの抗体も存在しない。ABO型における赤血球と抗血清との反応，ならびに日本人での発現頻度は表1のごとくである。ABO型の基本型はO型（H抗原）であり，これにA型物質（N-acetyl-S-galactosamine）が添加されるとA型，B型物質（D-galactose）が添加されるとB型になる。しかし，これら型物質の産生されない（Bombay型），あるいはその産生が少ない（para-Bombay型）などがあり，これらではその血清中に抗H抗体を持つ—注2。また，AB抗原性の発現が微弱であったり，あるいは発現していないなどのvariant（亜型：変種）が存在する—注3。これらではA・B抗原物質合成酵素の活性が低下している。そのため逆にH抗原の発現が強くなってくる（表2）。

注1：分泌型血液型物質は赤血球表面のみに存在するのではなく，唾液，血清，精液，胃液，乳汁，汗，涙，尿，胆汁，腹水，羊水，卵巣嚢腫液などにも分泌される。ただ，その分泌量が多いもの（分泌型S）と，少ないもの（非分泌型s）とがある。

注2：Bombay型を有するヒトの赤血球膜上，または分泌液にもA，B，H型，いずれの抗原性もが欠如している。一方，その血清中には抗A，抗B，抗H抗体を有する。そのため輸血にあた

表1　ABO式血液型判定と日本人での各血液型頻度

血液型	血球抗原	血球の反応（オモテ検査）抗A	抗B	血清の反応（ウラの検査）A血球	B血球	頻度(%)
A	A, H	+	−	−	+	39.1
O	H	−	−	+	+	29.4
B	B, H	−	+	+	−	21.5
AB	A, B, H	+	+	−	−	10.0

（大久保康人. 日赤血液センターにおける検体検査法とその意義1）血液型検査, 抗体スクリーニング. 臨床病理レビュー 1999; 特集88号: 50-9 より引用）

表2　ABO式血液型での亜型の血清学的特徴

型	血球の反応 抗A	抗AB	抗H	血清中の抗A₁	唾液中のA型物質
A₂	2+	2+	2+	ときにある	ある
A₃	1+〜2+ (m.f.)*¹	2+ (m.f.)	3+	ときにある	ある
Ax	0〜W+*²	W+〜1+	4+	ある	ない(Hのみ)
Am	0	0〜W+	4+	ない	ある
Ael	0	0	4+	ときにある	ない

型	抗B	抗AB	抗H	抗B	B型物質
B₂	2+	2+	2+	ない	ある
B₃	0〜1+ (m.f.)*¹	1+ (m.f.)	3+	ときにある	ある
Bx	0〜W+*²	W+〜1+	3+	ある	ときにある
Bm	0	0〜W+	4+	ない	ある
Bel	0	0	4+	ときにある	ない

*¹ mixed field agglutination；モノクローナル抗A血清では認められない。cisでは製品により反応しない。
*² モノクローナル抗A血清では製品により強く反応。

（椋本秀樹, 寮　隆吉. ABO式血液型の変異型（亜型）とは？　検査法と輸血上の問題点は？ 伊藤和彦, 寮　隆吉, 岡田浩佑編. 新輸血医学. 第2版. 京都: 金芳堂; 1993. p.35-8 より引用）

ってはBombay型以外の血液を輸血することはできない。

　注3：cisABは，Yamaguchiら[1]によって発見された抗原性が弱いAB型である。ABO型の表現型は，それぞれ別々の3つの対立遺伝子によって支配されている（Mendelの法則：trans型）。しかし図1のごとく，まれにA型，B型の両遺伝子を同一染色体上に有することがある。この場合にはAB型，O型の両親からAB型のこどもが生まれることがある。わが国でのAB型の0.018%に認められ，特に徳島県に多い。

　生後1年未満の乳児では，抗原活性，抗体産生が十分でなく，発育とともに成人の活性に近づく。そのため新生児，乳児でのABO型判定に誤りを生じることがある。永尾ら[2]は，臍帯血液のB抗原活性が成人のそれよりも低い値を示した例を報告している。

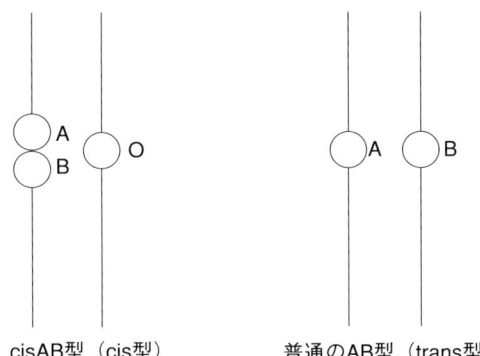

cisAB型（cis型）　　　普通のAB型（trans型）

cisAB型の考えられる遺伝子伝子型
A₂B₃/O　　A₂B₃/A₂B₃
A₂B₃/A₂　　A₂B₃/A₁
A₂B₃/B

図1　対立遺伝子のcis型配置とtrans型配置（cisAB型とtransAB型）

（八幡義人．血液型，組織適合型．高折益彦著編．輸液・輸血学を学ぶために．東京：金原出版；1992．p.198-228より引用）

b．ABO型検査法

　ABO血液型の判定は，被験血液の赤血球を標準血清と反応させる"おもて試験"，被験血液の血清を既知の赤血球と反応させる"うら試験"とからなり，両試験から得られた結果が一致した場合にのみ決定できる。反応をスライドガラス板上（スライドガラス板法：スライド法）で行う方法，試験管内で行う方法（試験管法）とがあるが，後者が標準検査法である。また，反応温度は15〜25℃程度で（37℃では反応が低下する），標準抗血清（青色の抗A血清，黄色の抗B血清）に対しての被験赤血球を1/10量程度（これ以上の量とならないこと）添加することが望ましい。そして3分以内の反応時間で判定する。長時間放置することにより凝集と誤るおそれがある。抗血清には有効期限があり，4℃保存で6カ月であることに注意すべきである。最近はカラムビーズ法（CAT法）を用いた自動血液型判定器が市販されている。

　注4：抗A・抗B抗体はIgM抗体である。これに対してRh型に対する抗D，抗E抗体などはIgG抗体である。

c．おもて試験とうら試験での不一致

　検査技術的な要因としては，使用する試験管，スライドガラスなどの清浄性が失われている場合，標準抗血清の老朽化（期限切れ），試験管法での過剰な遠心，検体の取り違えなどがあるが，それ以外にも表3のような要因，原因がある。

表3　ABO式血液型検査におけるおもて，うら試験結果不一致原因

要因・原因	備考
●血球側の原因	
亜型・変異型	Ax，Bx型では抗血清との反応が微弱である。しかしポリクローナルの抗A，抗B血清で部分凝集が得られる。
獲得B型	大腸癌などの際に腸管から吸収された細菌のdeacetylaseによりA型原基が脱アセチル化され，galactosamineになり，抗B血清と反応する。また，B型様物質が赤血球表面に吸収されて反応する場合もある。
自己赤血球感作	自己の血清抗体により赤血球が感作されている場合にみられる。
連銭形成	高分子（γ-グロブリン，フィブリノゲン，デキストランなど）が赤血球表面を被覆し，赤血球同士が集合体を形成する。また，臍帯血を使用したときにWharton jellyが混入した場合にもみられる。これを凝集と誤判定する。赤血球を生理食塩液で洗浄してから反応させる。
感染症性汎凝集反応	細菌，ウイルス感染の際にそれらの産生するneuraminaseで赤血球表面が変化しT抗原が露出してAB型様の反応を示す（polyagglutinability）が，一過性である。また，赤血球内部のTn抗原が露出して反応を示すことがある（panagglutination）。
表面抗原性力価低下	血液型合成酵素の活性が低下するような場合（白血病，ホジキン病）に産生された赤血球では，抗血清との反応性が低下する。病気が緩解すると正常化する。
キメラ，モザイック	骨髄移植後，二卵性双生児（キメラ），ダウン症候群，ターナー症候群でみられる以外に加齢，発癌（モザイック）でもみられることがある。
●血清側の原因	
不規則抗体の存在	IgMの不規則抗体が存在するときに凝集が生じる。
抗体欠乏	新生児，乳児では，抗体量が少なく反応が低下する。超高齢者，無γ-グロブリン症などでも同様の反応となる。
寒冷性自己抗体	マイコプラズマ肺炎などでは寒冷凝集素活性が高まり，赤血球の異常凝集が認められる。
A・B型物質産生過剰	胃癌，卵巣囊腫などの際に血漿中に抗A・抗B型物質が増加していて，抗血清が中和されて赤血球との反応が現れない。
抗体過剰産生	抗A1，抗B，抗H抗体が過剰に生産される場合がある。
連銭形成	高分子（γ-グロブリン，フィブリノゲン，デキストランなど）が血清中に存在するために，赤血球に連銭形成を生ぜしめる。そのため，うら試験では血清を希釈する。

2 Rh型

　LandsteinerがABO型を発見してから40年経った1940年に，LandsteinerとWiener[3]とがアカゲザル（Macacus rhesus）の赤血球で免疫したウサギの血清がニューヨーク在住

の白人の血球を85％凝集させることを発見し，これらのヒト抗原をRh抗原と命名した。アカゲザルの赤血球抗原はLWと呼ぶが，両者はきわめて類似している[4]。

a. Rh抗原性

Rhの抗原性はABO型抗原性遺伝子と同じ第1番目の染色体上にある6種の対立遺伝子の支配を受けていて，5つの遺伝子座（genetic locus）が存在するが，D因子は1か所のみであるために18種類の組み合わせが生じる。両親からそれぞれの組み合わせの遺伝子を受け継ぎ，一例としてCDe/cDEのような組み合わせが生じ，これを表現型として示す。表4は日本人での表現型とその頻度である[5]。しかし変異も生じ，1990年には，48種の抗原性が確認されている[6]。D抗原は抗原性がもっとも強く，Rh陽性（Rh＋，D＋）となる。日本人でのRh（－）の存在頻度は0.5％である[7]。

b. 赤血球膜とRh抗原

Rh抗原も赤血球膜上にある。しかし，その一部は赤血球膜表面よりも内部に入り込んでいると考えられている。D抗原は分子量は32kDのリポ蛋白であり，疎水性で赤血球燐脂質の中にあり，その分子の一部のSH基が抗原活性に関係している。Rh（－）のもので Rh抗原性を全くもたないRh null[8]と呼ばれる赤血球では，S，sなどの抗原性にも乏しくi抗原性が強くなっている。また，Rh null赤血球には大小の不同性があり，内部に網目構造をもつものが多く，細胞が脆弱でしばしば貧血を伴う。これらから抗原物質そのもの

表4　Rh表現型と日本人での発現頻度

Rho（D）	各種Rh抗体との反応					表現型	検出数	％
	C	c	D	E	e			
陽性 n＝8,034	＋	0	＋	0	＋	CCDee	3,453	42.98
	＋	＋	＋	＋	＋	CcDEe	3,008	37.44
	0	＋	＋	＋	0	ccDEE	728	9.06
	＋	＋	＋	0	＋	CcDee	522	6.50
	0	＋	＋	＋	＋	ccDEe	246	3.06
	＋	0	＋	＋	＋	CCDEe	37	0.46
	＋	＋	＋	＋	0	CcDEE	26	0.32
	0	＋	＋	0	＋	ccDee	10	0.12
	＋	0	＋	＋	0	CCDEE	4	0.05
陰性 n＝13,813 （1979.4〜 1993.3）	0	＋	0	＋	＋	ccdEe	4,904	35.50
	0	＋	0	0	＋	ccdee	3,931	28.46
	0	＋	0	＋	0	ccdEE	2,283	16.53
	＋	＋	0	0	＋	Ccdee	1,377	9.97
	＋	＋	0	＋	＋	CcdEe	1,058	7.66
	＋	0	0	0	＋	CCdee	206	1.49
	＋	＋	0	＋	0	CcdEE	37	0.27
	＋	0	0	＋	＋	CCdEe	14	0.10
	＋	0	0	＋	0	CCdEE	3	0.02

（永尾暢夫: Rh血液型. Medical Technology 1994; 22: 538-50 より引用）

が赤血球膜，および内部の細胞骨格の一部を構成していると考えられている[9]。

c．Rh（−）患者での注意点

　Rh（−）患者は，必ずRh（−）の血液の輸血を受けなければならない。Rh（＋）の血液を輸血した場合でも，それが初回であった場合には症状を現すことはないが，2～3週間中に抗体が産生されて，次回の輸血では重篤な溶血反応を生じる。

　また，Rh（−）の女性がRh（＋）の胎児を妊娠すると，胎盤を介した胎児の赤血球抗原の感作により50％の割合でRh抗体を生じる。そして，この抗体が胎盤を介して胎児に移行すると胎児の赤血球の崩壊，すなわち溶血が0.5～1.0％の割合で生じる（新生児溶血性疾患：hemolytic disease of newborn）。多くは死産となるが，生存して娩出されても流血中に赤芽細胞を認め（赤芽細胞症：erythroblastosis），強度の溶血性黄疸を生じ，将来に核黄疸として運動機能障害を残す。また母体もRh（＋）抗体を有するため，Rh（＋）の血液の輸血を受けると溶血反応を生じる。そのため妊婦はすべて血液型検査を受けることが義務づけられている。ただ，この病態の発生は抗D-γグロブリン投与により，ほとんど防止できる。

d．Rh型検査法

　スライド法，試験管法のいずれかで行うが，一般には試験管法で行う。抗D抗体液0.1～0.2ml（対照としてはウシアルブミン）を試験管に入れ，同量の検体血液からの5％赤血球生理食塩液浮遊液を添加し3,500rpm，15秒間遠心し，静かに震盪し凝集の有無を観察する。凝集がみられ陽性と判断された場合はよいが，陰性と判断された場合にはD^{u}確認試験を追加する。すなわち，前回同様に試験管内にそれぞれ検体，試薬を入れ，よく混合し，37℃で30～60分間加温する。両試験管の赤血球を生理食塩液で3回以上洗浄し，抗グロブリン血清を0.3～0.4ml加え3,400rpm，15秒間の遠心を行い，対照は陰性であるが検体に凝集がみられたときには陽性，D^u（D変種：variantを含む）と判定する──**注5**。両試験管に凝集がみられたときには，直接抗グロブリン試験陽性と判断されるので，ヒト由来ポリクローナル抗D抗体を用いて再検査を行う。なお，その他Rh（−）と判定された場合には，精密検査を行うことが必要である。

　注5：D^{u}型には遺伝子型と遺伝子干渉型とがあり，後者ではC遺伝子がD遺伝子のtrans位にあるためD抗原の発現が抑えられる。そのためD（−）の反応となる。この場合にはRh（−）の血液を受け，供血者となる場合にはRh（＋）として取り扱う。妊娠時には，しだいに抗D抗体が産生されることがあるので，定期的な検診が必要である。同様な注意は，Del型にも必要である。

3　そのほかの血液型

　以前は，交差試験の際に凝集を認め，その後の精密検査により発見される場合が多かった。しかし最近は，モノクローナル抗体を用いた血液型自動分析機で一括して検査す

ることが多くなり，容易に発見されるようになってきた。表5は日本人にみられるそのほかの血液型である。これらのまれな血液型に対して適合血液の入手が困難なことはないが，母児不適合の原因となることがある。特にわが国では，MNS，Lewis，Duffy，Kidd，I，Diego系に注意が必要である。

a. MNS系

MとN，Sとsとはそれぞれ対立遺伝子の関係にあるが，変種，異型が多く，その種類は43種に及ぶ[10]。臨床上問題となるのは，交差試験でしばしば検出されること，新生児溶血性疾患に関与することである。日本人での抗M抗原頻度は約30％，N抗原で20％，MN抗原で50％である[11]。抗体との反応は15℃が至適温度であって，体温（37℃）下では反応しない。

b. Lewis系

新生児の赤血球では抗原性が少なく，多くはLe（a－b－）であり，生後3カ月ころから抗原性が発現し，完成するのは6歳ころで，その時期にはLe（a－b＋）となる[12]。さらに妊娠時に抗原性が低下する[12]。日本人での表現型はLe（a－b＋）が70％を占める。抗体は低温から体温までの範囲で反応するIgM自然抗体であり，補体結合性があるので重症な溶血反応を生じることがある。

c. Duffy系

Fy^a，Fy^bの2つの対立遺伝子により決定される。各表現型の日本人での発現頻度は表6のごとくである。Fy（a－b－）は日本人にはきわめて少なく，黒人形質として熱帯地方に分布している。三日熱マラリヤ（Plasmodium vivax）に抵抗性をもっている[11]。すなわち，マラリヤ原虫が赤血球内に進入する前に赤血球に取り付くanchorが赤血球表面に欠如しているため発症しないと考えられている。一方，Fy^a（＋），Fy^b（＋）の場合には，新生児溶血性疾患の発症に関与しているし，輸血副作用としての報告も[13]ある。

d. Kidd系

Jk^a，Jk^bの2つの対立遺伝子により支配された系であり，表現型は4種類となる。Jk（a－b－）は日本人にはほとんどなく，ポリネシヤ系の民族に多い。この系も新生児溶血性疾患の原因となる。また，検体からの検出が微弱であることが多いが，遅発性の溶血性輸血反応が起こることがある[14]。

e. I系

胎児期の赤血球はi抗原を有し，胎児後期となるとI抗原が発現する。しかし，出産時にはi抗原が依然として強い―注6。生後18カ月になり成人型I抗原の発現が強くなるが，その強度には個人差がかなりある。i型物質，I型物質ともにABO型物質の前駆物質である。しかし，i系を前駆物質としたA・B型とI系を前駆物質としたA・B型とでは図2のごとく，それぞれの抗原構造が異なる[12]。また，i系赤血球と寒冷凝集素との反応は弱く，

表5　日本人に見い出されるそのABO，Rh型以外の血液型

系	血液型*	抗体の存在[2]*	日本人の出現頻度(%)	備考
MNS	MK	あり	まれ	・グリコフォリンAとBの両者の欠損
	En (a−)	あり	まれ	・グリコフォリンAの欠損
	S−s−U−	なし	まれ	・グリコフォリンBの欠損
	s−	あり	0.45	
Lutheran	Lu (a−b−) Lu/Lu	あり	まれ	
	Lu (a−b−) In (Lu)	なし	0.001	・わが国のLu (a−b−) 型はほとんどがこのタイプ ・P₁とD抗原が抑制されるとの報告がある
Kell	Ko	あり	0.003	・抗Kuは不適合妊娠を起こす例と起こさない例の報告がある
	Kp (a−b−c+)	あり	まれ	
	McLeod	なし	まれ	・X染色体に連鎖 ・慢性肉芽腫症患者に多くみつかる（本邦では1例の報告あり）
	Kmod	なし	0.004	・有棘赤血球を認めたとする報告あり ・血清CPK値が高いとの報告あり ・有棘赤血球を認めたとする報告あり ・血清CPK値が高いとの報告あり
Duffy	Fy (a−b−)	なし	まれ	・マラリア（三日熱）の感染に抵抗性を示す
	Fy (a−)	あり	0.94	・抗Fyᵃによる溶血性輸血副作用例の報告あり ・タンパク分解酵素（フィシン，パパイン，ブロメリン，キモトリプシン）で抗原が破壊される
Kidd	Jk (a−b−) Jk/Jk	あり	0.002	・検出されるJk (a−b−) 型のほとんどがこのタイプ ・尿素溶液に抵抗性あり ・抗Jk3不適合妊娠に関与しなかったと思われる例の報告はあるが関与した報告例は不明 ・ポリネシアに多い
	Jk (a−b−) In (Jk)	なし	まれ	・わが国で数家系認める ・尿素溶液に対する抵抗性は一般のタイプとJk遺伝子によるものとの中間
Diego	Di (b−)	あり	0.23	・抗Diᵃは溶血性の輸血副作用例があり日本人では要注意の抗体 ・抗Diᵇによる不適合妊娠例の報告あり ・蒙古民族とメキシコ系アメリカ人に多い
Dombrock	Do (b−)	なし	1.7	・わが国では抗Do²の報告あり
	Gy (a−)・Hy−	あり	まれ	・わが国では不適合妊娠に関与しないかもしれないという報告あり
Gerbich	Ge−	あり	まれ	・Kell系抗原が減弱 ・メラネシア人に多い
Cromer	IFC−	あり	まれ	
	UMC−	あり	まれ	
Ok	Ok (a−)	あり	0.002	

（次頁に続く）

Ii	i	あり	まれ	・先天性白内障をもつ例とそうでない例がある ・わが国では先天性白内障をもつ例が多い
Er	Er (a−)	あり	まれ	
GLOB	p	あり	まれ	・抗Tj^aは流早産と関係する例としない例がある ・スウェーデンのUmeå地方に多い
	P1^k (P2^k)	あり	まれ	・フィンランドに多い
	Lan−	あり		
	Jr (a−)	あり	0.1	・日本のまれな血液型のなかで年間にもっとも多く使われる血液型 ・不適合妊娠に関与しないといわれていたが最近関与するとの報告あり ・輸血副作用に関与する例としない例の報告がある

＊：一般に1％以下に認められるもので，²＊：1症例でも認められたものを"あり"としている。
（永尾暢夫．その他の血液型．日本輸血学会認定医制度審議会カリキュラム委員会編．日本輸血学会認定医制度指定カリキュラム．東京: 日本輸血学会; 2003. p.64-7より引用）

表6　Duffy系表現型と日本人での頻度

表現型	抗Fy^a	抗Fy^b	頻度（日本人）	遺伝子型
Fy (a+b−)	++	−	約80％	Fy^aFy^a
Fy (a−b+)	−	++	約1％	Fy^bFy^b
Fy (a+b+)	+	+	約19％	Fy^aFy^b
Fy (a−b−)	−	−	0％	FyFy

（八幡義人．その他の赤血球抗原．高折益彦編著．輸液・輸血学を学ぶために．東京: 金原出版; 1992. p.207-11より引用）

I系赤血球は普通に反応する。

注6：出産時には未発達な赤血球抗原がある。H（O）型物質は胎児期から発現があり，生下時にはABO型としてのA1とA2との区別がつけがたく生後18カ月で区別できるようになる。I抗原，Lewis抗原，P抗原なども発育とともに発現してくる。

f. Diego系

　この系はDia，Dibの2つの抗原によって構成されているが，表現型としてのDi（a−b−）は発見されていない。現在までWra，Wrbなど21種類の抗原が発見されている[15]。そして，Mongoloid factorと呼ばれるごとく，蒙古民族にはDiaの発現が多い。日本人ではDi（a−b+）の表現型をもつものが92％を占めている。しかし，メキシコ原住民にもみられる。この系でも新生児溶血性疾患の発症があり，溶血性輸血反応も報告されている[16]。Wra抗体は直接抗グロブリン試験で陽性となるものが多く，methyl DOPA，インドメタシンなどの薬剤誘導型とみられるものがある[15]。

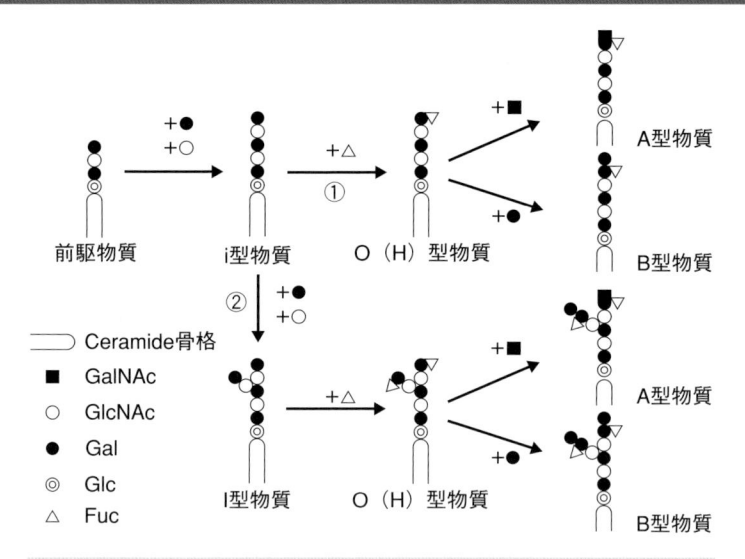

図2 ABH（O）抗原合成過程において前駆物質となるIi抗原物質

i抗原とI抗原との構造の差異がO（H）型，A・B型にまで及ぶ。ただi抗原を基盤としたO（H）型，A・B型の合成は胎児期から生後2カ月までで，その後はI抗原を基盤としたO（H）型，A・B型合成に移行する。

（神奈木玲児．個体の発育にともなって血球抗原の発現は変化するか？ 血液型判定で注意すべき点は何か？ 伊藤和彦，寮 隆吉，岡田浩佑編著．新輸血医学．第2版．京都：金芳堂；1993．p.53-7より引用）

4 不規則抗体

a. 免疫抗体と自然抗体

　不規則抗体は，免疫抗体と自然抗体とに分けられる．免疫抗体とは，輸血，同種抗原を有する血液製剤の使用，あるいは妊娠などによって生じる抗体である──注7．わが国では，輸血の際にはABO抗原，Rh抗原について検査を行い，適合血液を使用している．しかし，そのほかの抗原性については検査を行わずに輸血が行われているので，輸血により同種抗体が生じている．免疫抗体は主としてIgG抗体である．この抗体は赤血球表面の抗原と反応して血管外溶血を発生させる．一方，自然抗体とは同種免疫に相当する抗体産生の機会がないにもかかわらず生産される抗体であり，表7に示されるようにIgM抗体である．この中には，生体の血清中の補体とともに赤血球表面の抗原に結合して，血管内溶血を発生するものがある．自然抗体の発生には，いまだ確実な機序が示されていない．腸内細菌などに含まれる赤血球抗原類似物質により感作されるとか，抗体産生細胞がウイルス感染などを契機に赤血球抗原に反応する抗体を産生するとか，などと想定されている．なお，正常血清に存在する抗A，抗B抗体も自然抗体に分類されている．一般人からの不規則抗体の検出頻度は1〜2％といわれる[17]．その中で各抗体の分布状態は表8のごとくである．これは日本赤十字大阪府血液センターの資料ではあるが，同兵庫県血液センターから得られた資料も同等の分布を示している[18]．一般の輸血によって感作されて2〜3週間以内に不規則抗体が流血中に認められ，数週間で多くは消失す

表7　不規則抗体分類表

1. 免疫抗体（IgG抗体）
    補体活性型免疫抗体　　　代表例　　抗Le^a, 抗-P, 抗Jk^a, 抗Di^a, 抗Fy^a
    　　　　　　　　　　　　　　　　抗pp$_1$p^k, 抗K
    補体不活性型免疫抗体　　代表例　　抗D, 抗E, 抗C, 抗e, 抗c
2. 自然抗体（IgM抗体）　　代表例　　抗Le^a, 抗Le^b, 抗I, 抗P1, 抗p
    　　　　　　　　　　　　　　　　抗M, 抗N, 抗S, 抗Wr^a, 抗pp$_1$p^k

（伊藤和彦. 不規則抗体とは？　その意義は？　伊藤和彦, 寮　隆吉, 岡田浩佑編著. 新輸血医学. 第2版. 京都: 金芳堂; 1993. p.58-61より改変引用）

表8　不規則抗体検出頻度

血液型系	不規則抗体数*		計（頻度%）
Rh	抗D〈D＋C〉	67	308 (13.3)
	抗C〈C＋e〉	9	
	抗E〈E＋c〉	229	
	抗e	1	
	抗Hr$_o$	2	
MNSs	抗M	241	255 (11.0)
	抗N	6	
	抗S	7	
	抗St^a	1	
Kell	抗Kp^c	1	3 (0.1)
	抗Ku	2	
Duffy	抗Fy^b	43	43 (1.9)
Diego	抗Di^e	27	27 (1.2)
Jr	抗Jr^e	21	21 (0.9)
Xg	抗Xg^e	6	6 (0.2)
P	抗P$_1$	273	278 (12.0)
	抗P	2	
	抗Tj^a	3	
Lewis	抗Le^a	701	1,370 (59.1)
	抗Le^b	171	
	抗Le^{a+b}	498	
その他	抗Ge	1	7 (0.3)
	抗JMH	1	
	他	5	
計			2,318 (100)

*抗体複合の場合は主体となる抗体のみを記録した。
（大久保康人. 大阪府赤十字血液センター献血者より検出された不規則抗体 (1989.4-1990.3). 大阪府赤十字血液センター年報1990; No.24より引用）

表9　初妊婦と経妊婦の血球特異抗体陽性率

	総　数	不規則性抗体陽性	HLA抗体陽性	HPA抗体陽性
初妊婦	640	2 (0.31％)	32 (5.00％)	1 (0.16％)
経妊婦	694	26 (3.75％)	119 (17.15％)	11 (1.59％)
全体	1334	28 (2.10％)	151 (11.32％)	12 (0.90％)

赤血球抗原に対する不規則抗体のみならずヒト白血球抗原（HLA），血小板抗原（HPA）に対する抗体発現率も経妊婦では高くなっている。
（中村幸夫．母児免疫．日本輸血学会認定医制度審議会カリキュラム委員会編．日本輸血学会認定医制度指定カリキュラム．東京：日本輸血学会；2005. p.81-2より引用）

る。しかし，その後もその抗体を認める確率は，Redmanら[19]によると8.4％，Youngら[20]によると5％といわれる。

注7：献血者を対象とした不規則抗体陽性率は，女性で0.92％，男性で0.40％と女性で発現率が有意に高く，特に20歳以上で有意となる。さらに初妊婦に比して経妊婦での陽性率は有意に高率である表9[21]。これは経胎盤出血（transplacental hemorrhage：TPH）による母児免疫と考えられる。このほか，不規則抗体に関連した輸血反応，免疫性血小板減少症などの発症の可能性もあり，経妊婦は輸血に関して高リスク者といえる。

b. 不規則抗体の検出

基本的には，抗原系が明らかなO型赤血球（試薬赤血球）を用い重合ウシアルブミン・間接グロブリン法で行う。すなわち，試薬赤血球と倍量の被験血清を加えて混合する。次に被験血清と同量の重合ウシアルブミンを添加して混和し，37℃下に15～20分放置してから溶血の有無を調べる。溶血がみられない場合には，第2段階として生理食塩液で赤血球を十分に洗浄したのちに抗グロブリン試薬を赤血球量の倍量を添加，混和して，ただちに3,400rpm（1,000G），15秒間の遠心後，緩やかに震盪して凝集の有無を検査する。

現在では，不規則抗体10種類（Rh，Kell，Duffy，Kidd，Xg，Lewis，MNS，P，Lutheran，I抗体）を一度に検出することができるパネルセルが販売されている。この場合には，まず生理食塩液添加のみでIgM型抗体を，次に抗グロブリン抗体（クームス血清）を添加してIgG型抗体を検出する。

5 交差適合試験

ABO型，Rh型（それぞれの異型を除く）での適合血液でも，不規則抗体によって不適合血液となる場合があるので，交差適合試験によって選別する。受血者血清と供血者赤

血球との反応を主試験（major cross match），受血者赤血球と供血者血清との反応を副試験（minor cross match）という。

a. 交差適合試験の意義

この試験では，①輸血後の赤血球の循環血液中での生存期間（life span）を保証する，②すべて不規則抗体の検出となる，③ABO型，Rh型の判定の再検査，再確認をする，④供血者の赤血球に対する抗体産生を防止する，⑤供血者からの赤血球以外の血液成分に対しての抗体を検出できる，などの意義がある。しかし，これによりすべての輸血反応が回避できないことに留意すべきである。ただ，上記のパネルセルによる不規則抗体スクリーニング法が開発されてきたので，しだいに交差適合試験の意義が低下している。

b. 交差適性試験法

IgM抗体については生理食塩液法で行う。すなわち，受血者血清0.2〜0.4 mlを試験管にとり，これに輸血用血液の赤血球0.1〜0.2 mlを加えて3,400 rpm，15秒間の遠心後に静かに震盪して凝集，あるいは溶血の有無を調べる。

IgG抗体での適合を検査するためには，不規則抗体検査の手法と同様に受血者血清0.2〜0.4 mlを試験管にとり，これに輸血用血液の赤血球0.1〜0.2 mlを加えたあとで重合ウシアルブミン0.2〜0.4 mlを加えて37℃下に15〜20分間放置してから凝集の有無を検査する。次に生理食塩液で赤血球を十分に洗浄したあとに，抗グロブリン試薬を赤血球量の倍量を添加，混和して，ただちに3,400 rpm（1,000 G），15秒間の遠心後，緩やかに震盪して凝集の有無を検査する。

c. コンピュータクロスマッチ

すでに検査されてコンピュータに登録されている患者血液型，再度（主として輸血直前）検査された患者血液型，そしてこれから輸血する血液バッグの表示の血液型とをコンピュータ上で照合することであり，人間の記憶上の過誤を防止するためのものである。実質的な抗体の存在を検出するものではない。

白血球抗原（リンパ球抗原：human lymphocyte antigen：HLA）

HLAは，1954年にDaussetによって発見された。HLA抗原は2種類の糖蛋白のダイマーで，MHCクラスI抗原はα鎖を有する蛋白質とβ_2ミクログロブリンにより構成され，HLA-A，HLA-B，HLA-C（E，F，G）の抗原性を提示する。HLA I抗原は白血球表面のみならず血小板，そのほかの体組織の有核細胞上に存在する。そのため組織の適合性に深くかかわり，組織適合抗原，主要組織適合複合体（major histocompatibility complex：MHC）と呼ばれる。また，血漿中にも認められ，さらに赤血球上にも微量に認められる。

これに反してMHCクラスII抗原はα鎖，β鎖からなる蛋白であり，HLA-DP，HLA-PQ，HLA-DRの抗原性を提示するが，Bリンパ球，活性化Tリンパ球，マクロファージ，樹状

細胞など限定された細胞，組織上のみに存在する。

　これらHLAの遺伝性は，第6染色体上にある5つの遺伝子によって支配される。両親からそれぞれ1つずつの遺伝子をもらい受けるため，10種類の抗原性の組み合わせから構成された遺伝系を引き継ぐことになり，それがその人のHLA表現型となる。

　HLAの臨床的意義は，①輸血合併症，②血小板輸血を含む臓器移植における適合性，③疾患発症感受性にある。

　①輸血合併症との関係としては，非溶血性発熱反応，輸血関連急性肺障害（transfusion-related acute lung injury：TRALI），移植片対宿主病（graft-versus-host disease：GVHD）などがある（第V章参照）。

　②血小板輸血を含む臓器移植適合性としては，血小板輸血不応状態の発生，骨髄移植，あるいは臓器移植における拒絶反応が該当する。

　③疾患発症感受性に関しては，HLA-B27と硬直性脊椎炎との関連性が知られている。そのほか重症筋無力症，インスリン依存性糖尿病，慢性関節リウマチなどに関連性があるといわれている。

血小板抗原

　血小板上には，赤血球のABO型抗原が存在する。しかし，そのほかのRh，Duffy，Kellなどの抗原は存在しない。また，HLA型の抗原が存在する。また，これら以外に血小板固有の型，human platelet antigen（HPA）が存在する[22]。血小板固有の抗原は5系列10種類が認められている。各抗原はそれぞれ対立する2つの抗原からなり，発現頻度の高いものをa，低いものをbと称する。これら抗原性は血小板表面の糖蛋白に局在している。そして，そのペプチドの一部のアミノ酸が他のアミノ酸に置換されることによって，表10に示されるようにaからbに変化する。

血小板上の抗原性の臨床的意義

　①血小板輸血不応状態：血小板の抗原性に関する，もっとも重要な現象である。すなわち，血小板輸血を行っても予測される血小板数の増加が得られない状態である。この発生は輸血された血小板に対して，患者血液中に存在する血小板抗体が作用して循環血液中から輸血された血小板が排除されるためである。HLAクラスI抗原に対して産生される場合と，血小板抗原に対して産生される場合とがある。しかし，その約80％が抗HLA抗原に対して産生されている[23]。一方，血小板抗原によっても産生され，特に多く産生されるのはHPA-2b（Ko[a]，Si[a]）に対する抗体であるといわれる[24]。血小板輸血不応状態は，血液疾患を有する患者のように頻回の輸血，特に血小板輸血を必要とする患者に現れる。

　②新生児血小板減少症：本症は妊娠中に胎盤を介して母体に移行した胎児血小板の抗原（特に欧米ではHPA-1，HPA-5，わが国ではHPA-4[25]）により母体で産生された抗体が胎児に移行し，循環血小板と反応してその数の減少をもたらす。

表10 血小板抗原一覧表

HPA		抗原	別名	局在	アミノ酸置換	抗原頻度（%）欧米人	抗原頻度（%）日本人
1	a		Pl[A1],Zw[a]	GPⅢa	Leu33	97.9	<99.9
	b		Pl[A2],Zw[b]		Pro33	3.7	
2	a		Ko[b]	GPⅠb	Thr145	>99.9	98.2
	b		Ko[a],Sib[a]		Met145	13.2	25.4
3	a		Bak[a],Lek[a]	GPⅡb	Ile843	80.9	78.9
	b		Balk[b]		Ser843	69.8	70.7
4	a		Yuk[b],Pen[a]	GPⅢa	Arg143	>99.9	99.9
	b		Yuk[a],Pen[b]		Gln143	0	1.7
5	a		Br[b]	GPⅠa	Glu505	99.0	99.9
	b		Br[a]		Lys505	19.7	8.6

これ以外にGPⅣ上に局在するNaKを抗原経に加える場合がある（Vox Sang 1990; 58: 176.）。
（倉田義之．日本輸血学会認定医制度審議会カリキュラム委員会編．日本輸血学会認定医制度指定カリキュラム．東京: 日本輸血学会; 2005. p.73-5より引用）

③輸血後紫斑病（posttransfusion purpura）：欧米ではHPA-1抗体，特にHPA-1a陰性受血者がHPA-1a陽性の血液を輸血されて数日を経て血小板減少，出血傾向を生じる症例が報告されている[23]。

④そのほかHPA-1b抗原を有する人には，心筋梗塞発症例が多いといわれる．

血清蛋白抗原

ヒト血清には100種を超える蛋白質があり，それらはそれぞれ機能を果たしている．そして，それらには特有の抗原性を有するものがある．その中で免疫グロブリン（γ-globulin），ハプトグロビン，$α_1$-アンチトリプシン，Gcグロブリン（group specific component），トランスフェリン，セルロプラスミン，β-リポプロテイン，アルブミン，$α_1$-アシッドグリコプロテイン，$α_2$-マクログロブリン，補体蛋白などには血清型があり，遺伝的に特有の形質を産生している．

これら血清蛋白は特有の血液型を2種，ないし数種類を有するゆえに，血小板，新鮮凍結血漿，グロブリン製剤，免疫グロブリン製剤の輸血に伴いアレルギー反応，あるいはアナフィラキシー反応を生じることがある．ちなみに日本赤十字社が献血者の血液について検索した結果は表11のごとくであって，$α_2$-マクログロブリン抗体，C9補体抗体，IgA抗体の検出率が高い．しかしアレルギー反応，あるいはアナフィラキシー反応の発生率は，抗体検出率とは異なる（第Ⅴ章参照）．また，ある種の疾患で，その血清中濃度が変動することも知られている．

免疫グロブリン（γ-globulin）は確実に同種抗原性に関係していて，頻回の輸血によって抗体を生じる．しかし輸血による抗体産生，そしてそれによると思われるアレルギー反応などの発生は少ない．とはいえ頻回の輸血，妊娠などにより抗体を産生することが

表11　患者血漿中の抗血漿蛋白抗体検出数

抗α2-マクログロブリン抗体	34		
抗C9抗体	25		
抗IgA抗体　抗体種類[*1]	22	抗体陽性[*2]	欠損
抗セルロプラスミン抗体	12		
抗プロテインS抗体	4		
抗ハプトグロビン抗体	3	1	
抗C4抗体	2		
Total	102[*3]	1	

[*1] 検査項目：15項目
以下は全症例陽性：トランスフェリン，α-アシッドグリコプロテイン抗体，α2-HS-グロプロテイン，フィブリノゲン，プロテインC，プラスミノゲン，アンチトロンビン，βμ-グリコプロテイン1
[*2] ELISA（＋），WB（＋）
[*3] 4症例において2種の抗体を検出

〔日本赤十字社血液事業本部中央血液研究所・十字猛夫．兵庫県輸血研究会資料（平成17年10月1日）より引用〕

ある．治療薬として市販されているグロブリンに対して，アレルギー反応を生じる場合もある．IgA抗体[26]，IgE抗体[27]でも種々のアナフィラキシー反応が生じている．なお，関節リウマチなどの疾患時に免疫グロブリンの血漿値が上昇する．

　ハプトグロビンは胎児血清中には少なく，生後4カ月経過してから成人のそれと同等の血清中濃度に上昇する．しかし，先天的に全くハプトグロビンを血清中にもたない無ハプトグロビン症（ahaptoglobinemia）があり，このような症例では輸血により抗体産生があり，次回の輸血，血液製剤投与に伴いアレルギー反応，アナフィラキシー反応を呈する．わが国においてもっとも多くみられるアレルギー反応，アナフィラキシー反応は，ハプトグロビンに対しての抗体反応である（第V章参照）．

■参考文献

1) Yamaguchi H, Okubo Y, Hazama F. An A2B3 phenotype blood showing atypical mode of inheritance. Proc Jpn Acad 1965; 41: 316-20.
2) 永尾暢夫，小川昌昭，大久保康人ほか．赤血球抗原の出生時の発現―とくにColton血液型について．血液事業1989; 12: 7-10.
3) Landsteiner K, Wiener AS. An agglutinable factor in human blood recognizable by immune sera for Rhesus blood. Proc Soc Exp Biol 1940; 3: 223.
4) Race RR, Sanger R. Blood Group in Man. 6th ed. Oxford & Edinburgh: Balackwell Scientific Publications; 1975. p.225.
5) 永尾暢夫．Rh血液型．Med Technol 1994; 22: 538-50.
6) Lewis M, Anestee DJ, Bird GWG, et al. Blood group terminology. Vox Sang 1990; 58: 152-69.
7) 大久保康人．日赤血液センターに置ける検体検査法とその意義I）血液型検査，抗体スクリーニング．臨床病理レビュー 1991; 特集88号: 50-9.
8) Nagel V, Kneiphoff H, Pekker S, et al. Unexplained appearance of antibody in an Rh null donor. Vox Sang 1972; 22: 519-23.
9) 八幡義人．Rh型．高折益彦編著．輸液・輸血学を学ぶために．東京：金原出版；1992. p.206.
10) 永尾暢夫．血液型Ⅲ-1赤血球の抗原と抗体．日本輸血学会認定医制度審議会カリキュラム委

員会編. 日本輸血学会認定医制度指定カリキュラム. 東京: 日本輸血学会; 2005. p.57-9.
11) 八幡義人. その他の赤血球抗原. 高折益彦編著. 輸液・輸血学を学ぶために. 東京: 金原出版; 1992. p.207-11.
12) 神奈木玲児. 個体の発育にともなって血球抗原の発現は変化するか？ 血液型判定で注意すべき点は何か？ 伊藤和彦, 寮　隆吉, 岡田浩佑編著. 新輸血医学. 第2版. 京都: 金芳堂; 1993. p.53-7.
13) 大内孝雄, 藤田佳宏, 水谷昭夫ほか. 抗Fya抗体による溶血性輸血の1例. 日輸学誌 1974; 21: 18.
14) Mollison PL, Engelfriet CP, Contreras M. Blood Transfusion in Clinical Medicin. 9th ed. Oxford: Blackwell Scientific Publications; 1993. p.256.
15) 永尾暢夫. 血液型Ⅲ-1-3その他の血液型. 日本輸血学会認定医制度審議会カリキュラム委員会編. 日本輸血学会認定医制度指定カリキュラム. 東京: 日本輸血学会; 2005. p.64-7.
16) 遠山　博, 桶地愛子, 堀江登志子ほか. 抗Diaによる不適合輸血の症例. 日輸学誌1980; 26: 191-3.
17) 伊藤和彦. 不規則抗体とは？　その意義は？　伊藤和彦, 寮　隆吉, 岡田浩佑編著. 新輸血医学. 第2版. 京都: 金芳堂; 1993. p.58-61.
18) 寮　隆吉. ベッドサイドの新輸血学-効果的な輸血・輸液の実際. 改訂版. 東京: メジカルビュー社; 2004. p.142.
19) Redman M, Regan F, Contreras M. A prospective study of the incidence of red cell alloimmunisation following transfusion. Vox Sang 1996; 71: 216-20.
20) Young PP, Uziebko A, Trulock A, et al. Autoantibody formation following alloimmunization: Are blood transfusions a risk factor for autoimmune hemolytic anemia? Transfusion 2004; 4: 67-72.
21) 中村幸夫. 母児免疫. 日本輸血学会認定医制度審議会カリキュラム委員会編. 日本輸血学会認定医制度指定カリキュラム. 東京: 日本輸血学会; 2005. p.81-2
22) Kunicki T J, Newman P. The molecular immunology of human platelet proteins. Blood 1992; 80: 1386-405.
23) 倉田義之. 血小板の同種抗原. 日本輸血学会認定医制度審議会カリキュラム委員会編. 日本輸血学会認定医制度指定カリキュラム. 東京: 日本輸血学会; 2005. p.73-5.
24) Saji H, Maruya E, Fujii H, et al. New platelet antigen. Siba, involved in platelet transfusion refractoriness in a Japanese man. Vox Sang 1987; 56: 283-7.
25) Sibata H, Miyaji T, Ichikawa Y, et al. A new platelet antigen system. Yuka/Yukb. Vox Sang 1987; 51: 334-6.
26) Laxenaire MC, Mertes PM. Anaphylaxis during anaesthesia: Results of a two-year survey in France. Br J Anaesth 2001; 87: 549-58.
27) Garvey LH, Roed Petersen J, Menne T, et al. Danish anaesthesia allergy centre—Preliminary results. Acta Anaesthesiol Scand 2001; 45: 1204-9.

IV

輸血療法の実際

予定手術での輸血

1 輸血既往歴，妊娠歴の確認

　患者の既往歴を確実に把握しておくことは，輸血医療のみならず大切である。特に輸血医療の分野では，必ずその患者の輸血歴，女性であれば妊娠歴を確認しておく。すなわち，これらは患者の不規則抗体，あるいは血小板，血清に対する抗体保有の有無に関係している。また，貯血式自己血輸血を計画している患者の場合には過去の採血状況，例えば献血時の気分不良（vasovagal reflex）の有無についても検索しておくことが必要である。

2 生理機能検査

　問診による健康状態に関する情報，一般の診察によるバイタルサイン検査，そして理学的検査を行い，循環機能に関しては心電図検査も追加する。もし，これらの検査からなんらかの異常を感知すれば，さらなる検査を追加する。特に大量出血・輸血が予想される場合には，血液一般，止血機能検査は欠かすことができない。さらに呼吸機能，腎臓機能，肝臓機能に関しても検査しておくことが望まれる。特に止血機能に関しては，日常出血状況の把握（すなわち，日常生活において外傷などによる出血が容易に止血するか），プロトロビン時間（prothrombin time：PT），活性化部分トロンボプラスチン時間（activated partial thromboplastin time：aPTT），フィブリノゲン値，血小板数の確認が必要である。

3 赤血球製剤準備量

　手術（予定手術でも緊急手術でも）に際して，輸血用血液を準備する際にその使用量を予め設定しておくことは大切である。さらに最近は，血液センターから一度払い出された輸血用血液は，当該血液センターへ返却することはできなくなっている。そのため必要量のみの血液製剤を血液センターに発注し，すべてを使用し切ることが必須である。特に今後は，人口の少子高齢化とともに赤血球製剤の供給が困難となることが予想されている[1]。そのため，いかに正確に，あるいはより必要量に近く輸血用血液を準備するかが大切である。すなわち，以下に述べるMSBOS，SBOE，T/Sなど設定の工夫がなされている。

a. 最大手術血液準備量（maximum surgical blood order schedule：MSBOS）とtype and screen（T/S）

　各施設，また各術者において，それぞれの手術施行時に必要とする輸血血液量は異な

る。それぞれの術者が特定の手術の際に使用する輸血量の1.5倍量の血液を準備することを最大手術血液準備量（maximum surgical blood order schedule：MSBOS）という[2]。表1は1991年に著者が全国医学部付属病院から得たアンケート調査で得られたC/T比—注1，およびMSBOSである。すでに，この時点でも表2に示されるtype and screen（T/S）[3] が導入されていた。T/Sとは，一般に出血量が600ml以内と予測され，手術中での輸血の可能性が30％以下と予測される場合に，患者血液型（ABO型，Rh型）と不規則

表1　各種手術とMSBOS

	輸血準備量（ml）	使用量（ml）	C/T比	MSBOS（ml）
乳癌根治術	531±410	108±117	4.9	200
胆嚢摘出術	297±432	41±114	7.2	100
胃切除術（潰瘍）	676±667	233±334	2.9	400
胃癌根治術	1225±1069	525±385	2.3	800
結腸部分切除術	748±839	227±253	3.3	400
腹式単純子宮全摘術	430±496	155±327	2.8	300
脳動脈瘤クリッピング術	1227±750	306±361	4.0	500
肺葉切除術	1089±760	385±441	2.8	600
腹会陰式直腸切断術	1632±1121	852±571	1.9	1,300
広汎性子宮全摘術	1451±913	777±577	1.9	1,200
膀胱摘出・人工膀胱造設術	2143±1204	1483±990	1.5	2,300
経胸的食道離断術	1879±997	795±652	2.3	1,200
心室中隔欠損症手術	2158±1140	699±686	3.1	1,100
ACバイパス術	3075±1571	1414±999	2.2	2,200
弁置換術	3432±1889	1496±985	2.3	2,300

各大学医学部付属病院80/91施設での1991年の1年間での各手術時での輸血用血液準備状況，使用量調査から得られたデータに基づく。

（高折益彦. 全国臨床検査技師セミナー講演. 足柄勤労者福祉センター. 1992年2月）

表2　各種手術でのT/S施行率（％）

	本研究	小黒ら(1990)
乳癌根治術	27.9	66.7
胆嚢摘出術	5.9	87.5
胃切除術（潰瘍）	25.4	35.6
胃癌根治術	1.4	11.7
結腸部分切除術	19.1	20.0
腹式単純子宮全摘術	42.6	52.8
脳動脈瘤クリッピング術	1.5	—
肺葉切除術	4.5	—

各大学医学部付属病院80/91施設での1991年の1年間での各手術時での輸血用血液準備状況，使用量調査から得られたデータに基づく。

（高折益彦. 全国臨床検査技師セミナー講演. 足柄勤労者福祉センター. 1992年2月）

表3 最近の当院での手術用血液準備状況

乳癌根治術	T/S
胆嚢摘出術	T/S
胃切除術	T/S
胃癌根治術	T/S
結腸癌摘出術	T/S
肺葉切除術	T/S
腹会陰直腸切除術	400 - 600ml
経胸式食道癌摘出術	600 - 800ml
心室中隔欠損手術	400 - 600ml
大動脈弁置換術	1,000 - 1,200ml
冠動脈バイパス術	1,000ml

2006年現在の東宝塚さとう病院での手術用血液準備状況を示す。診療科として婦人科,泌尿器科はなく,手術は行っていない。

抗体の有無を確認しておき,施設内に輸血用血液を準備しないで,もし輸血が必要となったときにはただちに血液センターに必要量の血液の供給を依頼し,血液が到着したときには交差試験を省略して輸血する方式である。そして,その血液が到着するまでは,代用血漿剤,アルブミン製剤などを使用して循環動態を維持する方式である。

最近では手術技術の進歩に伴い,出血量の減少,さらに自己血輸血の併用のため,血液センターから供給される血液量は以前の2/3以下となっている。ちなみに著者が勤務する施設での現在のMSBOS,ならびにT/Sの状況は表3のごとくである。

注1:C/T比は,手術のために準備血液量(C)と実際に輸血した血液量(T)との比率である。この値が1.5を超えない,すなわちMSBOS値以上とならないことが一般に認容される血液準備量といえる。

b. surgical blood order equation (SBOE)

すでに第Ⅱ章で述べたごとく,手術時の出血に対して出血量と同量の血液で補うという考え方ではなく,生体の循環動態,酸素代謝を十分に維持するならば多少の血液希釈状態で術中・術後を管理する方式が一般的となってきている。すなわち,患者の術前の赤血球量と出血により低下するであろう赤血球量,そして生体がそれに耐えうる循環赤血球量を考慮した輸血血液準備量を算出する計算式[4]である。それには以下の式が用いられる。

$Vt = 0.08BW (Hbp - Hbc) - BVloss \cdot Hbp$

〔BW:患者体重(kg),Vt:輸血準備量,0.08BW:患者予想循環血液量,BVloss:予想出血量,Hbp:出血前患者ヘモグロビン値,Hbc:出血後認容ヘモグロビン値〕

もし，この式を計算してVt値がマイナスとなる場合，その量を0.4（供血者から得られた血液のヘマトクリット値を40％と想定する）と200mlで除した値の血液量（単位）を準備する。もし，この値がプラス，またはゼロの場合にはT/Sで対処する。

4 交差試験

不規則抗体の存在がすでに確認されている症例の場合には，その旨を血液センターに連絡してABO型，Rh型とともに，その不規則抗体にも適合した血液の供給を受けることができる。しかし一般には，受血者のABO型，Rh型を血液センターに連絡して，これらの型のみに適合した血液の供給を受ける。交差試験はABO型，Rh型以外での血液型，特に低頻度抗原に対する抗体の保有を確認する不可欠な検査方法である。特に妊娠歴，輸血歴のある場合，あるいはアレルギー反応のような免疫的輸血反応の既往があった場合には必要で，さらに抗グロブリン試薬を用いた追加検査を行い確認する（第Ⅱ章参照）ことが必要である。これにより表4のように使用する血液の安全性を確認することができる。最近は，①血液センターがすべて献血で得られた輸血用血液について抗体スクリーニングを行って抗体のある血液は供給から除外している，②赤血球製剤はほとんどがMAP（マンニトール-アデニン-リン酸）血として供給されているため赤血球と共存する血清量が少なくなっている。そのため交差試験の副試験の意義が小さくなっている。むろん交差試験を行っても反応を示さなかった抗原・抗体の存在，赤血球以外の抗原・抗体の検出はできない。

5 手術前輸血

少なくとも1960年代では"10/30 Rule"に従うことが一般的であった。すなわち，ヘマトクリット（hematocrit：Ht）値で10％，ヘモグロビン（hemoglobin：Hb）値で30mg/dl以上であることが安全に手術を施行する基準としていた。しかし，実際にこの基準に適合しない状態でも多くの手術が行われ，特に目立った合併症を生じなかった。

表4 交差試験で陽性反応を示した場合の解釈

主試験での陽性	（1）患者の血液型（ABO型）に誤りがある
	（2）患者血清中に輸血しようとする血液の赤血球と反応する抗体が存在する
	（3）輸血しようとする血液の赤血球が直接抗グロブリン試験で陽性である
	（4）輸血しようとする血液の赤血球が汎血球凝集反応を起こしている
副試験で陽性	（1）輸血しようとする血液の赤血球型（ABO型）が誤っている
	（2）輸血しようとする血液に患者の赤血球と反応する抗体が存在する
	（3）患者の赤血球が直接抗グロブリン試験で陽性である
	（4）患者の赤血球が汎血球凝集反応を起こしている

そのため輸血に伴う副作用，合併症の発生に伴う損失を重視して，National Institute of Health は FDA とともに声明[5]を発表した。すなわち，今後は"10/30 Rule"に基づき手術前に輸血を行う必要性がないことを示した。そして一般症例で輸血をする限界を Hb 6.0～7.0g/dl と提示した。これに基づき，その後わが国の厚生労働省は一般症例では 7.0～8.0g/dl を基準とし，心肺機能に障害を有する症例などは個々の症例の状態を考慮して対応するように指導した[6]。

赤血球製剤の輸血により循環赤血球量の増加を図りたいとするときには第Ⅱ章にも述べたが，

U200 ＝ BV x（Htd － Htp）/8000
〔U200：200ml 濃厚赤血球必要単位，V：患者予想循環血液量（ml），Htd：目的とする Ht，Htp：現在の Ht〕

の式を用いて計算し，必要単位数の赤血球製剤を輸血する。

6 輸血施行手順

患者 ABO 型，Rh 型に適合した血液を使用することは原則である。また，T/S で準備していた症例以外では，血液センターから供給された血液について交差試験を施行することも原則である。実際の輸血施行の手順として表5のように行い，輸血事故・副作用の

表5　輸血施行手順

1. 輸血同意書の取得，および確認	：薬事法に基づき取得，ならびに保管（第Ⅷ章参照）
2. 血液型の検査，確認，記録	：カルテの血液型検査成績の確認，また患者への報告
3. 輸血指示の確認，発注	：カルテへ輸血施行の記載，輸血部門への発注確認，交差試験施行の確認
4. 輸血バッグの確認	：バッグ破損の有無，血液色調の異常，凝集塊の有無，照射済みの確認，複数職員による患者適合血液の確認
5. 患者の確認	：患者本人による姓名，血液型の確認 患者の意識がない場合には患者リストバンド，IC カードなどによる確認，さらに複数職員によるその照合（一部の施設で施行されているバーコードシステムによる患者，血液バッグとの照合）
6. 適合票への署名	：照合終了の記録（血液バッグ貼付ラベル，またはカルテ）
7. 患者観察	：輸血開始から5分間の患者全身状態観察※
8. 血液製造番号の記録，貼付ラベルの保存	：カルテへ血液製造番号を記録，血液製剤貼付ラベルのカルテへの貼付け保存

※特に輸血開始からの最初の5分間は注意し，さらにその後30分，1時間には必ず観察する。
（日本輸血学会2001年3月作成の手順書を参照にして作成）

防止，およびその処置に努める．誤って血液型不適合血液の輸血が行われた場合には，輸血ルートの穿刺針をそのまま残し（すなわち輸液ルートとして使用できるように），初め10〜20mlの生理食塩液を流し—注2，以後乳酸リンゲル液（2〜3*l*）の急速輸液を行う．同時に血圧，脈拍数，呼吸状態，尿量などのバイタルサインのチェックを行い，血圧低下，乏尿にはそれぞれ適切な処置を行う．また，患者の血液を採取し，溶血反応の有無，DICの発生の有無を確かめる．

注2：輸血ルートの穿刺針をそのまま残した場合，ごく少量の不適合血液がなお注入される可能性はあるが，その量はすでに注入されてしまった血液量に比して少ない．それよりも静脈路の確保に時間を要し，治療が遅れることのほうが問題となる．

a. 出血に対しての晶質液，膠質液，赤血球製剤の使用

手術に伴う出血量が循環血液量の15〜20％である場合には，出血量の2〜3倍量の晶質液で対処するように厚生労働省指針[7]に示されている．しかし通常手術時には，晶質液（あるいは含糖晶質液）が1.5〜2.0ml/kg・hで投与されているので，上記の出血量の出血に対してはこの輸液量に加えて出血量の1/2〜2/3量の膠質液を投与すべきである—注3．出血量の2〜3倍量の晶質液で対処するとした方式はSayersら[8]により提唱され，Dillonら[9]により採用された方式である．確かに出血量の2〜3倍量の晶質液の注入で循環血液量の15〜20％の出血を補うことが可能である．しかし，その効果持続時間は一時的である．また，さらに出血量が増加した場合には，循環血液量を維持することが不可能となる[10)11)]．すなわち，過剰の晶質液の投与は血漿アルブミンの希釈（すなわち血漿の膠質浸透圧の低下）を来すのみならず，一時的な血管内圧の上昇から血漿アルブミンの血管外流出をもたらす．そのため血管内膠質浸透圧はさらに低下して，血管内水分は血管外に移行し，血液量の減少をもたらす—注4．すなわち血漿膠質浸透圧の維持が不可欠である．

注3：厚生労働省指針[6]の基礎となったBucher[12]，Lundsgaard-Hansen[13]の論文では，循環血液量の20％までの出血に対しても膠質液を使用することとなっている．なお，晶質液と同時投与の膠質液量を出血量の1/2〜2/3とするのは，Hiippalaら[14]の提唱する一般臨床使用代用血漿剤の等容量効果に基づいている．しかし，それらの使用量は制限されている．

注4：出血を伴わない場合でも，生体に大量の晶質液の投与を行うと血漿量の減少を招来する[15]．

さらに出血が増加した場合には，上記の維持輸液剤，晶質液（あるいは含糖晶質液）の投与量上限を100ml/kgとして1.5〜2.0ml/kg・hの投与速度を維持する．一方，人工膠質液投与量には20〜30ml/kgを一応の限度とする制限がある．また，出血，膠質液投与により低下するHt値も表6に示されるように，症例の循環血液量，手術前Ht値，出血速度により異なる．また，このHt値変化も晶質液，膠質液の使用に伴う大血管，微小血管系への赤血球分布の変化により異なる—注5．赤血球量，そしてHt値低下には限界

表6 等容量希釈によるHt変化

出血量（循環血液量比：%）

出血前Ht値	5%	10%	15%	20%	25%	30%
45.0	42.8	39.8	37.0	34.5	32.0	30.4
40.0	38.0	35.4	32.9	30.6	28.5	27.1
35.0	33.3	31.0	28.8	26.8	24.9	23.7
30.0	28.5	26.5	24.7	23.0	21.4	20.3
25.0	23.8	22.1	20.6	19.1	17.8	16.9

標準的体格日本人男性（身長165cm，体重60kg，循環血液量4200ml）および女性（身長158cm，体重52kg，循環血液量3600ml）の場合に200mlの出血は循環血液量のそれぞれ4.8%，5.6%に相当する。また，この等容量希釈モデルでは1回あたりの出血量を循環血液量の5%と仮定し，さらに血液希釈に伴うF cell ratioの変化を考慮した係数で補正した。F cell ratioの変化は中條ら[17]の研究に基づき第1回の血液希釈ではなく（F cell ratio＝0.92），その後は直線的に上昇し，第5回希釈で大血管系と微小循環系とのHtに差がなくなるものと仮定した。赤血球の血管内分布変化の係数を負荷しているため，一般等容量希釈でみられる一次指数関数的低下は得られない。

（一般的には21～24%）があるが，これも症例により24～30%を適応する場合もある。そのため，これらの諸条件を考慮して赤血球製剤投与開始を決定しなければならない。表6に認められるごとく，初期Ht値が35%であった場合，循環血液量の約25%（1,000ml）の出血で一般的なHt低下限界（Ht24%）に到達する。さらに人工膠質液の使用の限界に到達する。

注5：循環系でのHt値は，大血管系に比して微小循環系のそれは低値である。両者の比（小血管系Ht/大血管系Ht：F cell ratio）は正常で0.92である[16]。しかし，出血とそれを補う晶質液，膠質液の注入により，小血管系Ht値，大血管系Ht値の差が減少し，循環血液量の20%の出血を晶質液，膠質液で対処した時点で両者はほぼ同等になる[17]。

赤血球製剤投与の開始点（トリガーポイント：trigger point）に出血量が達して赤血球製剤を輸血する場合，現在入手しうる赤血球製剤はMAP血であり，そのHtは55～59%である。これには正常血漿濃度の1/3以下の血漿成分しか含まれていない。もし，この時点ですでに人工膠質液の使用量限界に達している場合は，アルブミン製剤で血漿量補充を行う必要性が生じることがある。患者血液のHt値を保ちながら循環血液量を維持するために種々の方法が考えられるが，出血に伴いすでに投与した人工膠質液の成分は減少するので，福井ら[18]はMAP血に加えてアルブミンと人工膠質液とを適宜使用して血液量を維持し，かつ人工膠質液投与に伴う出血傾向の発生を排除する方法を推奨している。

b. 新鮮凍結血漿（fresh frozen plasma：FFP），血小板の使用

出血量とこれに対応したMAP血の輸血量，および併用した代用血漿剤，晶質液量が多

くなり血液凝固性に異常が認められてきた場合には，FFP，血小板の使用を考慮する場合も生じる。本来これらの血液製剤の使用は，患者血液中の血小板数の測定，血液凝固機能（PT，aPTT，フィブリノゲン値）の測定を行い，厚生労働省が定める基準値を参考に使用を採択する（第Ⅱ章参照）。そして一般手術例では，2,000ml以上の出血で発生するとする報告がある[19]。しかし，手術を施行している外科系医師の止血状況を判断する感覚と上記の基準値との間にはある程度の差を生じる。例えば，凝血塊ができる過程（すなわち上記の基準値）には適合しても，凝血塊が非常に脆弱であって容易に創部から脱落するような場合には，手術施行医師の感覚では出血傾向と判断する。すなわちNielsen[20]は，従来の凝固機能検査では正常でも，トロンボエラストグラム（thromboelastgram：TEG）を使用した凝血塊の脆弱性から出血傾向とみなされる場合があることを指摘している。また，TEGを使用したPetroianuら[21]の研究によると，デキストラン，ゼラチン製剤のような代用血漿剤を使用することによって，その傾向が著しくなることが認められている。De Lorenzoら[22]も，血液希釈性の凝固不全に対してフィブリノゲンを使用することで改善できることを発表している。ただ，この場合，生理食塩液による血液希釈には有効であるが，ヒドロキシエチルデンプン（hydroxyethyl starch：HES）による希釈の場合には効果がないとしている。さらに，この効果に血小板の機能が必要であることも認めている。現在わが国では，フィブリノゲン製剤を血中フィブリノゲン濃度低下，出血傾向発生時に使用しがたい状況にあるので——注6，その代替としてFFPが用いられている。いずれにしても，血漿フィブリノゲン濃度は100mg/dl以上に維持することが望ましい。Shore-Lessersonら[23]は，TEG検査を基準とした血液製剤使用の手順（algorithm）を作成し，それに基づいた結果，心臓手術時に使用するFFP量を削減することが可能であったと発表している。

　一方，血小板数，血小板機能も凝血塊の強固性に大きく関与し，出血時間にも影響している。池田による血小板数と臨床的な出血傾向との一般的な関係は第Ⅱ章の表8に提示した。これは血小板濃厚液（platelet concentrate：PC）の投与の一指標として用いられる。内科的な治療としての血小板使用と，手術を前提とした外科的使用とでは，血小板輸血を開始する基準血小板数は異なる。

　使用する血小板の血液型は，原則的には患者ABO型に適合したものとするが，緊急時などで特に一時的な止血を目的とした場合には，必ずしもABO型が一致した血小板の使用と限定されるものでない。さらに強固な凝血塊の構成に赤血球も関与しているので，極度の赤血球減少（血液希釈）も回避しなければならない。ただ，その限界についてのデータは得られていない。

注6：わが国では，60℃，72時間加熱処理された乾燥人フィブリノゲン（フィブリノゲンHT-Wf®，ウェルファイド社）が市販されている。ただし，この薬品の保険適応は先天性無フィブリノゲン症（afibrinogenemia）のみである。したがって，手術中に血液中フィブリノゲン値が低下しても，この製品を使用することができない。そのためFFPを，あるいは各施設でFFPからクリオプレシピテートを作製して代用する。

緊急時の輸血

1 循環血液量の維持，末梢循環改善

　急性出血に対しては，まず循環血液量を速やかに回復させることが必須である。そのためには，晶質液，膠質液の使用が好ましい[24]。血液希釈状態になるが，一時的には極度の状態となっても生体はこれに耐えうることが認められている[25〜27]。そして，その後，赤血球輸血による血液酸素運搬能の回復があれば，生体機能は十分に維持される。これら輸液剤の投与は，まず晶質液，そのあとで膠質液を投与するのが理想的である。その理由は，急性出血による動脈血圧低下は小動脈，毛細血管から血管外への血漿移動を減少させる。一方，静脈系血管内圧の低下は組織液の小静脈内への流入を増加させるため，組織間液量は減少する。もしも，この時点で膠質液を使用した場合，例えばアルブミン1gはその膠質浸透圧作用により17.2mlの組織間液を血管内に吸収する[28]。また，市販されている人工膠質液もほとんどが正常血漿よりも膠質浸透圧が高く[29,30]，アルブミン同様，血管外組織から血管内に水分を誘導し，血漿量の増加をもたらす[31,32]。すなわち，組織間液の減少を助長することとなる。このことから，まず晶質液で血管外組織の脱水を改善し，次に血管内液量の回復を図る膠質液の投与を行うのが理想的である。晶質液，膠質液とも常温で保存され，救急外来，手術室などに常備しうるものであるため，速やかに使用できる。さらに，その液体粘度も血液のそれより低く，容易に注入できる。さらに血液酸塩基平衡，血清電解質濃度にも影響を及ぼさないこと[33]，その赤血球分散効果（赤血球集合防止効果：disaggregative effect）は末梢循環改善作用をもたらす[34,35]ことなど，表7に示されるように，赤血球製剤の使用よりも急性出血での使用には適している[36]。また，血液型が確認されている場合，血液製剤使用が急がれても患者ABO型，

表7　出血性ショックの治療における晶質液・膠質液と輸血との比較

	晶質液・膠質液	輸血
即応性・使用迅速性	＋＋＋	－
注入速度	＋＋	－
加温必要性	－	＋
アシドーシスの発生	－	＋
血清K値上昇	－	＋
クエン酸中毒の発生	－	＋
血液粘度低下・末梢循環改善	＋	－

（高折益彦．ショックと輸液・輸血．綜合臨牀1978; 27: 2737-42より改変引用）

Rh型に適合した血液を使用することは原則である。さらに可及的に交差試験も行うことも原則である。

2 血液型判定とO型血液使用

　血液型検査も交差試験も行う時間的余裕がない，あるいは適合ABO型，Rh型血液がただちに入手できない場合には，O型，Rh（－）の血液を使用する。この場合でも患者に不規則抗体が存在した場合には，溶血性輸血反応を発生させる可能性はある。しかし，それによる患者の生命に対する影響は軽微であり，その後の治療で対処可能である。すなわち，赤血球輸血による血液酸素運搬能の改善から患者生命の維持を行うことが優先される。しかし，O型血液輸血の前に必ず患者血液の採取を行い—注7，輸血が開始されている間にも輸血血液との適合性，ならびに患者血液型，不規則抗体の有無を検査する。その結果に基づき以後に必要となる血液を準備し，患者本来の血液型に適合した血液を輸血する。しかし，大量にO型血液が輸血されていた場合には，その時点での患者血液と新たに輸血使用とする血液との間で交差試験を行う必要性がある。もし反応が陽性になった場合には，そのままO型血液の輸血を継続する。

　患者がRh（－）であって手元にRh（－）のO型血液がない場合，あるいは患者ABO血液型が判明しているが，その型のRh（－）血液が不足している場合，もし患者が男性であって抗D抗体をもたず，かつ大量の血液の輸血が必要な場合にはRh（＋）血液を輸血することもありうる。一方，患者が女性の場合では，その年齢などを考慮して妊娠の可能性がない場合以外はRh（＋）の血液の輸血は行わない。むろん上記のいずれの場合でも，患者，あるいはその代諾権者にO型血液，あるいはRh（－）の血液を輸血する，あるいは行ったことの了解，インフォームドコンセントを得ることが必要である—注8（第Ⅷ章参照）。

　注7：血液の採取は，晶質液，膠質液（代用血漿剤）使用前に行う。希釈に伴う血清内抗体の力価低下，高分子代用血漿剤の混入に伴う赤血球集合の発生[37]から血液型判定を誤らないためである。

　注8：院内採血などで輸血用血液に設備上，あるいは時間的に放射線照射ができない場合，非照射血液使用の必要性とそれに伴う合併症発生の可能性について，本人，あるいはその代諾権者への説明，インフォームドコンセントの取得は必ず行わなければならない。

3 制御しがたい出血（uncontrollable hemorrhage）

　手術，外傷などに伴う制御しがたい出血（uncontrollable hemorrhage：UCH）に対して，輸血はいかにすべきか以前から問題はあった。すなわち，輸血，輸液により血圧が維持され，あるいは上昇して出血が著しくなることは経験するところであった。1994年にBickellら[38]は，血圧低下があっても，ただちに輸血，輸液など治療を施すことなく，

手術を先行するほうが治療効果に勝る傾向があると報告した。Bickellらの論文に示された成績では，表8にみられるごとく手術室での輸血量には有意差が認められないが，ただちに輸血，輸液を施行した群での手術中の出血量は3,127±4937 mlに対して，手術を先行した群では2555±3546 mlとやや少ない傾向を示し，さらに早期から輸液，輸血を行った群では入院期間が14±24日であったのに対して，遅れてこれらを実施した群では11±19日と短かった。一方，Leppäniemiら[39]は，ラットで平均血圧を20 mmHgとした出血性ショックモデルを乳酸リンゲル液で治療する際に15 ml/kg・minの量をショック後の5分，10分に開始するのがもっとも生存率がよく，これよりも早期に開始したり，あるいは輸液量を多くしても，遅れて開始しても生存率が低下することを報告している。さらにSternら[40]は，ブタを使用したショック実験で，全く輸液を行わなかった場合に比較して輸液によって血圧を40 mmHgに維持した群，あるいは血圧を60 mmHgに維持した群のほうが有意に生存率で有効であったと報告している。ただ血圧が40 mmHgと60 mmHgに維持した群間では有意差が認められなかったと述べている。少なくともLeppäniemiら[39]が提唱するpermissive hypotensionの概念は考慮すべきことであると思われる。すなわち60 mmHgの動脈圧，5.0 g/dlのHb値に維持するように晶質液・膠質液，赤血球製剤を使用すべきとしている。同様にDuggan[41]もcontrolled hypotensionなる処

表8 uncontrollabel hemorrhageに対してただちに治療を開始した群，止血を先行した群との輸血・輸液使用状況

Variable	Immediate Resuscitation (N=309)	Delayed Resuscitation (N=289)	P Value
Before arrival at the hospital			
Ringer's acetate (ml)	870±667	92±309	<0.001
Trauma center			
Ringer's acetate (ml)	1608±1201	283±722	<0.001
Packed red cells (ml)	133±393	11±88	<0.001
Operating room †			
Ringer's acetate (ml)	6772±4688	6529±4863	0.31
Packed red cells (ml)	1942±2322	1713±2313	0.07
Fresh-frozen plasma or platelet packs (ml)	357±1002	307±704	0.45
Autologous-transfusion volume (ml)	95±486	111±690	0.76
Hetastarch (ml)	499±717	542±696	0.41
Rate of intraoperative fluid administration (ml/min)	117±126	91±88	0.008

* Plus-minus values are means ± SD.
† For these analyses there were 268 patients in the immediate-resuscitation group and 260 patients in the delayed-resuscitation group.

(Bickell WH, Wall MJ Jr, Pepe PE, et al. Immediate versus delayed fluid resuscitation for hypotensive patients with penetrating torso injuries. N Engl J Med 1994; 331: 1105-9より引用)

置法が必要であると述べていて，従来の治療法の見直し，症例に応じた対処法への一考が必要と思われる．Krauszら[42]は，中程度のサイズの血管損傷に伴う出血での予後は，治療に使用される晶質液，膠質液の投与量に関係ないと報告している．そして図1のように，出血の10分後から15分間に5ml/kg量の高張食塩液で治療し，この量の高張食塩液注入で，出血量に悪影響を及ぼさないことを認めた．UCHに対する高張食塩液の使用は多くの報告[43]～[47]があるが，Riddezら[45]は1ml/kgの投与量が適切ではないかと報告している．少なくとも出血が持続している場合に，それを輸血で補う操作は輸血に伴う副作用の面が大きく現れ好ましくない．さらに，むしろ治療効果に劣る[36]．むろん医療経済面からも，国家医療政策からも好ましくない．したがって，外科的操作（24時間以上の圧迫止血を含む），あるいはその他の方法（主として物理学的方法）で，まず出血量を少なくすることが先決問題である．また，微小血管収縮効果を有するバソプレシンの使用も推奨されている[48]．

　実際にpermissive hypotensionを応用する，そのために晶質液，膠質液，あるいは赤血球製剤の使用量を制限することに関しては，その場で治療に当たっている外科系各科との綿密な連携，合意を得ることが必要である．さらに患者，患者家族が見守る中での治療においては，これらの人に不信感，および不安感を与えないような配慮が必要で，この点に十分な注意を払わなければならない．

　多くの止血剤が市販されているが，その治療効果が期待できるものは抗線維素溶解機能を有するものである．アプロチニンには単に抗線維素溶解機能のみならず，その他の止血に関する効果も期待される[49]～[51]．しかしIckxら[52]は，肝臓移植の際の手術後出血量や赤血球製剤輸血量ではトラネキサム酸使用と差が認められなかったと報告している．

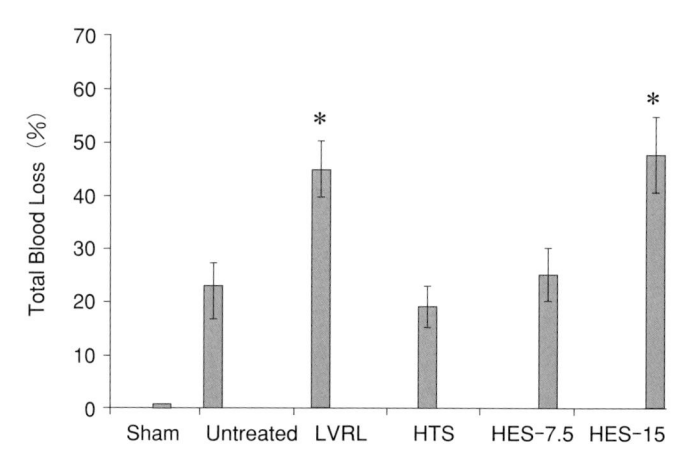

LVRL：large volume（41.5ml/kg）lactated Ringer treatment
HTS：7.5ml/kg of 7.5% hypertonic saline treatment
HES-7.5：7.5ml/kg of 6% HES solution treatment
HES-15：15ml/kg of 6% HES solution treatment

図1　uncontrolled hemorrhageに対する高浸透圧輸液治療効果

（Krausz MM, Bashenko Y, Hirsh M. Crystalloid or colloid resuscitation of uncontrolled hemorrhagic shock after moderate splenic injury. Shock 2000; 13: 230-5より引用）

毛細血管部からの出血に対しての血小板，FFPなどの使用はある程度期待できるが，細動脈，細静脈からの出血に対しては効果が少ない。最近は製剤化されたⅦ因子の使用が提唱されているが[53)][54)]，血小板，FFPの使用と同等に考えるべきである。

しかし，根本的には外科的止血が先行すべき問題であるが，外科的止血操作がかえって出血を助長する場合にはガーゼパックによる局所圧迫，あるいは局所還流動脈の圧迫操作を行い，一定時間後の再手術も考慮すべきである。

大量輸血，急速輸血

大量輸血（massive transfusion）とは，一般に24時間以内に患者の循環血液量と同等量の血液，あるいはそれ以上の血液を輸血することとしている[55)][56)]。しかしSheldon[57)]は，輸血する時間の問題を重視して3時間以内に患者循環血液量の90％以上の血液が輸血されるものとしている。すなわち，比較的短時間に相当量の血液を輸血するものと定義している。

1 血液Hb量の維持

出血に対しては，一般的に晶質液，膠質液，そして赤血球製剤の順で投与される（第Ⅱ章参照）。大量出血に対しても，当初はこの順序で処置がなされることが多い。また，特に予期せぬ大出血では即座に注入が開始でき，かつ注入速度，生体機能への影響が少ない晶質液，膠質液が先行することが多い。したがって，生体には血液希釈が生じるが，一時的な極度の血液希釈（Hb値＜5.0g/dl）に対しても生体は十分に耐えうる[27)]。しかし，時間経過とともに組織の酸素負債（oxygen debt）が累積した場合には，生体機能は維持されなくなる[25)][58)]。したがって，赤血球製剤の適応となる。すなわち，Hbとして5.0g/dl以上[26)]，あるいは6.0g/dl以上[59)]に維持することが望ましいとされている。

2 赤血球製剤投与と循環血液量の調整

多量輸血を行う必要性がある場合は大量出血がある場合であり，出血量と輸血量とのバランスをとることが大切である。出血に伴い血液の生体臓器内分布が変化し，その後に輸血を行ってもこの血液分布は容易に正常状態に回復しない[60)][61)]。臨床的にはまず，循環血液量の回復により心拍出量を維持することが先決であり，その指標として動脈血圧と中心静脈圧の維持が目標となる。必要と思われるHb値に対して赤血球製剤を注入すると，すでに維持されていた循環血液量からさらに血液量が増加し血液量過剰状態（hypervolemia）となることがある。その際には即効型の利尿薬を投与して，血漿量を減じて血液量の調節を図ることが必要である。

3 急速輸血実施法

　一般に血液製剤の注入には自然落下法が取られるが，急速輸血を行うためには急速注入器が用いられる．現在わが国で市販されている急速輸血器は，輸血回路にローラーポンプを内蔵するニプロ補液・血液ポンプ（MP-300）®，血液バッグを加圧して注入するスミス社製システム1000®輸血・輸液加温装置の2種である．最大注入速度は，前者で300 ml/min，後者で500 ml/minである．ローラポンプ内蔵機器の使用にあたり注意すべき点は，回路内への空気を含む異物の吸引である．患者静脈内への空気の誤注入に関しては，空気感知センサーで防止できる．その他の誤注入，例えば温水加温装置の外部温水の回路内吸引に基づく事故などの回避には，急速注入器を輸血回路の最上流におくことである．スミス社製システム1000®輸血・輸液加温装置では空気栓塞などの危険性はなく，注入回路の一部に加温装置が組み込まれている便利さはあるが，装置全体が大きく多少使用に不便さを感じる．簡単なものとしては，手動加圧バッグで血液バッグを圧縮するテルモ社製メディクイックcACS-222®（動脈圧ラインへのヘパリン生理食塩液持続注入に多く利用されている）がある．ただ，これでは血液バッグの交換の際に多少の手間と時間とを要する．

4 赤血球製剤の大量・急速輸血時の注意

　赤血球製剤の投与に伴う合併症としては，第Ⅴ章に述べるごとく数多くあるが，その多くは急速輸血に伴う合併症である．一般に保存血液の100 ml/min以上の速度での注入は生体の緩衝作用，あるいは代謝的処理能力を凌駕するため，種々の合併症をもたらす．低温血液の注入に伴う静脈炎，全身低体温，酸性血液の注入に伴う代謝性アシドーシス，抗凝固薬として使用しているクエン酸による急性クエン酸中毒，低Ca血症，そして赤血球から遊離したKによる高K血症，保存中の血小板，凝固因子減少に伴う出血傾向，保存中に崩壊血小板から生じた微小凝集塊（microaggregate：debris）による肺微小血栓症などが発生する．これらに対して，それぞれ血液加温装置の使用，アルカリ化剤の投与，Ca薬（塩化Ca液，グルクロン酸Ca液）の投与，血小板・FFP輸血，微小血栓除去フィルタの使用などによって合併症の発生に対処する（第Ⅴ章参照）．

5 使用する赤血球製剤の血液型の検査確認

　すでに患者血液型に適合した血液が用意され，それを使用していた場合には，そのまま同型の血液を使用する．しかし，患者の血液型が不明，あるいは患者血液型に適合した血液が用意できずO型，Rh（－）の血液を使用した場合で，患者本来の血液型血液への切り替えには，まず用意できた患者本来の血液型血液と患者から採取した血液との交差試験を行うことが必要である．すなわち，現在の患者の血清中に抗A抗体，抗B抗体が新たに輸血する血液と十分に反応するだけ存在するかを検査しなければならない．検査

は標準A型，B型，およびAB型赤血球を用い，新しく得られた患者血清に抗グロブリン試薬を添加し37℃，30分の反応をみる。そして反応がなければ，新たに用意された血液の輸血へと切り替えることが可能である。しかし，もし反応があった場合には，O型血液の輸血を続けなければならない。しかし，現在は血漿成分が多く含まれる全血の使用は皆無に等しい。すなわち，血漿成分が少ないMAP血が実際に使用されていて，患者血液中に抗A抗体，抗B抗体を増加させることは少ないので交差試験の結果が陽性となることは少ない。しかし検査は必ず施行すべきである。

6 FFP，血小板の使用

基本的には厚生労働省の指針[6]に従って使用する。すなわち，赤血球製剤の使用量に対してFFP，血小板の使用量はその1/4～1/5となっている。また，血液Hb値も8g/dlを最低値とするように提示されている。そのため赤血球製剤，代用血漿剤，あるいはアルブミン製剤を適宜使用したうえ，それに適合させてFFP，血小板製剤を使用していくこととなる。福井ら[18]は，これらの組み合わせ輸血方法を成人症例の手術について施行し臨床的にも出血傾向を認めることなく，また検査成績上でも異常を認めることがなかったことを報告している。すなわち，2,000 mlの出血に対しては1単位のFFP，それ以上の出血に対しては1,000 mlの出血に2単位ずつを使用している。また，血小板製剤は3,000 ml以上の出血に達してから出血1,000 ml量ごとに1単位を使用している。しかしHiippala[62]は，フィブリノゲンに関しては表9のように，出血量が循環血液量の1.42倍になった時点で補給が必要であると述べている。これに対して，血小板，第Ⅷ因子などは2.0～2.3倍となっている。

表9　大量出血に対しての血小板，凝固因子の投与

Hemostatic factor	Critical level	Critical blood loss	Coefficient of determination	Slope of regression
Platelets	$50 \cdot 10^9 \cdot l^{-1}$	230 (169-294)	0.60	−0.30
Fibrinogen	$1.0 g \cdot l^{-1}$	142 (117-169)	0.90	−0.39
Prothrombin	20%	201 (160-244)	0.80	−0.35
Factor V	25%	229 (167-300)	0.63	−0.26
Factor Ⅶ	20%	236 (198-277)	0.82	−0.29

critical level：標準血中レベルに対しての比率
critical blood loss：循環血液量に対しての出血量（%）

(Hiippala S. Replacement of massive blood loss. Vox Sang 1998; 74 suppl 2: 399-408より引用)

7 自己血の利用

　大量出血が予想される場合には，自己血輸血も併せて用いるべきである。おそらく自己血輸血のみでは対処できず，同種血輸血も併用されると予想して当初から自己血輸血を計画しないのは好ましくない—注9。800 mlの希釈式自己血輸血でも，1,600 mlの出血に対処できる[63]。さらに2～3週間前から貯血した自己血を用いれば，2,400 mlの出血にも対応できる[63]。回収式自己血輸血手技を併用すれば，同種血輸血を回避することが可能である。手術野の関係上，血液回収が容易に，かつ効率的に行われ，また出血血液が回収式の適応となっている場合（第Ⅵ章参照）には積極的に利用すべきである。特に回収式自己血輸血は緊急手術に対しても，また予想せざる大量出血に対しても対応できることから活用すべきである。

　注9：自己血輸血を用いることにより，同種血輸血によるリスクを減じることになるとともに，血液センターが十分量の血液製剤を保有，維持することに役立つ。

　注10：大量出血に伴い凝固因子製剤を投与する前段階として，患者自身の血液凝固機能を確認することが前提である。その検査のため患者血液を採取する際には，必ず末梢血管から直接採取すべきである。すなわち，動脈留置針，あるいは中心静脈圧（CVP）カテーテルからの採取は行うべきでない。特に少量ではあるが，常にヘパリン化生理食塩液を流している動脈留置針からの採取では，正確な凝固機能の判定ができない。また逆に，CVPカテーテルからの採血では，しばしばカテーテル先端部などに存在する凝血塊のために凝固促進の可能性がある。

新生児・小児での輸血

　小児，特に新生児，未熟児には，成人での循環・呼吸機能とは異なる機能を有している。また，すべてのサイズが縮小されているため，輸血器具など成人用のものでは適合しないものがある。すでに平成7年（1995年）には，日本小児科学会が小児・新生児用の輸血ガイドライン[64]を設定しているが，平成17年（2005年）9月に新たな指針が発表された[65]。そのすべてが手術，麻酔に関係したものではないので，その中から周術期の患者管理に必要なものを抜粋する。

1 赤血球輸血

a. 投与基準

　生下時にはHb値，HCVともに，成人のそれらよりも高い[66]。しかし，しだいにそれらの値は低下し，表10のごとく6週間で成人の値にほぼ同等値となる。赤血球輸血をする基準として，Hb値と患者の症状，循環・呼吸機能との関係を用いている。また，急性

表10 新生児の血液所見の日齢変化

Value	臍帯血	1日	3日	7日	14日
ヘモグロビン (g/dl)	16.8	18.4	17.8	17.0	16.8
ヘマトクリット (%)	53.0	58.0	55.0	54.0	52.0
赤血球($\times 10^6$/mm^3)	5.25	5.8	5.6	5.2	5.1
平均赤血球容積 (fl)	107	108	99.0	98.0	96.0
平均赤血球ヘモグロビン量 (pg)	34	35	33	32.5	31.5
平均赤血球ヘモグロビン濃度 (g/dl)	31.7	32.5	33	33	33
網赤血球数 (%)	3〜7	3〜7	1〜3	0〜1	0〜1
有核赤血球 (mm^3)	500	200	0-5	0	0
血小板($\times 10^4$/mm^3)	290	19.2	21.3	24.8	25.2

MCV : mean corpuscular volume
MCH : mean corpuscular hemoglobin
MCHC : mean corpuscular hemoglobin concentration

(Osaki F, Naiman JL. Hematologic problems in the newborn. 3rd ed. Philadelphia: 1982. p.56-86, 上谷良行. 未熟児・新生児の輸血は？ 伊藤和彦, 寮 隆吉, 岡田浩佑編. 新輸血医学. 第2版. 京都: 金芳堂; 1993. p.133-6より引用)

貧血と慢性貧血とでは表11のごとく異なるので、この点も考慮する。また、この指針では臨床症状を考慮して、Hb値が8.0g/dl以下でも赤血球輸血を必要としないとしている。一方、Hb値が8.0g/dl以上であっても、貧血によると思われる症状（例えば持続性の頻脈、持続性の多呼吸、周期性呼吸、その他の呼吸困難症状、活動性の低下、哺乳力低下など）が認められる場合には輸血適応としている。

b. 使用赤血球製剤

投与後循環系に長時間存在しうる赤血球として、採血後2週間以内の赤血球製剤を使用する。特に保存液の性質を考慮する必要性はなく、一般のMAP血を用いる。

c. 投与量，投与速度

特に小児・新生児では、血液増加に対して認容性が少ないので、術前投与では循環系への負荷とならないような配慮を必要とする。すなわち、輸血が必要な場合でも、1回投与量は10〜20ml/kgを限界とする。また、その投与速度は1〜2ml/kg・minとする。循環系への負荷への配慮は、術中の出血に対しての投与にも必要である。ただし、急速出血の場合には循環動態を中心に輸血量、輸血速度を調節する。また、この際には成人症例以上に各種合併症が発生しやすいので、細心の注意を要する。

表11　新生児での急性貧血と慢性貧血との鑑別

	急性貧血	慢性貧血
臨床症状	蒼白，呼吸困難，心悸亢進，脈拍微弱	蒼白，ときにうっ血性心不全，肝脾腫
静脈圧	低い	正常または上昇
血色素量	最初は正常のことが多いが生後24時間以内に急速に低下	出生時に低下
赤血球形態	正色素性，正球性	低色素性，小球性，大小不同と多染性
血清鉄	出生時正常	出生時低下
予　後	貧血とショックの治療を急いでしないと死亡する	一般的に予後良好
治　療	輸液と全血輸血，のちに鉄剤投与	鉄剤投与，ときに赤血球輸血

（白幡　聡. 血液疾患. 小林　登編. 新小児医学大系8C 新生児学Ⅲ. 東京: 中山書店; 1984. p.249より引用）

d. 溶血への注意

　輸血対象者の血管が細いため，使用する注射針，静脈留置針などすべて小型化，狭小化されている。そのため注入速度が低下し，急速注入を必要とする場合などに血液バッグを加圧したり，急速輸血器を用いたりして，血液に過度の陽圧を負荷したりすることがある。また逆に，注射器で輸血する血液を吸引して，これを注入する際に過度の陰圧がかかることがあり，これらにより溶血の危険性を生じる。これを避けるために，できれば自然落下法で輸血することが望ましい。また，白血球除去フィルタ，微小凝集塊除去フィルタの装着なども血流への抵抗となるので注意を要する。同様に使用する注射針，留置針なども内径の狭いものを避け，可及的24G以上の太さのものを使用する―注11。溶血は血清中に遊離したヘモグロビンによる傷害よりも，同時に放出されたKによる傷害に注意しなければならない。輸血する血液の血清K値は，生理的血清K濃度の4～10倍（保存期間1週間）と高値であり，さらに新生児・小児の除脂肪体組織（lean body mass）量は比較的小さいため，容易に高K血症に陥りやすいことに注意すべきである。

　注11：血液の粘度を下げて注入を容易ならしめるために生理食塩液で血液を希釈することは成人の場合には可能ではあるが，新生児・乳児では糸球体濾過機能[67]，尿濃縮機能[68]が未発達であるため，生理食塩液注入に伴うNaの負荷を避けるべきである。しかし一方，外科的侵襲に伴う場合には機能的細胞外液量の減少を考慮して希釈することも配慮する。

e. 長時間の輸血

　輸血は細菌汚染を考慮して，血液バッグは開封（輸血セット接着）から6時間以内に終

了しなければならない。もし輸血時間が6時間以上となる場合には，予め使用血液を分割して使用する。分割にはプラスチック無菌接続装置を使用し，閉鎖的に新しいバッグ（保存液などを含まない空バッグ）に分割し，これを所定の温度下に保存して使用する。なお，分割された血液を追加する際には，新しい輸血セットに交換する。また，小児・新生児の特殊性から1単位の血液すべてを使用することができない場合には，余剰の血液は廃棄する。

f. 血液提供者からの直接採取

輸血使用血液量が少ないため，病院内での血液提供者からの直接採取が行われることがある。しかし，これは他の手段がない場合のみ行われるべきであって，感染症，GVHDの防止のうえからも避けなければならない。

2 血小板輸血

投与基準は，ほぼ成人の場合と同等である。ただ輸血速度を1～2ml/kg・minとし，また同時に注入される血漿が循環血漿量負荷にならない注意が必要である。

皮内・皮下出血が限局している場合，あるいは出血傾向としての症状はみられないが血小板数が30,000/μl以下の場合には，第2章に提示した計算式に従い血小板輸血を考慮する。広範な皮内・皮下出血がみられる場合，あるいは明らかな出血傾向が認められる場合には，血小板数を50,000/μl以上に維持するように血小板輸血を行う。特に手術を前提とした場合には，患者の血小板数は50,000/μlを維持する[65]。

3 FFP輸血

適応としては成人と同様に，①出血傾向がみられ，PT，aPTTの延長が認められる場合である。特に手術の前に，そのような症状が認められる場合に適応となる。また平成17年（2005年）に改正になった厚生労働省の指針[65]では，②循環血液量の1/2量以上の赤血球製剤の輸血を行った場合，③先天性血栓性血小板減少性紫斑病（Upshaw-Schulman syndrome）が適応となっている。上記①，②については，10～20ml/kg量を2～3時間内に投与し，その後の症状，検査成績を参考に12～24時間で必要に応じて追加投与する——注12。③に関しては，10ml/kg量を基準に2～3週間間隔で投与する。

注12：新生児・小児では，まれにビタミンK欠乏に伴う出血傾向がみられる。もし時間的な余裕がある場合には，ビタミンKの投与を行う。しかし症状，検査成績上改善が認められないときにはFFPを投与する。

4 インフォームドコンセントの取得

親権者，代諾権者から輸血に関するインフォームドコンセントを取得しておくことが

大切である．輸血に伴う合併症には回避できないものもある．そして，その発生が患児の長い人生を左右するため，極力注意しなければならない．そのため慎重にインフォームドコンセントを確立しておかなければならない．

5 サイトメガロウイルス感染

日本人では，その50％がサイトメガロウイルスを保有しているといわれる．しかし母親が未感染の場合には，新生児・小児への抗体移行がなく，輸血に伴い発疹，発熱，血小板減を伴う肝炎，肺炎などを発症し，重症化する可能性が高い[69]．このような場合には，サイトメガロウイルス陰性の検査済みの血液製剤の供給を血液センターから得ることができる．

高齢者，心疾患患者への輸血

これらの患者には，以前から輸血速度は緩徐であるようにと注意されてきた．その理由は，心臓への前負荷が過剰とならないための注意が主なものである．すなわち，高齢者では脈管壁の硬化から容量負荷に対する耐容性が低下していて，比較的少量の負荷で容易に肺動脈圧の上昇を来すためとされている．さらに通常から少ない血液量で循環を維持していて，成人では中程度の出血でも高齢者ではそれが大きな出血として作用してくる．そして，高齢者では隠された心不全状態にあることが多く，後述する心疾患患者と同様の機序から，容量負荷に伴い心機能の低下を来す危険性がある．すなわち，心疾患患者では心作動曲線が右方移動し，容量負荷が一定量を超えると心駆出率が低下し，心拍出量も低下するために心不全状態を増悪させる．このような事態を防ぐためには，後述する循環血液量，心機能両方を監視できるモニターの利用が必要である．

出血に伴う低血圧，組織還流量の低下は，一時的な組織虚血のみならず，血栓発生に伴う非可逆的な血流遮断までに発展させる可能性もある．したがって，適度な血液希釈，抗凝固対策の利用も考慮すべきである．そして，出血量に対応した適切量，ならびに迅速なタイミングでの循環血液量回復が必要である．なお，高齢者では除脂肪体組織（lean body mass）量，特に骨格筋量に低下があり，血清K値上昇に対する耐容性の欠如についての注意，体温調節機構の低下に伴う体温低下についても注意が必要である．

輸血路の確保

確保する静脈路としては，表在静脈と深部静脈のいずれでも選択できる．しかし，一般に利用される表在静脈，末梢静脈は図2に示されるもの，および表在頸静脈である．一方，深部静脈としては，内頸静脈，鎖骨下静脈，股静脈が利用される．表在静脈穿刺には，一般に18〜22Gの留置針を用いるため，輸血速度がある程度制限される．これに

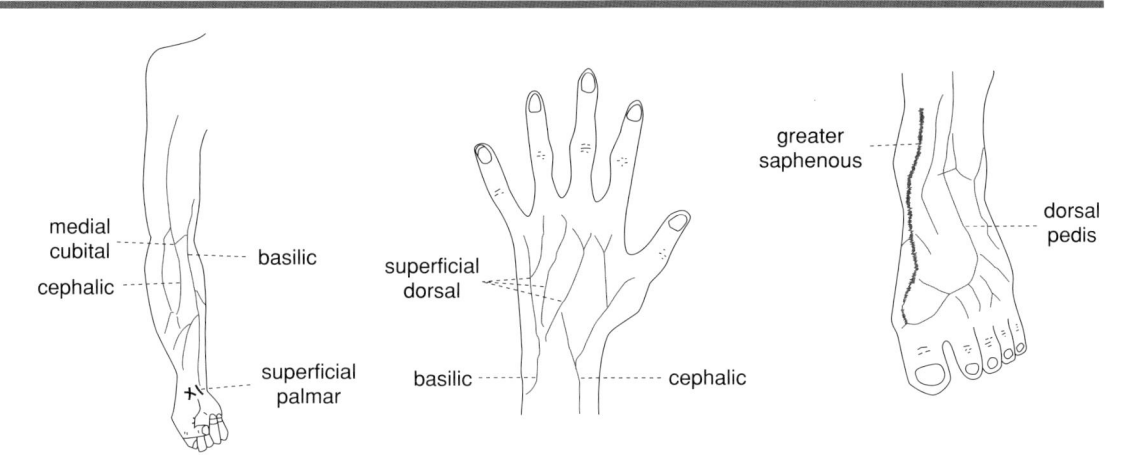

図2　一般的に輸血路として用いられる表在静脈

これ以外に表在頸静脈がある。表在頸静脈は比較的太く，多くの場合，手術野から離れ，かつ患者頭側に立つ麻酔科医の近くにあるため，手術中の予期せざる大出血などの際の輸血路として利用価値が高い。

（高折益彦．輸液手技．高折益彦編著．輸液・輸血学を学ぶために．東京：金原出版；1992．p.79より引用）

反し，深部静脈には12〜16Gの留置針，あるいはカニューレが用いられ比較的急速な輸血が可能である。穿刺部位に感染症がないことの確認は必要であり，また同部に十分な消毒を行ってから穿刺することが必須である。静脈留置針挿入後の血栓性静脈炎を発生させないためには，穿刺部位の選択が大切である[70]。血管穿刺には，金属製穿刺（留置）針，テフロン性静脈留置針，あるいはプラスチックカニューレが用いられるが，多くの輸血セットに付属している金属針での静脈確保は静脈挿入の確認の困難さ，金属針先端での血管壁損傷の不便さがある。しかし，金属針と血管壁との反応性が少ない点では優れている[71]。一般にはテフロン製静脈留置針が用いられる。

表在静脈穿刺，輸血針挿入で注意すべきは，凹んだ部位にある静脈への穿刺針の挿入は困難なことである。それは，穿刺針の先端部が静脈間腔を通過する部分の距離が短くなり，容易に血管壁を貫通してしまうためである。そのため穿刺部の下に枕を挿入して，穿刺部位を凸状態にする。また，蛇行した血管の穿刺も同様に困難である。この場合は，穿刺部よりも手前の皮膚を術者側に引き寄せる，あるいは穿刺部を両側からを介助者によって伸展させて穿刺する。最近は静脈穿刺技術の進歩（主として静脈留置針の改善）により実施することが少なくなったが，静脈切開（phlebotomy）による静脈確保（cut down）も行われる。すなわち，外科的切開で皮下静脈を露出し，それにカニューレを挿入する。そして，血管壁とカニューレを同時に結紮・固定して，輸血セットに接続する方法もある。

深部静脈への輸血路の確保は，ショック状態により表在静脈が虚脱状態で静脈留置針の挿入が困難な場合でも可能である。しかし，穿刺技術に多少の熟練を要する，穿刺に伴い近在臓器の損傷，出血などの合併症を発生させる可能性，またカテーテルは表在静脈穿刺針よりも長く，血液注入の抵抗となる，カテーテルへの感染を早期に発見できないなどの欠点がある。一方，表在静脈への留置針挿入には穿刺に伴う周囲組織への損傷が少なく，その固定が容易であるなどの利点も認められる。

輸血必要機器・材料

1 留置針，留置カニューレ，静脈カテーテル

　これらの基材となる材質としては，血管壁刺激性が少なく，かつ血栓形成が少ないものが望ましい。表12に血栓性静脈炎の発生に関係する因子を示した。末梢静脈系への輸血には，可及的太い静脈を選択する。また，中心静脈系へのカテーテルとしては15〜20cm程度の比較的短いものを使用する。循環管理のためのCVP測定（25cm以上の長さを必要とするため），あるいは経静脈栄養剤注入（長期使用のため）との併用は可及的に避ける。すなわち，輸血速度の低下を招くこと，血液製剤の注入に使用したためカテーテル内壁にフィブリン膜，あるいは血栓が付着し，その後の使用の妨げとなる。また，病原菌接着を来す可能性がある。

2 輸血セット

　図3は赤血球輸血セットの一例である。赤血球製剤輸血用としては，必ずフィルタ（170μmesh）を装備しなければならない。一般にこのフィルタは，注入速度観察用の観察空間部（observation chamber：輸血チャンバー）に挿入されている。そして，輸血チ

表12　静脈炎発生に関与する因子

留置針，カニューレ，カテーテル	
素材	金属＜fluoethylen propylen＜tetrafluoroethylen＜polyvinyl
太さ	細い＜太い
長さ	短い＜長い
輸血時間	長時間
穿刺部感染	
輸血血液pH	大＜5.0
血液温度	大＜10℃
輸血（血液注入）速度	緩徐＜急速
輸血静脈	
サイズ	中心静脈＜末梢皮膚静脈
部位	上肢＜下肢

＜：容易に発生する順位を示す。
（高折益彦. 輸液手技. 高折益彦編著. 輸液・輸血学を学ぶために. 東京：金原出版; 1992. p.96より改変引用）

IV．輸血療法の実際

スパイクキャップ

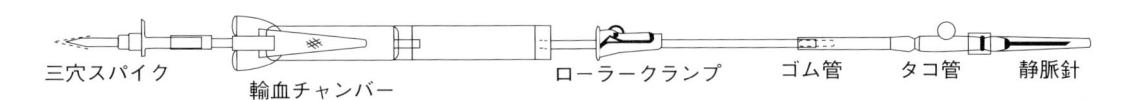

三穴スパイク　輸血チャンバー　ローラークランプ　ゴム管　タコ管　静脈針

図3　輸血セット

　輸血セットとして赤血球製剤輸血用としてはスクリーンフィルタ（170μメッシュ）を装備する。しかし，血小板輸血用としてはフィルタは装備していない。クランプは必ず注入速度観察用の観察空間部（observation chamber）——輸血チャンバーと患者との間の回路上におく。市販されている輸血セットには，ほぼすべて穿刺針（静脈針）が接続されているタコ管に丸い突出部分（空気溜め）が付属しているが，この部分を皮膚に固定する際に利用できるかもしれないが，この程度の量の空気除去は全く意味のないものであり，逆に凝血塊発生，あるいはゴム管から注入した薬剤と血液との反応発生のもとになるなどの障害となっている。

ャンバーの患者側の回路に速度調節用のクランプを装備している。これは目視的に血液落下滴数から輸血速度を調節するために用いる。このクランプは，決して観察空間部と輸血バッグとの間に挿入してはならない。すなわち，輸血チャンバーよりも患者側に装着する。これにより観察空間部に確認しがたいピンホールがあった場合，回路からの血液の漏出はあっても，そのピンホールから空気を吸引し，それを患者に注入する事故は防止できる。

　血小板輸血セットには，小さなフィルタを内蔵した特殊輸血セットが市販されている（第Ⅱ章参照）。このフィルタは赤血球輸血用のように袋状ではなく，小さい。そのため回路の閉塞を生じないように，血小板製剤バッグ内にフィブリンなどの凝集物が存在しないことを確認して施行することが大切である。

3　特殊輸血フィルタ

　特殊輸血フィルタには，微小凝集塊除去用，白血球除去用の2種類がある。
　前者は赤血球製剤，特に全血として保存したものの中に存在する10〜164μサイズ[72]の血小板，白血球の崩壊物としての微小凝集塊（microaggregate, debris）[73)74]を除去するためのものである。微小凝集塊除去フィルタSQ40s-KJ®（Pall社），アグリガード®（テルモ社），ファインセルAD-1000S®（旭メディカル）などが市販されている。近年，赤血球製剤はMAP血として保存されているため，この微小凝集塊の発生が減少している。クエン酸-リン酸-ブドウ糖（citrate-phosphate-dextrose：CPD）血液として保存した全血を使用した場合でも，Takaoriら[75]は肺の死腔換気率から1時間に1,000ml以上の赤血球製剤の輸血が行われる場合に適応となることを提示し，医療保険での特殊材料としても，この基準が適応されている。
　後者，白血球除去フィルタは赤血球製剤中，あるいは血小板濃厚液中に混在する白血球を除去するためのものである。すなわち，白血球混入に伴う非溶血性輸血反応，同種抗体産生，サイトメガロウイルス感染などの合併症を防止するためのものである。この目的でピュアセルPL8Plus-V2®（Pall社），イムガードⅢ-RC®（テルモ社），セパセル

RZ-200A-SC2®（旭メディカル社）などが市販されている。特に問題であったのが，赤血球製剤以上に白血球の注入量が多くなる血小板輸血の際の白血球除去であった。しかしながら，2005年からは日本赤十字血液センターが供給するすべての血小板製剤は，すでに白血球除去フィルタを使用して白血球を除去しているので，一般に医療機関で白血球除去フィルタを使用する必要はなくなっている。また2007年からは，赤血球製剤もすべて白血球除去が施行されているので，医療機関での使用は不要となると思われる。ただ院内採血などで得られた血液製剤については，使用することが望ましい。

4 急速輸血器

　一般に赤血球製剤，血小板製剤，FFPは自然落下法によって輸血している。しかし，急速・大量出血などの場合には，さらなる急速注入を必要とすることがある。そのため各種急速輸血器が市販されている（本章"大量輸血，急速輸血"の項参照）。このような急速輸血器の使用時には，合併症を伴うことがある。特にポンプを使用している急速輸血器を使用の際には，空気栓塞を起こさないように注意すべきである。このような装置には気泡感知装置が装備されているので，これを急速輸血器と患者との間に必ず装着する。また，血液加温装置，あるいは微小血栓除去フィルタなどの輸血回路での抵抗となる装置は，必ずポンプから患者側に装着することである。これにより回路への空気など輸血血液に混入してはならないものの吸引を防ぐことができる。また，少なくとも10 ml/min以上の注入速度で輸血する際には，血液加温器を使用することが望ましい。なお，急速輸血器による血液注入は，成人で100 ml/min以上とならないことが望ましい。これ以上の急速注入を行うときには，十分な低体温防止，アルカリ化剤の同時投与による代謝性アシドーシス[76]の防止，時にはCa剤の投与を必要とするイオン化Caの低下[77][78]に対する注意が必要である。

5 血液加温装置

　保存血の急速輸血は，供血者の体温を低下させる[79]。そのために心停止に至った症例も報告[80]されている。以前は温水加温式（温水浸漬式）の血液加温装置が一般的であった。この場合には，Russell[81]の基準により100 ml/minの輸血速度の場合，生体に注入される血液温度は32℃以上，37℃以下となるような回路の長さ，回路を構成するプラスチックチューブの壁厚などが規定されている。現在でも加温の確実性から市販されている（八光血液加温器HBW-5®，Toray血液加温器TM-90®，スミスメディカル社ホットライン・レベル1 HL-90®）。しかし最近では，温水中の回路への細菌汚染の問題から，乾性加温式のタイプのものも用いられている。これらにもRussellの基準は適応される。市販されているものにはAnimec社のAM-1N®，AM-2N®があるが，加温効果は十分でない。このような加温装置には，すべてサーモスタットが装備され，血液温度が40℃以上にはならないようになっている。この装置が機能せず，血液が50℃以上に加熱されると溶血を来すので機器の定期的点検が必要である。Arensら[82]は，過度の加温により溶血を生

じた事故を報告している。また、血液バッグの直接加温にも同様な危険性があるので回避すべきである。また、きわめて緩徐な輸血速度の場合、すなわち、加温する必要がない輸血速度の場合には加温装置を輸血回路から取り除くことが望ましい。すなわち、37℃加温により補体活性化フラグメント量が増加する[83]ためである。

患者監視

1 全身状態，バイタルサイン（vital signs）

輸血を始める前に患者のバイタルサインを確認する。すなわち、血圧、脈拍数、呼吸状態、気分状態を調べる。早期輸血反応は、輸血を開始してから3〜5分以内に発生することが多く、かつその場合は重症であることが多いので、この時期に必ず患者の状態を観察する。意識のある患者では、患者自身の訴える気分不良、胸内苦悶、輸血静脈部の感覚などは次に発生する合併症の早期症状として注意すべきである。また、呼吸状態では、浅呼吸や軽度の喘鳴は声門浮腫の前兆として注意すべきである。上記の時期に反応がなくても、20〜30分後に輸血反応が現れることがあるので、ただ1回の観察にとどまらず、例えば10分ごとに患者を観察することが望ましい。また、輸血がすべて終了したときに血圧、脈拍数、呼吸状態を観察し、患者の意識がある場合には患者の不快感の有無、輸血静脈部の感覚などを尋ねて記録として残しておく。

2 循環血液量，中心静脈圧

これらの測定は、大量出血・輸血のために、あるいは心不全状態にあるため生体の循環機能に適切な循環血液量が維持されているかを知るために行われる。循環血液量の測定は、パルスオキシメータを用いたdye densitometry[84]が臨床では用いられる。すなわち、インドシアニングリーン（indocyanine green：ICG）を指示薬として、その希釈法によって測定する。この方法では、10〜20秒で循環血液量を測定できて、かつICGは比較的速やかに肝臓から排出されるので、繰り返し測定することが可能である。そして得られた値は、対象者の体重、身長から算出される小川の式[85]から得られた日本人標準血液量と比較して、血液量バランス評価に用いられる。しかし、個々の生体の血液量は、その人の年齢、運動量、栄養、交感神経活動状態、体位などの因子以外に、季節、気候、気圧、重力などの外部環境因子によっても影響されている[86]ので、適切な血液量を標準的な血液量で評価することは問題である。むしろ、左心室血液充填量、あるいは心機能曲線を用いた機能的適性血液量を知ることのほうが臨床的である。すなわち、スワン・ガンツカテーテルによる左心房圧監視、同時に心拍出量監視が理想的である。しかし、このような監視方法では、その手技・操作の侵襲性からも、使用するカテーテルの経済性からも、特殊な症例を除けば一般的ではない。一方、中心静脈圧測定は比較的侵襲度

が低く，使用するカテーテルの経済性からも一般手術で大量輸血が行われる際には受け入れられる．ただ中心静脈圧単独で適性血液量を評価するのは困難で，動脈圧変化との総合評価から適性量を判断する―注13．

注13：本来ならば，動脈圧変化よりも心拍出量変化との関係を観察すべきであるが，末梢血管抵抗が変動しないとの仮定のもとに動脈血圧変化で代用できる．

3 血液凝固・止血機能

凝固機能異常，出血傾向がありFFP，血小板輸血を行っている場合には，血液凝固・止血機能検査を行いながら，その適応を決定する[87)～90)]．手術前にこれらの機能に異常が認められなかった場合には，出血量が20～30ml/kgに達するまでは一般に出血機能に変化が認められない．しかし，出血量が30ml/kg程度に達し，臨床的にも止血状態に異常が認められてきた場合には，aPTT，PT，フィブリノゲン値，血小板数の測定を行い，必要とあればFFP，血小板の注入を行う．FFP，血小板の予防投与には効果が認められない．その後も出血が続き，FFP，血小板の追加輸血を行い，それにより再び止血状態に変化が認められたならば，再度血液凝固・止血機能検査を行い，以後の血小板，FFPの輸血を考慮する．

4 心電図

20～30ml/kgのMAP血輸血で心電図上に変化がみられることはまれである．しかし，これ以上の量の輸血が施行される場合には，心電図観察を行うことが望ましい．すなわち，保存血[91)92)]，とりわけ放射線照射された血液[93)]の輸血に伴う高K血症と，赤血球保存液のクエン酸による低Ca血症[78)94)]の発生に対する監視のためである．それぞれ著しい循環不全に至った症例が報告されている[95)96)]．高K血症ではT波の増高に始まり，P波の平坦化，QRSの延長がみられるようになる．一方，低Ca血症では，QT延長が認められる．そのほか循環血液量減少に伴う頻脈，心筋虚血に伴うST，T変化などの監視にも有効である．

5 体　温

急速輸血の際には，体温を監視することが好ましい．急速・大量輸血の際に低体温が発生することは，Boyan[97)]，Dybkjaer[98)]の報告以外にも多くの報告がある．冷却された血液が生体に輸血された場合，一般には生体の熱産生によって正常体温が維持される．しかし手術中，特に全身麻酔下にあっては生体はそのような熱産生を亢進させる状態にはない．むしろ体温放出が加速させられる状態にある．そのため容易に体温低下が生じる．シバリング（shivering：悪寒戦慄）は生体の防御機能であるが，カテコラミンの放出など好ましくない生体反応を伴うので，輸血する血液の加温は必要である．さらに，

この体温低下は代謝系を低下させて悪循環を構成する。さらに，体温低下は血液凝固機能，クエン酸代謝，心筋収縮力の低下をもたらすなどの悪影響（第Ⅴ章参照）を生じさせる。そのため輸血により低体温発生の可能性のある場合には，体温の監視が必須であり，全身加温装置での体温保持を必要とする場合もある。

自己血輸血

現在，実際に行われている輸血療法の中で，自己血輸血は大きな地位を占めている。しかし，本章では主として日本赤十字血液センターから供給される同種血輸血での実際について述べてきた。そのため自己血輸血については別章（第Ⅶ章）として述べる。

白血球（顆粒球）輸血

顆粒球輸血の適応は，化学療法による顆粒球減少，重症感染症である。また，悪性腫瘍治療としても用いられる。1960-1980年代では，一部でかなり積極的に用いられた[99)100)]。特に1990年代に顆粒球コロニー刺激因子（G-CSF）が入手できるようになり，さらに連続的に白血球を回収できる装置も開発されて，施行するには条件が整ってきた。しかし現在一般的には顆粒球輸血は行われていない。その理由は，顆粒球は採集後速やかにアポトーシスが始まるので[101)]，採集後速やかな輸血が必要なこと[102)]，化学療法時に多い真菌感染症に対して効果が少ないこと[103)]，同種免疫の発生率が高く[104)]，GVHDの発生の危険性もある。さらに，その臨床的有効性について明らかな証明が得られなかった[105)~107)]ためである。周術期に顆粒球輸血を行う必要性は少ないと予想され，術直後の治療でも現代では適応対象とはなっていない。

■参考文献

1) 渡辺嘉久，髙橋孝喜，掛川祐通ほか．日本の将来推計人口をもとにした今後30年間の輸血用血液の需要予測．日輸学誌1998; 44: 328-35.
2) Friedman BA, Oberman HA, Chadwick AR, et al. The maximum surgical blood order schedule in the United State. Transfusion 1976; 16: 380-7.
3) Boral LI, Henry JB. The type and screen: A safe alternative and supplement in selected surgical procedures. Transfusion 1977; 17: 163-8.
4) Nuttall GA, Santrach PJ, Oliver WC, et al. The predictors of red cell transfusions in total hip arthroplasties. Transfusion 1996; 36: 144-9.
5) National Institute of Health Consensus Development Conference Statement: Perioperative red cell transfusion. National Institute of Health Consensus Development Conference Statement 1988; 7: 27-9.
6) 血液製剤調査機構．血液製剤の使用にあたって．東京: 薬業時報社; 1999. p.7.
7) 厚生労働省医薬食品局血液対策課．血液製剤の使用指針（改定版）．薬食発第0906002号．平成17年9月6日．2005. p.18-24.

8) Sayers MA, Sayers G, Long CNH. The standardization of hemorrhagic shock in the rat. Am J Physiol 1946; 147: 155-64.
9) Dillon J, Lynch LJ, Myers R, et al. A bioassay of treatment of hemorrhagic shock. I. The roles of blood, Ringers solution with lactate, and macromolecules（dextran and hydroxyethyl starch）in the treatment of hemorrhagic shock in the anesthetized dog. Arch Surg 1966; 93: 537-66.
10) Takaori M, Safar P. Acute, severe hemodilution with lactated Ringer's solution. Arch Surg 1967; 94: 67-73.
11) Rush BF, Richardson JD, Bosomworth P, et al. Limitations of blood replacement with elecrolyte solutions. Arch Surg 1969; 98: 49-52.
12) Bucher U. Fortschritte der Medizin in Einzeldarstellungen XLVIII: Der Einsatz der Blutkomponenten in der Behandlung des Blutverlustes. Wien Klin Wochenschr 1979; 91: 408-14.
13) Lundsgaard-Hansen P. Erfahrungen mit einem Blutkomponenten—Programm in der chirurgischen Haemotherapie. Folia Haematol 1982; 109: 933-42.
14) Hiippala S, Linko K, Myllylae G, et al. Replacement of major surgical blood loss by hypo-oncotic or conventional plasma substitutes. Acta Anaesthesiol Scand 1995; 39: 228-35.
15) 高折益彦. ショックに対する輸液の使用限界. 麻酔 1970; 19: 118-22.
16) Gibson JG II, Seligman AM, Peacock WC, et al. The circulating red cell and plasma volume and the distribution of blood in large and minute vessels in experimental shock in dogs, measured by radioactive isotopes of iron and iodine. J Clin Invest 1947; 26: 126-44.
17) 中條信義, 中西代志夫, 高折益彦. 出血性ショックとF cell ratioの変化. 麻酔 1975; 24: 1081-82.
18) 福井 明, 木村健一, 遠藤恵美子ほか. 術中出血に対する血液製剤使用法. 日輸学誌 1989; 35: 332-8.
19) Nielsen VG. Hemodilution with lactated Ringer's solution causes hypocoagulability in rabbits. Blood Coagulat Fibrinol 2004; 15: 55-60.
20) Nielsen VG. Colloids decrease clot propagation and strength: Role of factor XIII-fibrin polymer and thrombin-fibrinogen interactions. Acta Anaesthesiol Scand 2005; 49: 1163-71.
21) Petroianu GA, Liu J, Maleck WH, et al. The effect of *in vitro* hemodilution with gelatin, dextran, hydroxyethyl starch, or Ringer's solution on thromboelastograph. Anesth Analg 2000; 90: 795-800.
22) De Lorenzo C, Calatzis A, Welsch U, et al. Fibrinogen concentrate reverses dilutional coagulopathy induced *in vitro* by saline but not hydroxyethyl starch. Anesth Analg 2006; 102: 1194-200.
23) Shore-Lesserson L, Manspeizer HE, De Perio M, et al. Thromboelastography-guided transfusion algorithm reduced transfusions in complex cardiac surgery. Anesth Analg 1999; 88: 312-19.
24) Nelson C. Section of blood: Compatibility decisions. In: Mallory DM, Rush GL, Mayer K, et al, editors. Guidelines to Transfusion Practice AABB. 1st ed. Washington DC: American Association of Blood Banks; 1974. p.41-53より引用　細井武光. 緊急輸血時と大量輸血時の対応. 臨床病理 1991; 特集第88号: 87-94.
25) Takaori M, Safar P. Treatment of massive hemorrhage with colloid and crystalloid solutions: Studies in dogs. JAMA 1967; 199: 297-302.
26) Viele MK, Weiskopf RB. What can we learn about the need for transfusion from patients who refuse blood ? The experience with Jehovah's Witnesses. Transfusion 1994; 34: 396-401.
27) 福井 明, 木村健一, 藤田喜久ほか. 術中の極度の血液希釈からの回復. 日臨麻会誌 1993; 13: 654-60.

28) Barnes A. The blood bank in hematotherpy for trauma and surgery. In: Mallory DM, Rush GL, Mayer K, et al, editors. Guidelines to Transfusion Practice AABB. 1st ed. Washington DC: American Association of Blood Banks; 1974. p.77-87より引用　細井武光. 緊急輸血時と大量輸血時の対応. 臨床病理1991; 特集第88号: 87-94.
29) Linko K, Mäkeläinen A. Hydroxyethyl starch 120, dextran 70 and acetated Ringer's solution: hemodilution, albumin, colloid osmotic pressure and fluid balance following replacement of blood loss in pigs. Acta Anaesthesiol Scand 1988; 32: 228-33.
30) Tonnessen T, Tollofsrud S, Kopngsgaard UE, et al. Colloid osmotic pressure of plasma replacement fluids. Acta Anaesthesiol Scand 1993; 37: 424-6.
31) 戸崎洋子, 白井照久, 高折益彦. 代用血漿剤modified fluid gelatinに関する実験的研究 (2). 麻酔1969; 18: 932-41.
32) Roberts JS, Bratton SL. Colloid volume expanders: Problems, pitfalls and possibilities. Drugs 1998; 55: 621-30.
33) Takaori M. Changes of pH of blood diluted with plasma and plasma substitutes *in vitro*. Transfusion 1966; 6: 597-9.
34) Ingelman B. The chemistry of dextran and properties of low molecular weight dextran. In: Eiseman B, Roseomworth P, editors. Pharmacology and Pertinent Rheology. Washington DC: Division of Medical Science National Academy of Science-National Reseach Council; 1963. p.2-5.
35) Lartigue B, Barre J, Nguyen PH, et al. Comparative study of hydroxyethylstarch 200/0.62 versus dextran 60 in hemodilution during total hip replacement: Influences on hemorheological parameters. Clin Hemorheol 1993; 13: 779-89.
36) 高折益彦. ショックと輸液・輸血. 綜合臨牀1978; 27: 2737-42.
37) 高折益彦. 代用血漿剤と臨床. 高折益彦編著. 東京: 克誠堂出版; 2004. p.31-7.
38) Bickell WH, Wall MJ Jr, Pepe PE, et al. Immediate versus delayed fluid resuscitation for hypotensive patients with penetrating torso injuries. N Engl J Med 1994; 331: 1105-9.
39) Leppäniemi A, Soltero R, Burris D, et al. Fluid resuscication in a model of uncontrolled hemorrhage: Too much too early, or too little too late? J Surg Res 1996; 63: 413-46.
40) Stern SA, Wang X, Mertz MI, et al. Under-resuscitation of near-lethal uncontrolled hemorrhage: Effects on mortality and end-organ function at 72 hours. Shock 2001; 15: 16-23.
41) Duggan JM. Personal view: Crystalloid transfusion in acute gastrointestinal haemorrhage: Is it beneficial? An historical perspective. Aliment Pharmacol Ther 2006; 24: 493-6.
42) Krausz MM, Bashenko Y, Hirsh M. Crystalloid or colloid resuscitation of uncontrolled hemorrhagic shock after moderate splenic injury. Shock 2000; 13: 230-5.
43) Paula FM, Hollyfield-Gilbert MS, Myers T, et al. Fluid compartments in hemorrhaged rats after hyper-osmotic crystaloid and hyperoncotic colloid resuscitation. Am J Physiol 1996; 270: F1-F8.
44) Stapley SA, Clasper JC, Horrocks CL, et al. The effects of repeated dosing with 7.5% sodium chloride/6% dextran following uncontrolled intra-abdominal hemorrhage. Shock 2002; 17: 146-50.
45) Riddez L, Drobin D, Sjöstrand F, et al. Lower dose of hypertonic saline dextran reduces the risk of lethal rebleeding in uncontrolled hemorrhage. Shock 2002; 17: 377-82.
46) Carrera RM, Pacheco AM, Caruso J, et al. Intraosseous hypertonic saline solution for resuscitation of uncontrolled, exsanguinating liver injury in young swine. Eur Surg Res 2004; 36: 282-92.
47) Bruttig SP, O'Benar JD, Wade CE, et al. Benefit of slow infusion of hypertonic saline/dextran in swine with uncontrolled aortotomy hemorrhage. Shock 2005; 24: 92-6.
48) Stadbauer KH, WagnerBerger HG, Raedler C, et al. Vasopressin, but not fluid resuscitation

enhances survival in a liver trauma model with uncontrolled and otherwise lethal hemorrhagic shock in pigs. Anesthesiology 2003; 98: 699-708.
49) Kozek Langenecker SA, Mohammad SF, Masaki T, et al. The effects of aprotinin on platelets in vitro using whole blood flow cytometry. Anesth Analg 2000; 90: 12-6.
50) O'Brien JG, Battistini B, Farmer P, et al. Aprotinin, an antifibrinolytic drug, attenuates bradykinin-induced permeabiity in conscious rats via platelets and neutrophils. Can J Physiol Pharmacol 1997; 75: 741-9.
51) Asimakopoulos G, Thompson R, Nourshargh S, et al. An anti-inflammatory property of aprotinin detected at the level of leukocyte extravasation. J Thorac Cardiovasc Surg 2000; 120: 361-9.
52) Ickx BE, van der Linden PJ, Melot C, et al. Comparison of the effects of aprotinin and tranexamic acid on blood loss and red cell transfusion requirements during the late stages of liver transplantation. Transfusion 2006; 46: 595-606.
53) Hardy JF. Managing uncontrolled hemorrhage in trauma and surgery: A novel and promising approach. Can J Anaesth 2002; 49: S4-6.
54) O'Connell NM, Perry DJ, Hodgson VA, et al. Recombinant FVIIa in the management of uncontrolled hemorrhage. Transfusion 2003; 43: 1711-6.
55) Holland PV, et al. Standard for Blood Banks and Transfusion Services. 13th ed. Arlington: American Association Blood Banks; 1989 p.33 より引用　細井武光. 緊急輸血時と大量輸血時の対応. 臨床病理1991; 特集第88号: 87-94.
56) Huestis DW, et al. Blood Transfusion. 2nd ed. Boston: Little Brown; 1976. p.216 より引用　細井武光. 緊急輸血時と大量輸血時の対応. 臨床病理1991; 特集第88号: 87-94.
57) Sheldon GF. Hemotherapy in a trauma center. In: Malloy DM, editor. Techical Methods and Procedures. 6th ed. Washington DC: American Association Blood Banks; 1974. p. 17-29.
58) Takaori M, Safar P. Critical point in progressive hemodilution with hydroxyethyl starch. Kawasaki med J 1976; 2: 211-22.
59) Members of the Consensus Development Panel（Greenwalt TJ, Buckwalter JA, Destorges J, et al）. Perioperative red blood cell transfusion. JAMA 1988; 260: 2700-3.
60) 岩破一博, 高折益彦. 出血ならびに輸血に伴う体内血液分布の変化. 循環制御1982; 3: 471-6.
61) 中條信義, 小川泰樹, 高折益彦. 出血性ショックの治療と臓器血液量, 臓器血流量変化. 麻酔 1978; 27: 1047-53.
62) Hiippala S. Replacement of massive blood loss. Vox Sang 1998; 74 suppl 2: 399-408.
63) 高折益彦. 希釈式自己血輸血. 高折益彦編著. 自己血輸血マニュアル. 第2版. 東京: 克誠堂出版; 1996. p. 113.
64) 日本小児科学新生児委員会. 未熟児早期貧血に対する輸血ガイドラインについて. 日小学誌 1995: 99: 1529-30.
65) 厚生労働省医薬食品局血液対策課. 血液製剤の使用指針（改定版）. 薬食発第0906002号. 平成17年9月6日. 2005. p.47-50.
66) Osaki F, Naiman JL. Hematologic Problems in the Newborn. 3rd ed. Philadelphia: 1982. p.56-86 より引用　上谷良行. 未熟児・新生児の輸血は？　伊藤和彦, 寮　隆吉, 岡田浩佑編. 新輸血医学. 第2版. 京都: 金芳堂; 1993. p.133-6.
67) Rubin MJ, Bruck E, Rapoport M. Maturation of renal function in childhood. J Clin Invest 1949; 28: 1144-62.
68) Pratt EL, Bienvenu B, Whyte M. The concentration of urine solutes by young infants. Pediatrics 1948; 1: 181-7.
69) 川上　義. 輸血とサイトメガロウイルス感染. Neonat Care 1995; 8: 207-11.
70) Arnold RE, Elliot EK, Holmes BH. The importance of frequent examination of infusion site in prevention postinfusion phlebitis. Surg Gynecol Obstet 1977; 145: 19-20.

71) Lewis GBH, Hecker JF. Infusion thrombophlebitis. Br J Anaesth 1985; 57: 220-33.
72) Moseley RV, Doty DB. Death associated with multiple pulmonary emboli soon after battle injury. Ann Surg 1970; 171: 336-46.
73) Swank RL. Alteration of blood on storage: Measurement of adhesiveness of "aging" platelets and leukocytes their removal by filtration. N Engl J Med 1961; 265: 728-33.
74) Reul GJ, Beall AC, Greenberg SD. Protection of the pulmonary microvascularture by fine screen blood filtration. Chest 1974; 66: 4-9.
75) Takaori M, Nakajo N, Ishii T. Changes of pulmonary function following transfusion of stored blood. Transfusion 1977; 17: 616-21.
76) Miller RD, Tong M, Robbins TO. Effects of massive transfusion of blood on acid-base balance. JAMA 1971; 216: 1762-5.
77) Moore EW. Ionized calcium in normal serum, ultrafiltrates and whole blood determined by ion-exchange electrode. J Clin Invest 1970; 49: 318-34.
78) Hinkle JE, Cooperman LH. Serum ionized calcium changes following citrated blood transfusion in anesthetized man. Br J Anaesth 1971; 43: 1108-12.
79) Boyan CP, Howland WS. Blood temperature: a critical factor in massive transfusion. Anesthesiology 1961; 22: 559-63.
80) Boyan CP, Howland WS. Cardiac arrest and temperature of bank blood. JAMA 1963; 183: 144-6.
81) Russell WJ. Discussion of the problems of heat exchange blood warming devices. Br J Anaesth 1969; 41: 345-51.
82) Arens JF, Leonard GL. Danger of overwarming blood by microwave. JAMA 1971; 218: 1045-6.
83) 柴 雅之, 田所憲治, 徳永勝士ほか. 濃厚赤血球製剤の保存におけるヒスタミン遊離及び補体の活性化. 日輸学誌 1994; 40: 711-5.
84) Iijima T, Aoyagi T, Iwao Y, et al. Cardiac output and circulating blood volume analysis by pulse dye-densitometry. J Clin Monit 1997; 13: 81-9.
85) 小川 龍, 藤田達士, 福田義一. 日本人の循環血液量正常値の研究. 呼と循 1970; 18: 833-8.
86) Sjöstrand T. Blood volume. Handbook of Physiology Circulation I. Baltimore: Williams & Wilkins; 1962. p.51-62.
87) Miller R D, Robbins TO, Tong MJ, et al. Coagulation defects associated with massive blood transfusion. Ann Surg 1971; 174: 794-801.
88) Collins JA. Problems associated with the massive transfusion of stored blood. Surgery 1974; 75: 274-95.
89) Witzke G, Adhulla W. Gerinnungsprobleme bei Massivtransfusionen: Eine experimentelle Studie. Anaesthesist 1979; 28: 322-7.
90) Leslie SD, Toy PTCY. Laboratory hemostatic abnormalities in massively transfused patients given red blood cells and crystalloid. Am J Clin Pathol 1991; 96: 770-3.
91) Schweizer O, Howland WS. Potassium levels, acid-base balance and massive blood replacement. Anesthesiology 1962; 23: 735-40.
92) Linko K, Tigerstedt I. Hyperpotassemia during massive blood transfusion. Acta Anaesth Scand 1984; 28: 220-1.
93) Jeter EK, Gadsden RH, Cate J. Effects of irradiation on red cells stored in CPDA-1 and CPD-ADSOL (AS-1). Ann Clin Lab Sci 1991; 21: 177-86.
94) Denlinger JK, Nahrwold ML, Bibbs PS, et al. Hypocalcaemia during rapid blood transfusion in anaesthetized man. Br J Anaesth 1976; 48: 995-1000.
95) Le Veen HH, Schatman B, Falk G. Cardiac arrest produced by massive transfusions. Surg Gynecol Obstet 1959; 109: 502-8.
96) Olinger GNM, Hottenrott C, Mulder DG, et al. Acute clnical hypocalcemic myocardial depres-

sion during rapid blood transfusion and postoperative hemodialysis: A preventable complication. J Thorac Cardiovasc Surg 1976; 72: 503-11.
97) Boyan CP. Cold or warmed blood for massive transfusions. Ann Surg 1964; 160: 282-6.
98) Dybkjaer E, Elkjaer P. The use of heated blood in massive blood replacement. Acta Anaesth Scand 1964; 8: 271-8.
99) Schwarzenberg L, Mathe G, de Grouchy J, et al. White blood cell transfusion. Isr J Med Sci 1965; 1: 925-56.
100) Winston DJ, Ho WG, Gale RP. Therapeutic granulocyte transfusions for documented infections: A controlled trial in ninety-five infectious granulocytopenic episodes. Ann Intern Med 1982; 97: 509-15.
101) Dale DC, Liles WC, Summer WR. Granulocyte colony-stimulating factor: Role and relationships in infectious diseases. J Infect Dis 1995; 172: 1061-75.
102) McCullough J, Weiblen BJ, Panel B VII. Effects of storage of granulocytes on their fate *in vivo*. Transfusion 1983; 23: 20-4.
103) Bhatia S, McCullough J, Perry EH. Granulocyte transfusions: Efficacy in treating fungal infections in neutropenic patients following bone marrow transplantation. Transfusion 1994; 34: 226-32.
104) Pegels JG, Bruynes ECE, Engelriet CP. Serological studies in patients on platlet- and granulocyte-substitution therapy. Br J Haematol 1982; 52: 59-68.
105) Stroneck DF, Leonard K, Eiber G. Alloimmunization after granulocyte transfusion. Transfusion 1996; 36: 1009-15.
106) Hubel K, Carter RA, Liles WC, et al. Granulocyte transfusion therapy for infections in candidates and recipients of HPC transplantation: A comparative analysis of feasibility and outcome for community donors versus related donors. Transfusion 2002; 42: 1414-21.
107) Price TH. Granulocyte transfusion: Current status. Semin Hematol 2007; 44: 15-23.

V

輸血事故,
輸血副作用・合併症

輸血事故

　輸血事故は究極的にその原因が人為的な場合に該当する。例えば，書類記載上の誤り，患者氏名の取り違え・誤認，血液型検査用血液の取り違い，あるいは期限切れ標準血清使用による血液型判定の誤りから発生した不適合輸血・溶血性輸血反応などは輸血事故となる。しかし，適切な検査過程を経て，かつ事務上の管理体制にも不備がなかったにもかかわらず発生する事故も皆無ではない。すなわち，ウイルス汚染血液に関しては最高の検査方法をもってその除去に努めてはいるが，ウイルス検出についてのwindow period（後述）中に採血された血液の問題などは現状では解決されていない。また，機器の誤作動から生じた事故などは，医療従事者の努力で解決できない場合がある。少なくとも，事故と合併症との区別は困難となる場合がある。

1 技術的な過誤（technical error）

a. 血液型判定，交差試験での誤り

　これには主として以下の要因が認められる。

　①血液型検査で誤った，あるいは不適当な術式に基づく過誤としては，被験赤血球量が標準血清量に対して過剰であったような場合，あるいは室温が10℃以下で検査が行われた場合などがこの範疇に属する。②不十分な検査としては，不規則抗体のスクリーニング中に，間接抗グロブリン試験で抗グロブリン血清と反応させて陰性であった場合，さらにIgG感作対照血球を加えて凝集を確認するべきであるが，この操作を怠った場合などが該当する。そして，③適切でない材料を使用した場合などがある。例えば，有効期間（4℃保存で6カ月間）を過ぎた標準血清を使用したり，試験を行う試験管の清浄性が保たれていなかった場合などがこれに該当する。

　表1は，柴田ら[1]が1995年から1999年までの5年間に病床数が300床以上の全国578病院を対象とした調査の結果であるが，血液型判定のミスの65.3％が医師によって生じている。これらは輸血，臨床検査を専門とする医師以外の医師によって血液型検査が行われ，その手技上の不完全さから誤った判定をして不適合輸血となったものである。最近は検査技師が専門的に血液型検査を行う傾向となってきている。そして，検査技師の当直体制とともに夜間といえども検査技師が血液型検査を担当する状態になってきている。さらに，同一検査室内でも輸血専門の検査技師のみが血液型検査を行う傾向となってきている。

b. 輸血操作に伴う過誤（operative error）

　①急速輸血器の輸血速度設定の誤り，回路外からの空気吸引に伴う空気栓塞の発生，②予測Hb値上昇計算の誤りに基づく不適当な量の赤血球輸血，③不適切な輸血セットの装着，④輸血前の目視検査で見落とした汚染血液製剤の投与，⑤輸血路確保時の皮膚消毒の不完全さによって生じた穿刺部感染症，⑥規定保存条件（4〜6℃）外におかれた赤

105

表1 原因の分類と過誤の当事者（175人）

原因		看護婦	医師	検査技師	事務員	薬剤師	不明
患者検体の取り違え	4件 (2.4%)	2	2				
血液型判定ミス	25件 (15.1%)		17	9			
血液型のコンピュータへの誤入力	1件 (0.6%)		1				
母子手帳の母親の血液型を記入	1件 (0.6%)		1				
カルテに血液型の誤記	5件 (3.0%)		4	1			
ベッドの血液型の誤記	1件 (0.6%)	1					
輸血依頼伝票への血液型の誤記	14件 (8.4%)	3	11				
輸血依頼伝票の血液型の確認ミス	2件 (1.2%)			2			
血液センターへの発注ミス	1件 (0.6%)				1		
添付ラベルへの血液型の誤記	2件 (1.2%)			2			
添付ラベルの取り違え	1件 (0.6%)		1				
カルテの血液型の確認ミス	8件 (4.8%)	1	6	1			
バッグの取り違え	71件 (42.8%)	47	25	2	2	2	1
患者の取り違え	19件 (11.5%)	17	2				
不明	11件 (6.6%)	7	2	1			1
合計 166件		78 44.6%	72 41.1%	18 10.3%	3 1.8%	2 1.1%	2 1.1%

（注）バッグの取り違え：別の患者用の血液バッグを誤って当該患者に輸血した場合をいう。患者の取り違え：当該患者用の血液バッグを誤って別の患者に輸血した場合をいう。
　1995年から1999年までの5年間に病床数が300床以上の全国578病院を対象とした調査で，血液型判定ミスと原因不明のものを除いた78.3％はすべて事務管理上の過誤である。さらに血液型判定ミスの65％が医師によってなされている。
（柴田洋一，稲葉頌一，内川　誠ほか．ABO不適合輸血実態調査の結果報告．日輸血学誌2000; 46: 545-64 より引用）

血球製剤の輸血に伴うHb血症の発生などがこの過誤に相当する。

2 事務管理上の過誤（clerical error）

　輸血事故の大半を占めるものが事務管理上での過誤に基づく人為的事故（human error）である[2]。上記の柴田ら[1]の表1の中で血液型判定ミスと原因不明のものを除いた78.3％は，すべて事務管理上の過誤であった。特に問題となるのは，血液バッグの取り違え事故であり，事務管理上の過誤の54.6％を占めている。そして，間違った患者への輸血，輸血依頼伝票に誤った血液型を記入してそのまま患者に誤った血液型の血液を輸血する事故などが大半を占めている。さらに，診療時間外での輸血時に60.2％が発生していること，緊急輸血での発生が47.0％であることから，操作を急ぐことが一つの要因であると考えられる。一方，表2はSuzuma[3]が発表したアメリカ合衆国の1976年から1985年までの輸血関連死亡報告であるが，急性溶血とされた死亡事故の44.5％は実質的に事務管理の過誤に該当するものと判断される。このSuzumaの調査では20.2％の肝炎，エイズ，移植片対宿主病（graft-versus-host disease：GVHD）による死亡が含まれているが，現在ではこれの発生が皆無となっているので，事務管理上での死亡事故が占める比率はさ

らに高くなってきているものと推察される。
　このような人為的な過誤を防ぐための要点を 表3 に提示している。人為的過誤を防ぐ

表2　Cause of transfusion-associated deaths in order of reported frequency : 1976-1985

Number	Cause
158	Acute hemolysis
42	Non-A, non-B hepatitis
31	Acute pulmonary edema
26	Hepatitis B
26	Bacterial contamination
26	Delayed hemolysis
15	Not associated
12	Donation of blood product
8	Anaphylaxis
5	External hemolysis
3	AIDS*
1	RBCs not deglycerolized
1	Graft-versus-host disease[†]
1	Records unavailable

＊Acquired immune deficiency syndrome ; 2 persons transfused in 1982, 1 in 1983.
[†] Immunocompromised recipient ; nonirradiated product.

（Suzama K. Report of 355 transfusion-associated deaths: 1976 through 1985. Transfusion 1990; 30: 583-90 より引用）

表3　人為的過誤防止要項

輸血マニュアル作成……	マニュアルによる統一した輸血手技の確立，医師・看護師教育 血液型報告書の整備（カルテへの表記禁止）
病院施設での改善………	リストバンド（血液型表示）の着用とバーコードシステムの導入 病棟での血液保管禁止
血液型検査………………	別個に採取した患者血液による血液型二重判定（可能であれば2人の検査技師による個別判定） コンピュータクロスマッチの利用※
輸血用血液発注…………	輸血依頼伝票（またはFax）による発注‥‥口頭指示の禁止 複数職員による血液型照合 検査技師の24時間勤務，輸血専属検査技師の配置 輸血血液バッグへ患者氏名の大きな文字での記入
輸血施行時の注意………	一職員による複数患者のための輸血血液の準備，照合，実施の禁止 （同一人での単一患者血液の準備，施行と複数人による照合，確認） 患者（家族）による血液型，氏名の確認 同一バッグからの分割輸血の禁止

※すでに検査されてコンピュータに登録されている患者血液型と輸血直前に検査された患者血液型と，そして輸血する血液バッグの表示の血液型とをコンピュータ上で照合することで，人間の文字の読み間違いなどの過誤を防ぐことができる。

ためには表3に示すコンピュータクロスマッチのように，コンピュータなどの機器を可及的に利用することが望ましい．

注1：ハインリック（Heinrich）の法則によると，1回の重大な事故に対して，同様な小さな事故（アクシデント）が30回発生していて，さらにこの小さな事故1回に対して，過ちを起こしそうになったが途中で気が付き，事故（アクシデント）には至らなかった出来事であるインシデント（潜在事例）が300回発生しているという．各医療機関ではリスク管理委員会を設立し，すべてのインシデント，アクシデントの収集に努め，それらの解析，防止策を確立することによって重大な事故の発生を防ぐべきである．

輸血副作用・合併症

輸血副作用と輸血合併症との区別は，前者が生体に対して血液製剤の投与により生じる目的以外のなんらかの作用が生じた場合であって，後者はその作用，あるいはその影響で引き起こされた生体に好ましくない，あるいは時として治療を必要とするような生体機能の恒常性を乱す現象，有害事象が生じた場合であると区別できる．しかし，両者の区別は容易でなく，混同して用いられている．例えば，4～6℃で保存されていたMAP血（マンニトール-アデニン-リン酸：mannitol-adenine-phosphate保存血液）を少量輸血すれば受血者の体温はわずかながら低下する．これは保存血輸血に伴う副作用である．そして輸血量が多くなり，生体の体温が34℃以下となった場合は，輸血性低体温であり，それによって心機能が抑制される，血液凝固機能が傷害されるとなった場合，これは合併症といえる．すなわち両者は連続していて，移行部分では両者を明確に区別することはできない．

1 免疫的合併症

a. 溶血性輸血反応（hemolytic transfusion reaction）

血液型不適合によって発生するものであって，その多くは適切な輸血前血液検査によって回避できる．不規則抗体による血管外溶血反応も最近はパネルセルが比較的広く利用されて，受血者の不規則抗体保有状態があらかじめ把握されていることが多く，それに対して適切な赤血球製剤を使用する関係上，これも回避できる．ただ後述する遅発性血管内溶血反応の発生を回避することは困難である．

1）血管内溶血反応（intravascular hemolytic reaction）
いわゆる異型輸血，不適合輸血（incompatible blood transfusion）に発生するものである．すなわち，大量の抗体を保有する血漿中に，これと結合する抗原を有する赤血球が輸血された場合に発生する．この中にもABO型不適合輸血で輸血後2～3分後にみられる急性溶血反応（immediate type），Rh型不適合でみられ輸血後1～2時間で発生する中間

Ⅴ．輸血事故，輸血副作用・合併症

表4　溶血反応症状の程度（血液型との関係）

血液型		臨床症状
ABO型	強烈度	A型血液のO型患者への輸血
		A型血液のB型患者，B型血液のO型患者への輸血
		B型血液のA型患者への輸血
Rh型	強	抗体量の増加とともに増強される
Kell型，Duffy型	中程度	
Kidd型		
Lutheran型，P型	↓	
Lewis型		比較的まれにみられる

（高折益彦．輸血合併症．高折益彦著編．輸液・輸血学を学ぶために．東京: 金原出版; 1992. p.266より改変引用）

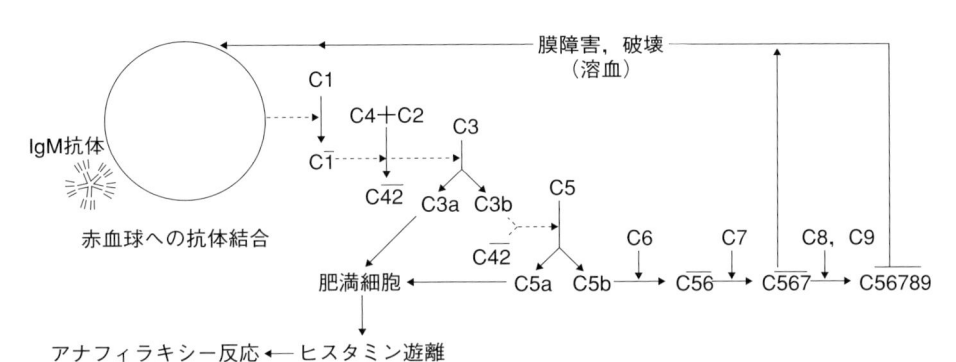

図1　不適合血液輸血に伴う溶血反応とアナフィラキシー反応の発生：IgM抗体の赤血球表面結合に伴う補体系活性から赤血球膜破壊まで
（高折益彦．輸血合併症．高折益彦著編．輸血・輸血学を学ぶために．東京: 金原出版; 1992. p.265より引用）

型溶血反応（intermediate type），異型ABO型の患者などで輸血後数日，あるいは数週間後に溶血がみられる遅延性溶血反応（delayed type）と分けられる。表4に血液型不適合溶血反応を生じる血液型と，その臨床症状の程度との概略を示した。

（a）急性（即時型：immediate type）血管内溶血反応

血管内溶血反応は図1のごとく，輸血された赤血球表面に受血者の血漿中の抗体〔免疫グロブリンM（immunoglobulin M：IgM）〕が結合し，それによって赤血球同士が結合，肉眼で認められる凝血塊を形成する。これを契機に血漿内補体系が活性化され，その連鎖反応で生じたC567，C56789などの補体結合体が赤血球表面に結合，その膜構造を破壊し，赤血球内部のヘモグロビン（hemoglobin：Hb）が流出する現象である。なお血漿内の補体の活性は，この場合alternative pathway（代替経路）からも始まり，C3からC3aとC3bとが作られ，さらにこのC3bはC5に作用してC5aとC5bを誘導する。この過程においてC3a，C5aはともに生体内の肥満細胞に作用してヒスタミンを遊離させ，アナフィラキシー反応を起こさせる。さらに赤血球とIgMとの結合体は，血漿中のⅩⅡ因子を

109

活性化させ内因性凝固を引き起こさせて播種性血管内凝固 (disseminated intravascular coagulation：DIC) にまで進展する。

症状は輸血開始から2～3分で始まり，不安感，胸内苦悶，頭痛，腹痛，排尿・排便感，呼吸困難 (窒息感) を呈する。また，輸血部位の血管に灼熱感，発赤を認め，ついで同部の蒼白化を認める。脈拍数は一次的に増加，血圧は低下してショック状態となる[4]。そして，意識消失，時に痙攣を認める。これら症状はC3a, C5aによるヒスタミン遊離作用のみならず，血管内での血小板，赤血球凝集によるDICに伴う症状として認められる。同時に，これら凝集血球，トロンビンの作用による血管内皮細胞傷害がDICの症状を固定化させる。DICの症状は単に機械的循環不全の症状のみならず，凝集血小板から遊離されたセロトニン，トロンボキサン，ロイコトリエンなどの作用にもよっている。また，赤血球崩壊に伴い細胞内のKが放出され，それに伴う高K血症も循環系症状の一因となる。さらにDICに伴う循環障害は腎臓にも波及し急性腎不全へと移行し，乏尿，無尿を来す。溶血して血漿中に放出されたHbは，主として血漿中のハプトグロビンと，一部はヘモペキシン（βグロブリン）と結合して肝臓にて処理される。しかし，遊離Hb量が多い場合には腎臓から尿内に排出され，ヘモグロビン尿 (hemoglobinuria) として認められる。ただ全身麻酔下にある患者では，これらの症状の発現が多少遅延したり，軽減されることがあるので注意を要する。

不適合輸血に気付いたときには，ただちに輸血を中止し，輸液 (20～30ml/kgの晶質液) と利尿薬を投与し，1ml/kg・hの排尿があるように努める。また，ステロイド薬の投与を行い免疫反応の緩和，さらに強心薬などの投与により循環機能の維持に努める。DICに対してはヘパリン (初回3,000単位，以後1,000単位/h)，メシル酸ガベキサート (FOY®)，の投与 (20～40mg/kg・day) を行う。慢性期，無尿期となった場合には，血液透析で対処する。表4に示したごとく，A型血液を血液型O型の受血者に輸血した場合がもっとも予後が悪いとされているが，ABO型不適合輸血に伴う死亡率は10～20％とされている[5]。

(b) 亜急性 (中間型：intermediate type) 血管内溶血反応

輸血開始から1～2時間後に発症，ヘモグロビン血症を認めるもので，Rh型不適合によるものが多いが，Duffy型，Kidd型，P型での不適合でも発生する。まれに急性血管内溶血反応と同様なショック症状を呈することがあるが，多くは不快感，不安感，胸内苦悶，悪心，嘔吐，皮膚の発赤，発熱などの症状を呈するにとどまる。

(c) 遅延型 (遅発性：delayed type) 血管内溶血反応

輸血後数日，あるいは2～3週間して溶血反応が現れるものである。上述のごとく，抗体がきわめて少ない状態の生体に輸血されたか，あるいは全く抗体が存在しなかった状態であったが，度重なる輸血でしだいに抗体が生産されてきて流血中の赤血球と反応して溶血が生じるものであって，ABO型で見られることが多い。そのほかRh型（抗E，抗C），Kidd型（抗Jk[a]，抗Jk[b]），Kell型（抗Ko），Duffy型（抗Fy[a]）などでも認められる。抗体産生量が少ないため症状は軽度である。黄疸，発熱，貧血，時にヘモグロビン血症，ヘモグロビン尿を認める。

以上，血管内溶血反応の症状，転帰を表5にまとめた。

表5 血管外溶血反応の症状と転帰

	急性溶血反応	中間期溶血反応	遷延性溶血反応
輸血後発症時期	2〜3分	1〜2時間	数日〜十数日
症 状			
胸内苦悶，不安感，頭痛	＃	＋	
腹痛，悪心，排便感	＃	＋	±
呼吸困難，皮膚発赤	＃	＋	
頻脈，血圧低下，ショック	＃	＋	発熱, 貧血, 頭痛
意識消失，痙攣	＃	＋	全身倦怠
血色素血症，血色素尿	＃	＃	＋
			（黄疸）
転 帰			
急性死	＃	＋	ー
腎不全	＃	＋	ー

（高折益彦. 輸血合併症. 高折益彦著編. 輸液・輸血学を学ぶために. 東京: 金原出版; 1992. p.268より引用）

2）血管外溶血反応

不適合Rh型，抗E，抗D，あるいは抗Le[a]，抗JK[a]，抗Fy[a]，抗Mなどの不規則抗体などの不適合輸血で現れる。この場合には血管内での溶血はなく，これら抗体が結合した赤血球は脾臓，肝臓などの網内系に捕捉され，そこで貪食され大量のHbが放出されるので，血液中の遊離Hb値，多くはビリルビン値が上昇する。症状は即時型，遅延型とで異なる。前者ではかなり激烈な反応として現れ一時的にショック状態を呈し，その後は皮膚の発赤，紅斑，蕁麻疹を生じる。数日後には黄疸を認めるようになる。後者では認めるべき初期症状なく，数日，ないし十数日して黄疸を認める。初期症状に対してはステロイド薬，輸液，解熱薬の投与などを行う。予後は良好である。

b. アレルギー反応，アナフィラキシー反応

これらの反応は輸血合併症の中でもっとも多く観察されるものである。表6は日本赤十字血液センターが平成16年に集計した1年間の報告症例であるが，これらの合併症の91％はアレルギー・アナフィラキシー反応に該当すると思われる。また，これらの約80％が抗血清蛋白抗体によるといわれる。また，抗HLA抗体で20％，抗血小板抗体で1〜2％が発生しているといわれる[4]。そして，使用された血液製剤の70％は血小板製剤である。また，輸血歴がある患者が90％を占める。そして輸血歴のない患者では，ほとんどが女性であって妊娠歴がある。すなわち，妊娠に伴う同種免疫がその主因である[4]。繰り返された輸血歴のある患者では，20％に血清蛋白抗体が産生されるといわれる。

アレルギー反応は，蕁麻疹，血管浮腫（特に口唇，眼窩周囲に多い），皮膚紅潮，皮膚瘙痒感と皮膚症状に限定したもので，アナフィラキシー反応ではこれらに加えて違和感，不安感，腹痛，便意，吐き気，嘔吐，喘鳴，呼吸困難，不整脈，血圧低下などの全身症状が生じる。これらの症状は輸血開始後数分から30分以内に発生する。症状の重症度も，違和感，皮膚の瘙痒感，蕁麻疹にとどまるものもあれば，ショック状態，意識消

表6　2004年度での使用製剤と副作用，症状発生数（頻度）

製剤	血小板製剤	赤血球M・A・P製剤	新鮮凍結血漿
供給本数	738,044	3,387,419	1,412,797
蕁麻疹等	317件（約1/2千）	112件（約1/3万）	100件（約1/1万）
アナフィラキシー（様）反応	114件（約1/6千）	90件（約1/4万）	21件（約1/7万）
アナフィラキシー（様）ショック	118件（約1/6千）	63件（約1/5万）	32件（約1/4万）
発熱反応	50件（約1/1万）	120件（約1/3万）	11件（約1/13万）
呼吸困難	50件（約1/1万）	82件（約1/4万）	8件（約1/18万）
血圧低下	21件（約1/4万）	51件（約1/7万）	7件（約1/20万）
TRALI	17件（約1/4万）	12件（約1/28万）	5件（約1/28万）
その他	22件（約1/3万）	76件（約1/4万）	9件（約1/16万）
計	709件（約1/1千）	606件（約1/6千）	193件（約1/7千）

（頻度は対供給本数比）

上記製剤には放射線照射製剤が含まれる。
蕁麻疹，アレルギー反応は，血小板製剤に多発する。これに対して赤血球製剤では，その1/3である。しかしアナフィラキシー反応は，赤血球製剤でも血小板製剤のそれと大差を認めない。

（日本赤十字社血液事業本部医薬情報課資料．2005年10月より引用）

失に達するものもある。これらの症状は患者が有する抗体，主として免疫グロブリンG（immunoglobulin G：IgG）抗体が輸血された血液製剤の血漿蛋白抗原と結合して補体系を活性し，生じたC3a，C5a（anaphylatoxin）が好塩基細胞，肥満細胞から各種の生物活性のあるメディエータを遊離するために生じる。そのほか免疫グロブリンE（immunoglobulin E：IgE）抗体が検出されていてアナフィラキシー反応を生じた症例が多く見られる。

　これらの症状の原因を血液製剤に対して発生したアレルギー反応，アナフィラキシー反応から鑑別すべきものとしては，急性（即時型）血管内溶血反応，手術手袋などによるラテックスアレルギー[6)7)]，細菌汚染血液[8)9)]，白血球除去フィルタ使用によったブラジキニン低血圧[10)11)]，そのほか同時使用の薬物アレルギーなどがある。

　表7は，一般患者血液から検出された血清蛋白抗体数であるが，日本人ではハプトグロビン，および補体C9に対する抗体検出率は4,000人に1人といわれる。これに対して欧米人では免疫グロブリンA（immunoglobulin A：IgA）抗体の検出率が700人に1人といわれる[4)]。日本人でも表7に見られるように，全抗体検出数の21％にIgA抗体が検出されている。日本人でのすべての抗体検出率は7〜8％といわれる。

　治療としては，施行している輸血の中止，抗ヒスタミン薬，ステロイド薬を投与する。アレルギー反応，あるいはアナフィラキシー反応を発生した症例でも，再度輸血を施行しなければならない症例がある。このような症例に対しては，輸血前の抗ヒスタミン薬，ステロイド薬投与の処置，赤血球製剤の投与では洗浄赤血球の輸血で対処する。しかし，これらの処置がこれら合併症の発生を必ず予防することにはならないので，発症時に救急蘇生処置を含む治療ができる器具・薬品を準備しておくべきである。

表7 患者血漿中の抗血漿蛋白抗体検出数

		抗体陽性*2	欠損
抗α2-マクログロブリン抗体	34		
抗C9抗体	25		
抗体種類*1			
抗IgA抗体	22		
抗セルロプラスミン抗体	12		
抗プロテインS抗体	4		
抗ハプトグロビン抗体	3	1	
抗C4抗体	2		
Total	102*3	1	

*1 検査項目：15項目
　　以下は全症例陰性：トランスフェリン，α1-アシッドグリコプロテイン抗体，α2-HS-グリコプロテイン，フィブリノゲン，プロテインC，プラスミノゲン，アンチトロンビン，β2-グリコプロテイン
*2 ELISA（＋），WB（＋）
*3 4症例において2種の抗体を検出

〔日本赤十字社血液事業本部中央血液研究所・十字猛夫．兵庫県輸血研究会資料（平成17年10月1日）より引用〕

c. 輸血関連免疫修飾（transfusion related immunomodulation：TRIM）

　輸血が免疫反応を変化させることが認められたのは，1977年のvan Esら[12]が動物実験で輸血を行った群で腎移植の生着率が向上することを認めたことに始まる．そして，1978年にはOpelz，Terasaki[13]が大量輸血を必要とした腎移植患者で，移植腎の生着率が良好であることを報告した．そして1980年には，Solheimら[14]が輸血することで395症例の死体腎移植に好成績を得たと報告した．すなわち，腎臓移植を受けた患者の臓器拒絶機能が，輸血された同種血に対して消耗されて免疫抑制（immunosuppression）が生じ，臓器生着が良好になるものと解釈された．もし，このような免疫抑制が輸血によって生じるならば輸血，特に同種血輸血が癌免疫，あるいは感染免疫にも影響することが考えられた．

1）癌再発・転移

　最初の報告はBurrows，Tartter[15]の結腸癌の再発率に関するものであった．すなわち，輸血施行群では癌再発による5年間の生存率は51％であったが，無輸血群では84％と有意差を認めた．またParrottら[16]も，517症例の大腸・結腸癌の根治手術で輸血を施行した群と輸血が回避できた群での7年間での予後を比較し，輸血した群では326症例中130症例（40％）が，非輸血群では125症例中の30症例（24％）が再発で死亡したと報告した．同様な結果は，胃癌[17]，乳癌[18]，前立腺癌[19]，肺癌[20]などについても得られた．また，同種血輸血を行うことは，腫瘍の転移も促進することがClarkら[21]，Stephensonら[22]によって報告された．

　しかしながらBuschら[23]は，自己血輸血群と同種血輸血群とを比較することによって，同種血輸血が結腸・直腸癌の手術予後を悪化させることはないと報告した．すなわち，手術後4年間生存していた症例は，前者で239症例中の148症例（62％），後者では236症

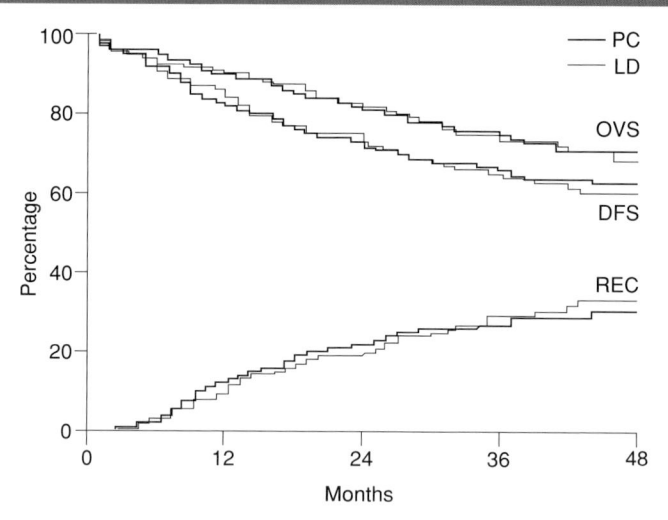

図2 白血球除去血液輸血群，非除去血液輸血群での4年間での生存率（OVS），無疾患生存率（DFS），癌再発率（REC）の変化
LD：白血球除去血液輸血群，PC：白血球非除去血液輸血群
(Houbiers JGA, Brand A, van de Watering LMG, et al. Randmized controlled trial comparing transfusion of leuko-depleted blood in surgery for colorectal cancer. Lancet 1994; 344: 573-8 より引用)

例中の158症例（67％）であった．さらに根治手術が行われた423症例で，再発がなかった症例は自己血輸血群で63％，同種血輸血群で66％であって有意差が認められなかった．しかしながら，無輸血群と比較すると，自己血輸血群，同種血輸血群の再発比率はそれぞれ1.8倍，2.1倍と有意に高率であった．すなわち，悪性腫瘍に及ぼす輸血の影響は明らかでなく，むしろ輸血を必要とする患者の背景因子が重要ではないかと推測された．

もし輸血が癌免疫に作用するとすれば，同時に輸血される白血球の作用が推測される[24]．そのため白血球の除去によって癌免疫への輸血の影響を防ぐことが可能であろうと考えられた[25]．Houbiersら[26]は，337の白血球除去輸血症例と360の白血球非除去輸血症例とを大腸・直腸癌切除後の生存率，癌再発率を比較した．しかし，その結果は図2のごとく両群に有意差を認めなかった．

2）手術後感染症

上記の癌再発への輸血の影響から，術後感染症に関しても検討がなされた．Tartterら[27]は，1986年に輸血と術後感染症の発生率との関係を検討した．しかし，その方法論に問題があるとして，再度1988年に輸血症例群，非輸血症例群の背景因子を均等にして大腸・直腸癌手術後の患者343症例について検討を行った[28]．それによると，輸血症例群での術後感染症発生率は33/134（24.6％），非輸血症例群では9/209（4.3％）と有意差を認めた．またDukeら[29]，Agarwallら[30]は外傷患者での輸血に関し，Murphyら[31]は冠動脈バイパス術後の症例で，Carsonら[32]は股関節手術で輸血による感染症の発生率が高くなることを認めた．感染症に関しても同種免疫の関与が想定されるので，自己血輸血と同種血輸血との比較が行われ，Heissら[33]，Innerhoferら[34]，Thomasら[35]は自己血輸血

が同種血輸血に比して感染症率を低下させるのに好ましいと報告した。また，これを裏付ける非臨床研究報告も数多くなされた。

しかしながら，Bushら[23]，Nielsen[36]，Vamvakasら[37]，Sauaiaら[38]は，自己血輸血が感染率を低下させるのに影響しないと報告した。同種白血球の有する免疫効果に関しては，Jensenら[39]が白血球除去を行うことによって大腸・直腸切除術後での感染率を低下させうると報告した。しかしながらFrietschら[40]，Wallisら[41]，Williamsonら[42]は，白血球除去が輸血後の感染症発生に影響しないと報告している。一方，保存血液の保存時間と感染症発生に関してVamvakasら[43]は，269症例の輸血症例での術後肺炎の発生は血液の保存日数が1日ごとに1％の割合で増加すると報告した。しかしOffnerら[44]は，外傷患者に輸血した血液の保存時間と術後感染症の発生率との関係は存在するが，それには共在する白血球の有無に関連しているのではないかと報告した。一方Llewelyn[45]は，冠動脈バイパス手術，股・膝関節手術症例を対象に白血球除去の有無と血液保存時間との関係を検討して，表8のごとく血液の保存日数と感染発生率との間には有意な関連性を認めることができないと報告している。またMynster[46]は，その総説で血液保存日数と感染症との関係は，いまだ明らかでないと述べている。

しかし，いずれの報告でも無輸血症例と輸血症例との間には有意差が認められ，輸血

表8　血液保存日数と感染症発生率

	Before ULR (T1) n = 997	After ULR (T2) n = 1098	OR/HR * (95％ CI)	p value
Postoperative infections †				
Dose of blood				
≧ 3 units	123/407 (30.2％)	122/480 (25.4％)	0.79 (0.59 - 1.06)	0.111
< 3 units	86/590 (14.6％)	98/618 (15.9％)	1.10 (0.81 - 1.51)	0.536
Age of blood				
≧ 3 units ≧ 17 days old	44/188 (23.4％)	52/192 (27.1％)	1.21 (0.76 - 1.93)	0.410
< 3 units ≧ 17 days old	165/809 (20.4％)	168/906 (18.5％)	0.89 (0.70 - 1.14)	0.359
Postoprative LOS ‡				
Dose of blood				
≧ 3 units	11.03 ± 10.33	10.06 ± 6.77	1.06 (0.93 - 1.21)	0.411
< 3 units	9.28 ± 7.61	9.18 ± 7.01	1.05 (0.94 - 1.18)	0.396
Age of blood				
≧ 3 units ≧ 17 days old	12.16 ± 12.87	10.59 ± 7.17	1.08 (0.86 - 1.33)	0.427
< 3 units ≧ 17 days old	9.49 ± 7.55	9.34 ± 6.86	1.02 (0.93 - 1.12)	0.588

* OR = OR for postoperative infections ; HR = hazard ratio for LOS. Values given are unadjusted for covariates.
† Values given are numbers of patients with suspected and proven postoperative infections/total number transfused (％): p = 0.073 and p = 0.371, respectively, for interaction of dose and storage age of RBCs on postoperative infections.
‡ Values given are means ± SD : p = 0.912 and p = 0.598, respectively, for interaction of dose and storage age on LOS.
ULR : universal leukocyte resuction, LOS : length of stay

(Llewelyn CA, Taylor RS, Todd AAM, et al. The effect of universal leukoreduction on postoperative infections and length of hospital stay in elective orthopedic and cardiac surgery. Transfusion 2002; 44: 489-500 より引用. 上記 LOS = length of postoperative hospital stay)

後感染症の発生に輸血が関係する可能性は否定できない。そして，それには保存された赤血球輸血に関係する可能性も示唆される。すなわち，Kruglugerら[47]が指摘するような保存中の赤血球膜抗原性の変化，それに伴いMunozら[48]が想定するような細胞性免疫の可能性が考えられている。

d. 移植片対宿主病（graft-versus-host disease：GVHD）

　本病態は輸血により受血者の血液中に組織適合性がない供血者の白血球（Tリンパ球）が注入されて受血者の組織に定着，増殖して，受血者の組織・細胞を非自己組織・細胞と認識して，これを捕捉，破壊する現象である。GVHDには，臍帯血移植を含む骨髄移植後GVHD（BMT-GVHD）と輸血後GVHD（TA-GVHD）とが存在する。ただ骨髄移植の際には，被移植者の骨髄組織は化学療法などによりすでに破壊された状態となっているので，移植白血球の標的とはならない。一方，輸血後GVHDでは，移植白血球によって本来の骨髄組織が破壊されて，それに対する処置が行われていないため，感染症，出血傾向を来して重症化する。

　1）発生の要因
　　霜田[49]が術後紅皮症として1955年に報告したのが最初であると思われる。しかし，おそらくそれ以前にも輸血後GVHDは発生していたものと思われる。またHathawayら[50]が免疫不全症例への輸血で発生したことを報告してから，本症は免疫不全時にのみに発生すると思われていた。しかし免疫不全状態はGVHDの発生に関係するものの，必要条件ではないことが認められた。そして，供血者，受血者のHLA型のある特殊な組み合わせの際に発生することが明らかになった。すなわち，受血者のHLAハプロタイプと供血者の同一のHLAハプロタイプを持つヘテロ接合体の場合で発生する。すなわち，受血者のTリンパ球がホモ結合（a/a）で供血者のTリンパ球がヘテロ結合体（a/b）となった場合，供血者のTリンパ球は受血者Tリンパ球から非自己Tリンパ球と認識されず放置され受血者組織に生着でき[51]，これが後に増殖して受血者の組織・細胞を捕捉，破壊する。日本人は比較的隔離された環境におかれた民族であるため，HLA型ホモ結合体に対してヘテロ結合体の血液が輸血される確立が1/600と他の民族に比して高い。特に血縁関係者間ではHLAハプロタイプの共通性が高くなり，そのヒトから得られた血液の輸血でのGVHDの発生率が高くなる。榊原ら[52]は1997年に63,257手術症例に96症例（0.15％）発生したと報告した。また1992年の日本赤十字社の報告[53]では，過去5年間（25,000,000の推定母集団）に171症例がGVHDと診断された。また，さらに発生させうるに必要なリンパ球数は，Rubinsteinら[54]によると1×10^4個/kgであるので，200mlの血液の輸血から発生する可能性もある。さらにHathawayら[55]によると，白血球の生活力（viability）は7〜9日といわれるので，新鮮血輸血での危険性は大きくなる。Hathaway[50]の症例のごとく，免疫機能が低下した状態下，担癌状態，高齢者では発生しやすくなる。以上の因子以外にも，Schroeder[56]は表9のような因子を提示している。しかし，輸血血液への放射線照射が普及してきた1996年以後，急速に発生は少なくなり，少なくともわが国では現今では全くその報告がない。

表9　GVHD発生のリスク因子

Significantly increased risk
　　Congenital immunodeficiency syndromes
　　Bone marrow transplantation：Allogeneic and autologous
　　Transfusions from blood relatives
　　Intrauterine transfusions
　　HLA-matched platelet transfusions
　　Hodgkin's disease
　　Patients treated with purine analogue drugs
Minimally increased risk
　　Acute leukaemia
　　Non-Hodgkin's lymphoma
　　Solid tumors treated with intensive chemotherapy or radiotherapy
　　Exchange transfusions
　　Pre-term infants
　　Solid organ transplant recipients
Perceived but no reported increased risk
　　Healthy newborns
　　Patients with AIDS

（Schroeder ML. Transfusion-associated graft-versus-host disease. Br J Hematol 2002；117：275-87より引用）

2）臨床症状，診断

　成人の場合には，輸血後早い場合には4日，中間値として10日に始まる発熱（＞38℃）で発現する[56]。しかし，さらに遅れて14～30日に及ぶ場合もある。主として体幹部に認められる紅斑，閉塞性黄疸と肝障害，種々の程度の胃腸障害，白血球・血小板減少症が表10に示されるような時間経過で発現する。これらの中で，皮膚，消化管，肝臓症状がもっとも多く，ほぼ発現する。一方，新生児の場合，発病は成人の場合に比して遅れ，その発病日の中間値は28日と報告されている[57]。そして，その後の経過も比較的緩慢であるが，予後は成人，新生児ともにきわめて不良である。

3）予防法

　放射線照射により輸血血液内の白血球を不活化する方法がもっとも効果的である。わが国では，15～50Gyの線量で発生の可能性のある血液製剤を照射するように定められている。完全に白血球を除去できない白血球除去フィルタの使用では，GVHDの発生を防止できない[58]。英国には，血液保存時間が2週間以上となった場合にはGVHGの発生は少なくなるので放射線照射を行わないとする規定もあるが[59]，危険性は否定できない。

　放射線照射での問題点は，赤血球からのKの流出である。放射線照射後の血清中K濃度の上昇はRamirezら[60]により報告され，Dinningら[61]も図3に示すような照射後ただちに生じるK値の上昇を認め，その後は従来から報告されているような上昇があることを示した。このような血清中のKを排除する目的から，照射された赤血球を生理食塩液で洗浄する試みもなされた。しかしStrauss[62]は，臨床的な立場から，その必要性がない

表10　輸血後GVHD症状発現，診断所見の時間経過

輸血後日数	症状	診断
4〜8	初期発熱，白血球増加	
7〜14	高度発熱 消化管症状（嘔吐，下痢） 体幹部紅斑 黄疸 GPT，GOT，総ビリルビン値上昇	マイクロキメリズム 皮膚基底膜への単核球浸潤 小胆管周囲単核球浸潤，組織壊死 血球貪食現象
12〜16	白血球・血小板減少 GPT，GOT，総ビリルビン値異常上昇	骨髄内リンパ球・組織球浸潤 骨髄無形成
18〜24	感染症，出血傾向，腎不全	供血者HLA優位リンパ球
21〜28	死亡＞90％	

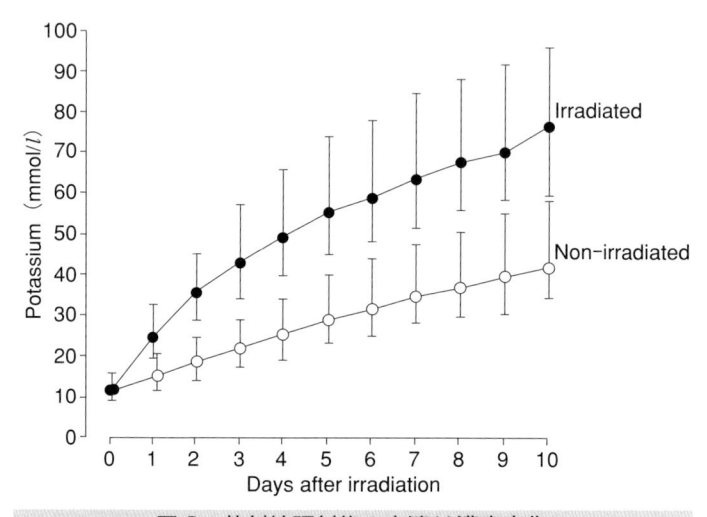

図3　放射線照射後の血清K濃度変化
15Gy照射後CPD保存液での10日間保存　20サンプルの平均値（±標準偏差）
（Dinning G, Doughty RW, Reid MM, et al. Potassim concentrations in irradiated blood. Br Med J 1991; 303: 1110より引用）

と述べている。また，Weiskopfら[63]は，赤血球洗浄した場合には一時的に血清K値は低下するものの，その後速やかに赤血球から血清へのKの流出が生じることを認め，もし洗浄するならば洗浄後速やかに輸血する必要性を強調している。また，照射によって赤血球内のAPTなどの有機リン酸化合物の代謝に変化を生じることはLeitnerら[64]によって認められているが，輸血後24時間には非照射赤血球と同等の代謝状態に回復し，その後35日間変化しないとMintzら[65]によって報告されている。

4）治療，予後
　GVHDが発生した場合の的確な治療法は，いまだ得られていない。また，予後はきわめて不良である。慢性的なGVHDに対しては，シクロスポリン，プレドニゾロンを使用

することも勧められている[66]が，急性的なGVHDには一般的に効果的ではない。急性的なGVHDに対しては，クロロキン[67]，ナファモスタット[68]，抗ICAM-1抗体[69]，シクロスポリンと抗CD3抗体（OKT3）との併用[70]などの治療法が試みられている。特にシクロスポリンと抗CD3抗体（OKT3）との併用で，患者を回復させることに成功した症例も報告されている[70]。

e. 輸血関連急性肺障害（transfusion-related acute lung injury：TRALI）

本症は"輸血後6時間以内に呼吸困難と低酸素血症を主徴として発症する非心原性急性肺浮腫"と定義されている[71]。しかし，以前からBarnard[72]，Wardら[73]によって"pulmonary hypersensitivity reaction"として報告されていて，Ward[74]は発症症例の血漿中に白血球に対しての抗体が存在することを指摘している。本症は年齢に関係なく，また性別にも関係なく発生する。発生率は0.02～0.16％といわれるが，実際の発生率は報告されているものよりも，さらに多いものと想定されている。

1）原因

現在発生原因については，(a) 免疫的機序によって発生するもの（免疫性TRALI），(b) 非免疫的機序によって発生するもの（非免疫性TRALI）によるものとが存在すると考えられていて，いまだいずれとも決定されていない。

(a) 免疫性TRALI

Ward[74]は，過去3年間に経験した3症例中の1症例に白血球抗体を検出し，そのほかの2症例については輸血した血液から白血球抗体を検出し，この白血球の抗原，抗体の反応が輸血後肺水腫の原因であるとし，Duboisら[75]も同様な報告をした。その後Kopkoら[76]は，このような免疫的反応と単球との活性化の両方が必要であるとし，Nishimuraら[77]は，HLA II抗原とそれに対する抗体との反応であると発表した。そして，動物実験からも，その発現の機序を免疫的機序から立証する報告がなされている[78,79]。

(b) 非免疫性TRALI

Sillimanら[80]は，10症例のTRALI患者を経験した。しかし，その臨床経過，および図4にみられる肺の病理所見は明らかにTRALIであるにもかかわらず，その半数にしか抗好中球抗体を認められなかった。このことから，血液製剤に含まれる燐脂質がその発生に関係するのではないかと推測した。事実Covinら[81]は，自己血輸血に伴ってTRALIを発生した症例を報告している。Sillimanら[82]は，血小板濃厚液から抽出した燐脂質をラットの肺に灌流することによって人間のTRALIと同様の所見を得ることに成功し，また，その燐脂質分画の同定にも成功している。

しかしKleinmanら[83]は，そのような燐脂質（lysophosphatidylcholin）のみで傷害を発生させることは困難で，なんらかの原因である程度の肺血管内皮細胞の傷害が根底に存在することが必要条件であろうと推測し，図5に示すような機序を提示している。

2）発生頻度

Popovskyら[71]によると，白血球抗体に基づくTRALIの発生は血液製剤5,000単位につ

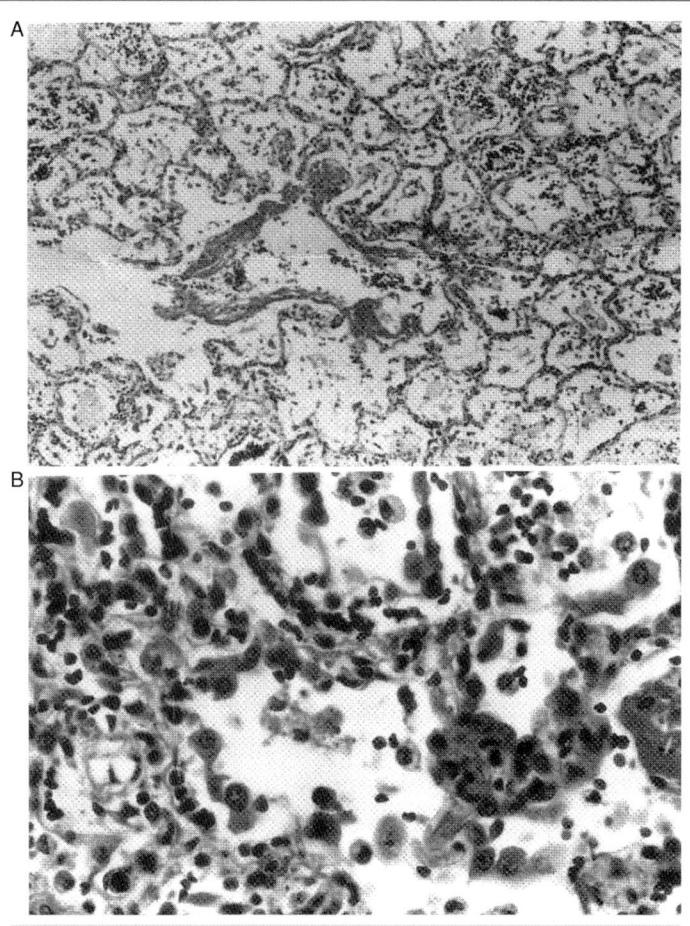

図4 TRALI症例の肺病理所見

全般的な肺胞構造の崩壊，肺胞内浮腫・出血，ヒヤリン膜形成を認めるが，肺間質の炎症は少ない。また，感染の徴候も認められない。この症例の肺組織からは培養で細菌，ウイルス，真菌，いずれも検出できなかった。

ヘマトキシリン・エオジン染色　　A：×40，B：×440

（Silliman CC, Paterrson AJ, Dickey WO, et al. The association of biologically active lipids with the development of transfusion-related acute lung injury: A retrospective study. Transfusion 1997; 37: 719-26 より引用）

き1回，すなわち輸血症例625症例につき1症例の発生といわれる。また，非抗体性のTRALIでは1,120単位につき1回と報告している。使用した血液製剤についてWilliamson[84]の報告では，新鮮凍結血漿（fresh frozen plasma：FFP）と赤血球製剤とでは50,000～60,000単位に1回，血小板濃厚液（platelet concentrate：PC）とクリオプレシピテート製剤で9,000～25,000単位に1回の頻度となっている。また，製品化された免疫グロブリンの投与によっても発生している[85]。このような発生頻度から，Suzama[3]による1976～1985年の10年間での輸血関連死亡報告では3番目に多いものとなっている。

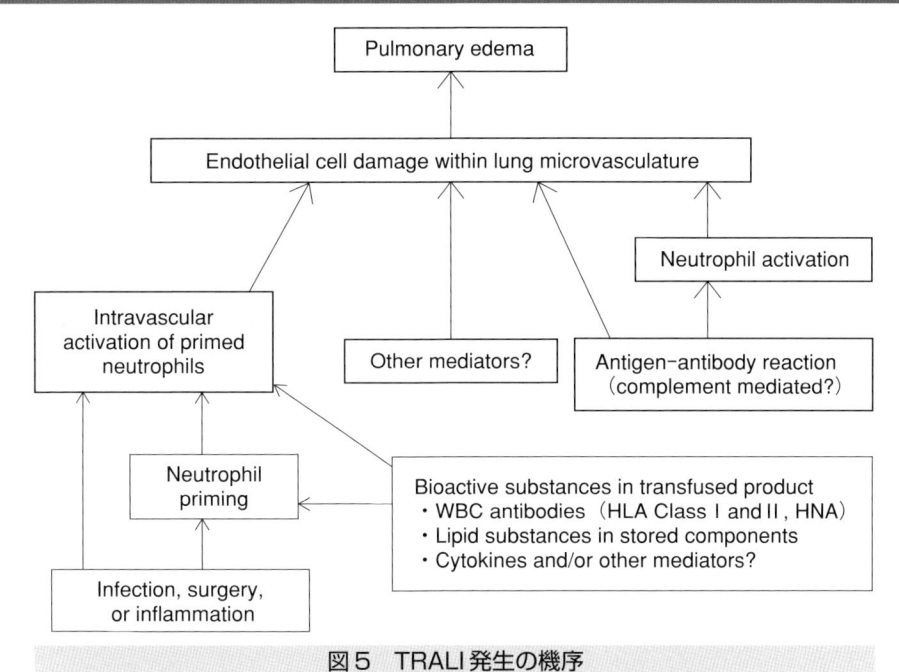

図5 TRALI発生の機序
細線の囲み部分は，肺への好中球の集積とその活性化の別経路を示す．
(Kleinman S, Caulfield T, Chan P, et al. Toward an understanding of transfusion related acute lung injury: Statement of a consensus panel. Transfusion 2004; 44: 1774-89 より引用)

3) 診断，臨床経過

The American-European Consensus Conferenceが推奨した診断基準[83]は，表11のごとくである．すなわち，その要点は①輸血以前に急性肺障害が存在せず，輸血後6時間以内に図6にみられるような両側の肺浸潤像，②低酸素血症（$Pa_{O_2}/Fi_{O_2} < 300$，$Sp_{O_2} < 90\%$），③正常左房圧（心不全の否定）が診断の基準となる．免疫的TRALIの発生率は，非免疫的TRALIよりも低頻度であるので，輸血した血液のHLA抗体を検索する．そして患者のHLA抗原と比較することも，診断の一助となる．

症状は輸血後1～2時間で呼吸困難，頻脈，肺野でのラ音，チアノーゼを認める．胸部X線像でびまん性の陰影を認める．一般的に非免疫的TRALIの臨床症状は軽度である．また，症状は4～6日間で消退することも，他の急性肺傷害と異なる．死亡率は5～10％と推定されている．

4) 予防，治療

TRALI発生の予防として，経妊婦から献血された血液からの製剤は使用しないことも考えられる[86]が，実際問題としてこれを実行することはできない．治療としては，酸素吸入で十分でない場合には，人工呼吸を必要とする．一般的な肺水腫の治療，例えば利尿薬の使用は病状を改善しないばかりか，場合によっては血圧の低下，頻脈の増悪を来すことがある．さらに血液酸素化が十分に得られない場合には，右心系バイパス内への人工肺挿入によって改善を図る．

表11　TRALI診断の推薦基準

1. TRALI criteria
    a. ALI
        ⅰ. Acute onset
        ⅱ. Hypoxemia
            Research setting:
                $Pa_{O2}/Fi_{O2} \leqq 300$,
                or $Sp_{O2} < 90\%$ on room air
            Nonresearch setting:
                $Pa_{O2}/Fi_{O2} \leqq 300$
                or $Sp_{O2} < 90\%$ on room air
                or other clinical evidence of hypoxemia
        ⅲ. Bilateral infiltrates on frontal chest radiograph
        ⅳ. No evidence of left atrial hypertension (i.e., circulatory overload)
    b. No preexisting ALI before transfusion
    c. During or within 6 hr of transfusion
    d. No temporal relationship to an alternative risk factor for ALI
2. Possible TRALI
    a. ALI
    b. No preexisting ALI before transfusion
    c. During or within 6 hr of transfusion
    d. A clear temporal relationship to an alternative risk factor for ALI

(Kleinman S, Caulfield T, Chan P, et al. Toward an understanding of transfusion related acute lung injury: Statement of a consensus panel. Transfusion 2004; 44: 1774-89より引用)

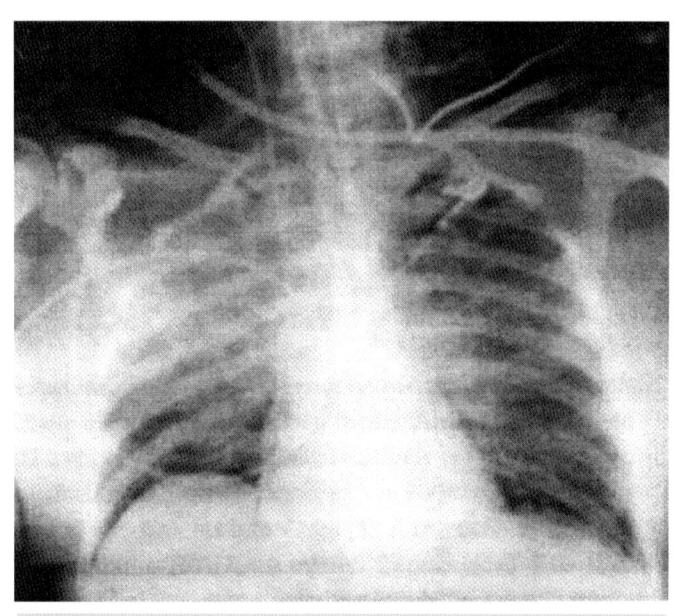

図6　TRALI患者の胸部X線像
　輸血数時間後に得られた所見で，両側肺野にびまん性の浸潤像がみられる。
　(Bux J, Becker F, Seeger W, et al. Transfusion-related acute lung injury due to HLAQ-A2-specific antibodies in recipient and NB1-specific antibodies in donor blood. Br J Haematol 1996; 93: 707-13より引用)

f. 輸血後紫斑病（posttransfusion purpura：PTP）

　本症は血液製剤投与後の3～12日に著しい血小板減少を来す合併症である。欧米での報告はあるものの，わが国での報告は少ない。

　発生には血液製剤投与とともに患者血液内に入った①不適合血小板抗原に対して抗体が産生され，これが自己血小板をも破壊に導く場合[87]，②血液製剤中の溶解性血小板抗原と患者血小板抗体との複合体が患者血小板と結合して破壊に導く場合[88]，③血液製剤中に含まれる溶解性血小板抗原が患者血小板に結合して抗体を産生させて自己血小板の破壊に導く場合[89] がある。もっと多くみられる場合は，HPA-1a陰性の患者にHPA-1a陽性供血者からの血液製剤が輸血され，そのために抗体が産生されて患者血小板が崩壊される場合であるが，GPIa/IIaなどを抗原とする場合もある[90]。

　頻度は少なく，妊娠歴のある中年女性に発生する[91]。血小板減少に伴い全身性の出血傾向を認めるが，発症後2～3週間で回復する。治療には免疫グロブリン（0.1～0.4g/kg・day）を2～5日間投与する[92]。

2 輸血感染症

a. プリオン感染症

　プリオン病は伝達性海綿状脳症（transmissible spongiform encephalopathy：TSE）の名称であり，古来知られていたクロイツフェルト・ヤコブ病（Creutzfeld-Jakob disease：CJD）以外に，ウシのbovine spongiform encephalopathy（BSE）が英国で伝染的に発生して，これを異型CJD（vCJD）として認めている。

　病原性については，蛋白説[93]，ウイルス説[94] などがある。蛋白説としては，正常のプリオンプロテイン（PrP^c）がなんらかの要因のために異常のPrP^{sc}に変化し，これが感染性を獲得するとしたものである。しかし，なぜ感染性を獲得できるのか立証が困難である。また，発症した動物の尿中にはPrP^{sc}を認めることができるが，これで他の同種の動物に感染を起こさせることができていない点など問題点が多い。一方，ウイルス説には，感染性のある核酸が得られていない。

　プリオン病が輸血によって伝搬された確実な報告はない。しかし，Kleinら[95] が報告した症例のように，輸血後にCJDが発症した症例，またCJD患者から得られた血液製剤（アルブミン）の輸注後にCJDが発生したPartyら[96] の報告，そしてHoustonら[97] のヒツジ間の輸血によってウシのBSEを発生させることができた事実から，輸血による感染を否定することはできない。さらにまた，vCJD感染を検出する検査法も各種[98][99] 試みられているが，一般的に用いられるものは得られていない。そのため現在わが国では，BSE発生増加国に一定期間滞在した人からは献血を受け付けない処置をとっている。

　白血球除去によって感染を防止する試みもなされている[100]。しかし，確実性に乏しい。そのため，もし輸血感染がありうるならば，供血者の選択を最重要課題とすべきで，その検疫体制の整備が必要である。

b. ウイルス感染症

1) 肝炎 (hepatitis)

わが国では，1969年からは輸血用血液は献血で得られたもののみとなり，かつ献血血液についてGOT，GPT検査を施行することにより，輸血後肝炎の発生率は16.2％に低下した。さらに1972年にはHBs抗原検査，1989年にはHBc抗体検査，およびHCV抗体検査が導入されて，輸血後肝炎発生率は2％に低下した。そして，1999年は核酸増幅検査（nucleic acid amplification test：NAT）検査が導入されて，感染率は著しく低下した。図7はアメリカ合衆国での輸血後肝炎の発生率の年次変化であり，1996年にアメリカ合衆国での感染危険性は表12のごとく，B型肝炎で63,000人に1人，C型肝炎で103,000人に1人と推定されるに至った[101]。なお，その当時，それぞれのwindow period—注2—は平均59日，82日となっていた[102]。しかし，現在のwindow periodは表13のごとく，B型肝炎ウイルスで34日，C型肝炎ウイルスで23日である。そのため，さらに感染の危険性は低下していると推測される。また，1997年にWhyteら[102]が行ったオーストラリアでの調査では，B型肝炎，C型肝炎それぞれの感染危険率は100,000人につき2.7，4.3件であった。日本赤十字社の2005年での調査では，B型感染の予測発生件数は13〜17/年，すなわち340〜450×10³バッグで1件の発生，C型肝炎では実際の発生率が少なく予測患者数の提示は困難ではあるが，22×10⁶献血者に1件の可能性が示されている[103]。事実2005年中に日本赤十字社へ報告されたB型肝炎発生件数は10件，C型肝炎数は1件となっていた[103]。このようにB型肝炎の発生率が高いのは，そのwindow periodが個体によって差があることによるものと考えられている。この時期まで50検体をまとめて検

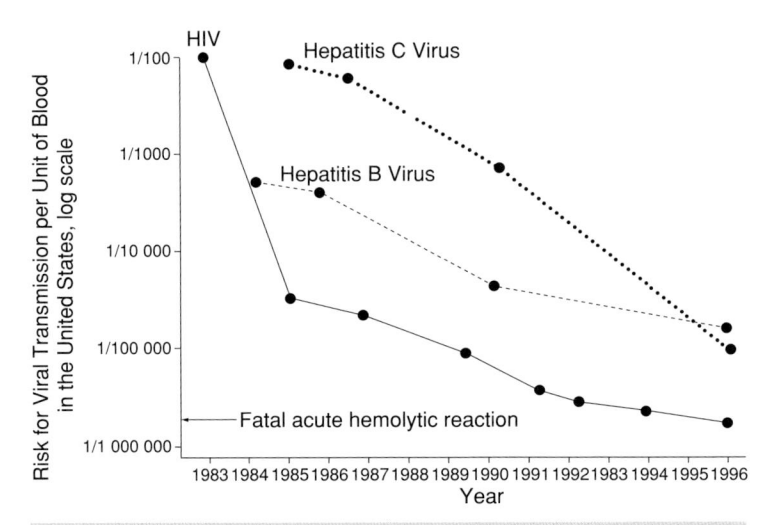

図7 アメリカ合衆国における輸血後AIDS，C型・B型肝炎発生率
矢印は急性溶血性輸血反応発生率（Linden JV, Paul B, Dresseler KP. A report 104 transfusion errors in York State. Transfusion 1992; 32: 601-6）で，これとの比較を示している。

（AuBuchon JP, Birkmeyer JD, Busch MP. Safety of the blood supply in the United States: Opportunities and controversies. Ann Intern Med 1997; 127: 904-9より引用）

表12 アメリカ合衆国における輸血によるウイルス感染発生率（1996年）

VIRUS*	CRUDE RATE			ADJUSTED RATE		
	NO. OF SEROCON-VERSIONS	NO. OF PERSON-YR	INCIDENCE RATE PER 100,000 PERSON-YR	NO. OF SEROCON-VERSIONS	NO. OF PERSON-YR	INCIDENCE RATE PER 100,000 PERSON-YR (95% CI)[†]
HIV	33	822,494	4.01	27	801,571	3.37 (2.22 - 4.76)
HTLV	9	822,417	1.09	9	801,572	1.12 (0.51 - 1.98)
HCV[‡]	16	330,924	4.84	14	324,356	4.32 (2.35 - 6.87)
HBV						
HBsAg	33	822,426	4.01	33	801,553	4.12 (2.83 - 5.64)
Total HBV[§]	—	—	9.54	—	—	9.80 (6.74 - 13.42)

* Markers for each virus were assayed as described in the Methods section.
[†] Among donors whose prior donations were usable. CI denotes confidence interval.
[‡] Data are limited to donations screened by the second-generation enzyme immunoassay, the use of which began in March and April 1992.
[§] Data were adjusted for transient antigenemia by multiplying the incidence rate of HBsAg seroconversion and the 95 percent confidence interval by 2.38, on the assumption that 42 percent of HBV infections are detected by the assay for HBsAg.

（Schreiber GB, Busch MP, Kleinman SH, et al. The risk of transfusion-transmitted viral infections. N Engl J Med 1996; 334: 1685-90 より引用）

表13 各ウイルスのウィンドウ期間と抗体検出時期

HIVの感染性ウィンドウ期間	11日	（抗体検査：22日）
HBVのウィンドウ期間	34日	（抗原検査：59日）
HCVのウィンドウ期間	23日	（抗体検査：82日）

〔今井光信．ヒト免疫不全ウイルス（human immunodeficiency virus: HIV）日本輸血学会認定医制度審議会カリキュラム委員会編．日本輸血学会認定医制度指定カリキュラム．東京：日本輸血学会；2005. p.285-8 より引用〕

査してきたが，2004年以降20検体をまとめて検査することとなったので，検出率はさらに向上しているものと予想される．また，感染状況の正確な把握のために，血液製剤の投与を受けた患者については，その後の血清学的な検査を行う遡及調査を各医療機関が自主的に行うよう定められている．

注2：window periodとは，感染症に感染していても，それを示す検査で陽性を示さない時期である．例えば，肝炎ウイルスに感染していても，その抗体が生産されるまでの期間，そしてその量が検査感度に達するまでの期間，同様に抗原に関してはウイルスの増殖が十分でなく，抗原量が少ない期間に相当する．

C型肝炎の感染初期症状は，全身倦怠，食欲不振，悪心，上腹部重圧感，頭痛などであり，これらの症状が3～4週間持続して回復，あるいは慢性期に入る．血清GOT，GPT値

は症状発現よりも早期に上昇する。黄疸，発熱の発現は少なく，白血球減少，貧血を認めることが多い。C型肝炎での症状は一般に軽度である。ただ，まれに劇症型となることがあり，この場合には白血球増加，発熱，黄疸を伴い，肝不全，循環障害から死亡する。C型肝炎からの肝癌への移行は10～30年間に30～40％で発生し，年間6～8％といわれる[104]。C型ウイルス排除のためインターフェロンが用いられる。全症例での30～40％では効果が認められるが，日本人に多いとされるゲノタイプ1bに対しては効果が少ない。B型肝炎の症状は，C型肝炎よりも急性期の症状は著しいが，慢性化する傾向は少ない。

2）後天性免疫不全症候群（aquired immunodeficiency syndrome：AIDS）

本症は中央アフリカのザイール地方に古くから存在したといわれる地方病であって，ウガンダ地区のAIDSウイルス（human immunodeficiency virus：HIV）に対する抗体保有率は30％といわれる。HIVウイルスはエンベロープを有し，コア内にはRNA遺伝子とその転写酵素を有する。生体に感染すると11～12日後に，NAT検査でウイルスのRNAが検出される。その後1～2週間で抗体も検出されるようになるが，それと同時に血液中のウイルス数が減少して，NAT検査の検出限界以下になることがある。しかし抗体は存続し，ウイルスは残存する。日本赤十字社によると，1997年から2000年までの献血血液からの検出率は1/3.17×10^{6}であった[105]。アメリカ合衆国でのAIDS罹患率は低下してきているが，わが国での罹患率はいまだ直線的に増加している。NAT検査でHIV陽性血液は排除に努めているが，上述のwindow period内の危険性を考慮して，輸血用血液の献血時には問診で，汚染血液を受け付けないように努めるべきである。

AIDSは種々の症状，臨床経過を示す。第1群，急性感染期群では感染3～7週間後にインフルエンザ様症状，伝染性単核球症様症状とバラ疹を伴うもの，無症状で経過するものもある。この群ではHIV抗体陰性であって供血者として危険である。第2群，無症状感染者群ではHIV抗体は陽性となるが無症状であり，数年でAIDSとなる。第3群，AIDS関連症候群に属するものは持続性の全身性リンパ節腫脹を呈するもので2～4カ月間この症状が持続する。第4群はいわゆるAIDS症候群であって，免疫不全に伴う各種感染症（特にカリニ肺炎，カンジダ症），神経系疾患，カポジ肉腫などを発病する。

3）成人T細胞白血病（adult T cell leukemia：ATL）

本症は，human T-lymphotrophic virus type-1（HTLV-1）によって発症する疾患である。わが国では，九州，四国，沖縄地区に多く，全患者の60％以上がこの地区に集中している。男性は女性に比してやや多く，発症年齢は50歳以上である。一般の感染経路は，母乳，精液を介するものであるが，輸血による感染はOkouchiら[106]によって認められた。血液製剤中，赤血球製剤，血小板製剤，FFPはウイルスを伝播させるが，血漿分画製剤（加熱によってウイルスが不活性化される）は伝播させない。

臨床症状としては，急性型ではリンパ腺腫脹，皮疹，肝・脾腫脹を呈し，末梢血液中に核に切れ込み，分葉傾向がある特異なリンパ球，いわゆるATL細胞（花細胞）を認める。ただ慢性型では，この細胞の発現は少なくなる。感染の有無は抗体検査で診断できる。その抗体検査には，間接蛍光抗体法，ゼラチン粒子凝集法，酵素抗体法など[107]が用

いられている．抗体の検出は，感染後50日以内に認められるようになる．現在，献血された血液については，抗体検査が行われて危険性のある血液は廃棄されるため，感染はほぼ完全に排除されている．なお，HTLV-1は脊髄症（HAM/TSP），ブドウ膜炎も発症させる．特に脊髄症は輸血感染による場合が多く，女性に多く発生する．一方，ブドウ膜炎は成人若年者に多く発生する．

4）そのほかのウイルスによる感染症
（a）ヒトサイトメガロウイルス（cytomegalovirus：CMV）

抗体陰性患者，免疫機能低下患者への輸血で，間質性肺炎，肝炎，脾腫，網膜炎，異型リンパ球（CMV単核球症）発現などの症状を呈する．わが国の妊婦について検査した結果がNumazakiら[108]によって報告されているが，それによると95％に抗体が検出されている．すなわち，日本人の供血者からの血液は，ほとんどMCV感染血液と考えるべきである．したがって，骨髄移植など臓器移植を行う際に，もし対象者がCMV抗体陰性である場合にはCMV陰性の血液を使用する注意が必要である．Yeagerら[109]の報告にみられるように，抗体陰性の母体から出産した新生児ではCMV感染率は0％であり，そのうち輸血を受けた10症例（13.5％）にCMV感染が生じ，さらにそのうち低体重児の4症例が死亡している．一方，CMV抗体陽性者が多い日本人の場合，輸血による発症率はまれである．一方，抗体陰性者の多いとされる欧米においては，Tegtmeier[110]の報告にみられるごとく，輸血による発症率は1.1％と少ない．

赤血球製剤・血小板製剤から白血球除去を行うことによって感染率を低下させることができる[111]．感染が発生し，治療を要する場合には，ガンシクロビル，抗CMV抗体高力価ヒト免疫グロブリン製剤を用いる．

（b）ヒトパルボウイルス（human parvovirus：B19 virus）

献血血液については，問診により皮膚紅斑（伝染性紅斑症），発疹の有無を尋ね，さらに血清学的スクリーニング[112]を行い，輸血による感染は認められなくなった．しかし，伝染性紅斑症には流行があり，一時的にウイルス感染を示すreceptor mediated hemagglutination（RHA）陽性者が増加することがある．小児では，皮膚の発疹は60〜70％で認められるが，症状は重症化することなく消退する．しかし成人では，関節炎，肝炎，心筋炎などを併発したりすることがある．また，ウイルスが骨髄内，特に赤芽球で増殖するため，特異な赤芽球を末梢血に認める．慢性溶血性貧血患者では，急性赤芽球癆（alplastic crisis）を生じる．

このウイルスは，熱，酸，界面活性剤に強い抵抗性をもっている．そのため血漿分画製剤での感染がある．しかし最近では，RHAによるスクリーニングが徹底したため，感染の危険性がほとんどなくなった．

（c）エプスタイン・バーウイルス（Epstein-Barr virus：EBV）

わが国では，このウイルスで発症する疾患として成人の伝染性単核球症（infectious mononucleosis）が認められている．診断は，血清中にEBVの頭核抗原（viral capsid antigen）に対する抗体（IgM, IgG）を認めることで得られる．ただ古い時代に感染があった場合には，IgGのみの抗体を認めるのみとなる．輸血によって感染した場合には，発熱，

咽頭炎，頸部リンパ腺腫脹などの伝染性単核症症状を認めるが，1〜3週間で回復する。なお，肝炎症状を伴うことがあるので，輸血後肝炎との鑑別が必要となる。また，EBV特異的細胞免疫欠損症の場合には，Bリンパ腫が高率に発現して重症化する。献血の際には，問診で過去の感染者も含めて献血から排除するような処置がとられているが，症状が軽度であることが多く選別は困難である。なお，治癒しても6カ月以内での献血は禁止されている。

(d) ウエストナイルウイルス (West Nile virus：WNV)

わが国では，輸血による感染は報告がない。しかし最近，アメリカ合衆国で流行があり，海外帰国者からの3週間は献血が禁止されている。症状は発熱，頭痛，筋肉痛，筋力低下，発疹，リンパ腺腫脹がみられ，1週間程度で回復する。ただ高齢者などでは，髄膜炎，脳炎に移行して死亡する症例（1％）もみられる。逆転写ポリメラーゼ連鎖反応（reverse transcriptase-polymerase chain reaction：RT-PCR）法でウイルスRNAを検出して診断する。

c. リケッチア感染症

輸血によりロッキー山紅斑熱，発疹チフスに感染したといわれるが，ともにきわめてまれである。

d. 細菌感染症

敗血症患者から輸血用血液が供給されることは皆無に等しいが，慢性の菌血症で症状がない，あるいはほとんどない供血者から血液が供給されることはありうる。潜在性のサルモネラ症の献血者から得られた血液から感染，敗血症を生じた報告[113]がある。また，供血者の血液中にごく少量の菌数があっても，保存中にその菌が増殖する場合には，重篤な臨床症状を呈してくる場合がある（後述の汚染血液・敗血症を参照）。

エルシニア菌（*Yersinia enterocolitica*）の保菌者は，比較的高頻度に存在するものと推測される。Makilkolaら[114]がフィンランド，ドイツで健康献血者を対象にイムノアッセイ法を用いて検出したところ，菌抗体保有率はそれぞれの国で19％，33％であった。しかし，対象者には発熱，下痢などの症状はほとんどなかった。わが国での献血問診でも検出は困難である。アメリカ合衆国での感染率は$1/9 \times 10^6$であった[115]が，ニュージーランドでの感染率は$1/65 \times 10^3$であった[116]。感染した血液の輸血による敗血症での致死率は，50％以上と高率である。わが国でもMAP液保存が導入された当初は，血液保存期間が42日間であったが，エルシニア菌の汚染血液が頻繁に発見されたため，MAP血の保存期間は現行の21日間保存に変更された経緯がある。しかし幸いにして，エルシニア菌の汚染血液の輸血，それによる敗血症の報告はない。

口腔内細菌による菌血症も，無症状状態で存在することもある。特に本症は歯科治療に伴い発生しているといわれる。そのため，3日以内に歯科治療を行った献血者からの献血は許されていない。同様に，熱傷，外傷，皮膚感染症のある場合での献血も許されていない。大手術，複雑骨折の場合には6カ月間，供血者となることが許されていない。たとえ軽微な感染症でも，室温で保存される血小板製剤については，その中で速やかに細

菌の増殖が起こるため慎重に対処すべきである。

　ブルセラ菌（*Brucella*）は，家畜から潜在的にヒトに感染していることがある。とりわけ牛乳からの感染が多い。4℃の血液保存条件下で数カ月生存する。感染後12〜15日で発病し，典型的な波状熱，リンパ腺腫脹を呈する。本症は，地中海熱，マルタ熱として有名であるが，全世界的にも分布している。わが国では，家畜防疫と乳製品の滅菌が徹底して行われているため家畜ブルセラ症，ヒトブルセラ症ともに，きわめてまれである。したがって，輸血上の問題はないと考えられる。しかし海外では，輸血による感染の報告[117]がある。

e. 原虫感染症

1）梅毒（syphilis）

　輸血による梅毒感染は，1932年の中野による報告といわれ，1948年の東大分院事件も歴史に残っている。しかし，1960年以降には著しくその数が少なくなった。理由は，ほとんどの輸血が保存血液の輸血に替わったためである。すなわち，梅毒の病原体である梅毒トレポネーマ（*Treponema pallidum*）は2〜4℃，96時間保存で死滅する[118]ためである—注3。一時期のように，採取した血液をただちに輸血する新鮮血輸血，いわゆる生血輸血が少なくなったことが発生の防止に役立っている。さらに血清学的スクリーニングの発達，抗生物質の使用による顕性梅毒の減少なども感染防止に役立っている。感染の早期では，血清学的検査〔梅毒トレポネーマ感作血球凝集（*Treponema pallidum* hemagglutination：TPHA），梅毒血清学的診断（serological test for syphilis：STS）〕ともに陰性であるが，感染力は強力であるので注意を要する。したがって，生血輸血は危険である。また，血小板製剤のように室温保存での血液製剤には，感染性が温存されている。そのため献血時の問診，血清学的検査は重要である。ただ，震盪して十分な酸素に曝露させることによって感染力は低下するとのvan der Sluisら[119]の報告もある。また，上記の血清学的検査は，いずれも病原体そのものを検出する検査法ではないことが問題である。

　注3：実質48時間の4℃保存で感染力は消失する。しかしながら，van der Sluisら[119]によると，感染は輸血される血液に含まれるトレポネーマ（*Treponema*）数に関係するといわれる。

　輸血による梅毒感染は4〜8週間の潜伏期間後，第2期症状から発病する。すなわち，発熱，筋肉痛，嗄声，脱毛，リンパ腺腫脹，皮膚疹を呈する。さらに，後期症状が比較的早期に発現する特徴を有する。

2）マラリア（malaria）

　原虫（*Plasmodium*）は，低温保存下で数週間生存する[120]ため，低温保存された血液製剤投与に伴い伝播される。Bruce-Chwatt[121]により1911年に最初の輸血性感染の報告がされてから，1975年までに毎年6〜145症例の割合で増加してきているといわれる。1935年に酒井[122]によって輸血によるマラリアの感染症例の報告があったのちも，1960年以前

ではわが国でも輸血による感染は少なくなかった。幸い最近ではまれなものとなってきたが，しかし皆無とはいえない状態にある[123]。患者の検出に顕微鏡下で原虫を検索する操作は，献血血液のスクリーニングには適しない。マラリア原虫に対する抗体検査[124][125]も開発されてはいるが，いまだわが国を含め，多くの国でスクリーニング検査への応用には至っていない。すなわち，数少ないマラリア感染者の検出は問診による個人申告に頼り，免疫学的検査を一般献血検査に導入するに至っていない。わが国では，マラリア流行地に居住していた者，またその地への旅行者についても，供血者となることは帰国後3年間は許可されていない。アメリカ合衆国での1963年から1999年までの統計では，マラリア感染血液の59％が国外から移住した供血者からの血液であった[126]。献血者に対しての問診の際には，最近の発熱状況について詳細に尋ね，特にマラリア特有の発熱状況がなくても頻繁に発熱が観察される場合には供血者となることを許すべきでない。かつて感染していて治療により症状が消失していても，3年間は供血者となることが許されていない。

3) シャーガス病 (Chagas disease)

クルーズトリパノソーマ (*Trypanosoma cruzi*) の感染によって発病する疾患であって，ラテンアメリカ地域に広く分布している。輸血によって発病することが記載[127]されたのは1952年で，その後わが国を含め全世界に拡大している[128]。原虫は低温保存下の全血中で18日間生存し続ける[129]。さらに凍結下でも，少なくとも24時間は生存可能である[130]。しかし，低温加熱滅菌によって死滅させることが可能である[128]。

20～40日の潜伏期間後，発熱を初期徴候として発病し，脾腫，肝臓肥大，リンパ腺腫脹を伴う。重傷者には中枢神経症状を伴うものもある。そして6～8週間後には慢性期へと移行する。この時期には不整脈，心筋炎などの傷害により突然死[131]を来すことがある。しかし，20％の感染者では全く無症状で経過する。したがって，感染地域居住者からの献血，ならびにその地区への旅行者からの献血は回避している。感染の確認には，各種検査法[132]～[134]が開発されている。特にラテンアメリカからの移民が多い北アメリカでの献血では，献血者の選択に注意が払われている。わが国でも，ラテンアメリカからの移住者が増加する傾向にあるので，注意が必要である。

4) バベシア症 (babesiasis)

本来，齧歯類，あるいはウシが感染するバベシア症がアカネズミを介して（ネズミ寄生のダニを介して），ヒトに伝染することが認められている[135][136]。また，輸血によって伝播され，ヒトで感染症を起こすことが認められている。北米で比較的その症例が多いといわれる[137]。原虫は赤血球に感染し，その症状はマラリヤに類似している。発熱，悪寒，筋肉痛，貧血，黄疸などを呈する[137]。わが国では，神戸で献血血液の輸血を受けた患者からの発生が報告されている[138]。

5) その他

トキソプラズマ症[139]，カラ・アザール症，フィラリヤ症などが輸血感染症として認め

られているが，わが国ではいまだ未確認である。

以上，B型・C型肝炎ウイルス，AIDSウイルス，成人T細胞白血病ウイルスなどの検出はかなり精度が高く，これらの感染はきわめて少なくなっているが，その他の感染症はまれではあるものの上記ウイルス症感染よりも感染の危険性は高い状態にある。そして，今後も常に，その予防に注意しなければならない。

3 輸血手技関連合併症

以下に述べるa～cについては，その多くが大量輸血に伴う場合が多い。ただbについては，その他の因子の関与もありうる。

a. 循環血液量調節不全

出血が生じた場合に正確な出血量を測定するのは，実際の臨床の場においては決して容易なことではない。そのため赤血球製剤，血漿製剤，代用血漿剤，そして晶質液の投与により循環血液量に過剰状態（hypervolemia），あるいは不足状態（hypovolemia）を来すことはまれではない。このような異常循環血液量状態は，それぞれ循環機能，酸素代謝機能に変化を与え，生体全体のホメオスターシスに影響する。

1）循環血液量減少（hypovolemia）

一般に外科医，麻酔科医が評価する外科的出血量は，実際の出血量よりも多いのが通常である[140]。しかし，6～7ml/kgの出血では高年者，きわめて全身状態が低下した患者以外，血圧，脈拍数に変化を認めがたい。一方，静脈圧は確実に低下する[141]。さらに赤血球製剤投与の基準[142]に従い，患者の予想循環血液量の20％未満の出血に対して晶質液で対処していた場合には，循環血液量に減少を来している場合もある。しかし，膠質液で対処していた場合には，循環血液量は一般手術時間（3～4時間）中では維持され，血圧はむしろ軽度の上昇，脈拍数には変化を認めない場合が多い[143]。しかし，出血量が増加し出血量がその患者の正常循環血液量の15％以上となった場合に表14に示されるごとく，初めて血圧，脈拍などに変化が現れる。これは交感神経系を介した血管収縮作用の限界と，血管外からの組織間液の血管内流入による代償機能—注4—を超えた現象と解釈できる。

注4：Birkeら[144]は，脾臓を摘出したイヌで循環血液量の30％の脱血を行ったあとの血管内血漿再充填は24時間で88％生じると報告し，Ebertら[145]は図8にみられるごとく健康人でもほぼ同様な結果を得ている。しかし，血管外組織液の流入による血漿量の充填は時間単位であって，一般手術時間内（3～5時間）には生理的循環血液量を補填するには十分とはいえない。

このような状態，すなわち循環血液量にその20％を超えて不足が生じれば表14にみられるバイタルサインの変化を認める。さらに，手術中の輸液管理がすでに行われている場合には，むしろ強度に現れる。すなわち，出血に対して血液量補充，特に時間的に速

表14 出血量とショック症状

	出血量※	血圧	脈拍	尿量	CVP	症状
無症状	15％以内	正常	正常ないしやや促迫	正常	正常	特になし
軽症ショック	15〜25％	100mmHg以下	120/分以下	減少傾向	低下	不安感, 四肢冷感, 冷汗
中等度ショック	25〜35％	80mmHg以下	120/分以上	乏尿	著明に低下	不穏, 皮膚蒼白, 強い四肢冷感
重症ショック	35〜45％	60mmHg以下	120/分以上触れにくい	無尿	ほとんどゼロ	意識混濁, 極度の蒼白, チアノーゼ, 呼吸促迫
危篤ショック	45％以上	測定不能	触知不能	無尿	ほとんどゼロ	昏睡, チアノーゼ, 下顎呼吸

※その患者の正常循環血液量に対する出血量の割合（％）
（加藤清司, 後藤文夫. ショック. 高折益彦, 弓削孟文編著. 麻酔科ニューマニュアル. 東京: 金原出版; 1995. p.233-43 より引用）

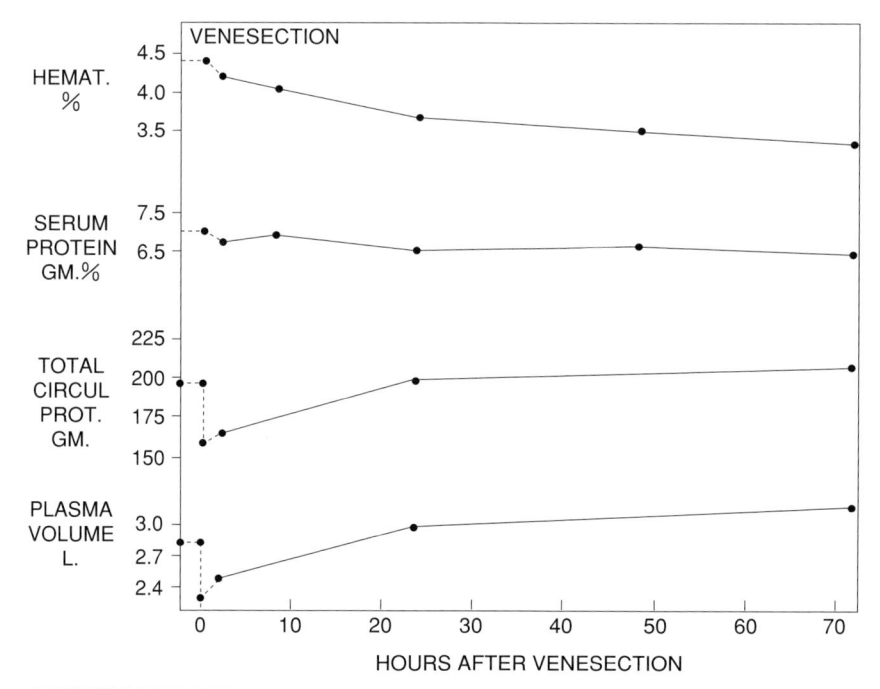

図8 健康成人に1,000mlの脱血を行ったときの血漿量回復経過
（Ebert RV, Stead EA Jr, Gibon JG. Response of normal subjects to acute blood loss. Arch Intern Med 1941; 68: 578-90 より引用）

やかな対応が必要である。中心静脈圧の測定は, 循環血液量の過不足の評価, モニターとして血液量の測定よりも臨床的であり, 機能的な価値を有する。

2）循環血液量過多（hypervolemia）

周術期に血液量過多を発生させる要因としては，赤血球製剤の過剰投与によるものである。すなわち，前述のごとく外科医，麻酔科医が過大に出血量を評価するためである[140]。また，赤血球貯蔵器官の能力と過剰赤血球の処理能力に限界があることによる。しかし代用血漿剤，あるいはその他の膠質液では，血液量過多症状を生じることは少ない[146]～[148]。血漿量の増加では，血液粘度は低下し，さらに血漿成分の血管外移行が容易であるので，症状を生じることが少ない。赤血球製剤過剰投与を誘導する因子には，以下のものが推定される。

（a）ヘマトクリット（hematocrit：Ht）値を正常値へ修正させるために出血に対して輸液，赤血球製剤の投与を行った場合，正確に失われた赤血球量と同量の赤血球量が補われていてもHt値は低下する。すなわち，赤血球の微小血管への移行に伴い大血管内Htが低下する[149]。そのため，なお赤血球量不足と判断して，過剰の赤血球を輸血するために生じる。

（b）患者皮膚色調による赤血球量判定の誤り

出血に対して輸血を行っても，出血の際に生じた皮膚の血管収縮は速やかには解消されず[150]，術者，麻酔科医は赤血球製剤を投与したにもかかわらず，いまだ不足していると判断して追加投与する場合である。すなわち，出血により静脈が収縮していた場合に赤血球製剤の投与を行っても，容易に表在静脈系の拡張は認められない[150]。これも赤血球製剤投与の判断を誤らせる要因となる。

（c）晶質液，膠質液投与により希釈された出血血液の重量測定から，赤血球量喪失を過大評価し，それに相当する量の赤血球製剤を投与する場合がある。

血液量過多症の症状として換気不全，すなわち努力性呼吸，咳嗽，チアノーゼ，肺野の水泡性ラ音を認め，最終的に肺水腫を生じる。また静脈（特に頸部表在静脈）の怒張，四肢の浮腫，頻脈，一時的な血圧上昇などが特徴的である。治療は瀉血がもっとも効果的であるが，四肢への駆血帯装着による末梢への血液鬱滞術，血管拡張薬の使用なども行われる。中心静脈圧の測定は，この場合もモニターとして有効であるが，左心系の鬱血状態の判定が必要な場合には肺動脈契入圧の測定を行うこともある。

b. 静脈炎

輸血後静脈炎の発生原因には，①輸血用血液の酸性度（pH 6.8～6.5）に伴う傷害，②10℃以下の血液による低温障害，③輸血針の性状（第4章参照），④輸血挿入時の穿刺部皮膚消毒，挿入操作，⑤輸血針挿入時間（輸血に要した時間），⑥大量輸血などがある。②に対して，特に10ml/min以上の速度で輸血する場合には，可及的血液加温装置を使用する。③に対しては金属針がもっとも好ましいが，患者の体動に伴う血管傷害の発生もあり，現在では組織適合性のあるプラスチック製のものが使用されている。⑤に関しては，12時間以内の輸血針の留置では発生率が少ないが，これ以上となると静脈炎の発生が急増する。特に48時間以上の留置では著しくなるので，この時期で新たな輸血路を設置する。④に対しては献血採血時と同等，あるいはそれ以上の厳重な皮膚消毒を行うことが肝要である。感染性静脈炎の場合には，局所抗生物質の塗布とともに，全身的抗生

物質投与も行うことがある。無菌性静脈炎に対しては，局所ステロイド剤の塗布，局所冷却などを施す。

c. 低体温

4〜6℃の温度下に保存されている赤血球製剤が輸血セット内を通過する際に室温による温度上昇があるものの，多くは15℃以下のまま静脈内に輸血される。特に急速・大量輸血の際には，ほとんど10℃以下の温度の血液が直接右心系に流入する。肺循環中の熱吸収は少ないので，右心・左心系ともに冷却されて心機能の低下がもたらされる[151]。極度の場合には，心停止に至る症例も発生する[152]。中心循環系のみならず，その後は生体の全体が低体温となる。そして，血液凝固機能障害も発生する[153]。また，輸血路にあたる静脈系では，上述した静脈炎も発生する。

このような障害を防ぐために種々の輸血用血液加温装置が販売されている（第Ⅳ章参照）。少なくとも10ml/min以上の速度で輸血する際にはその使用が好ましい。特に体温低下が生じやすい小児，新生児では，多くの場合その使用が必要となる。

d. 空気栓塞

輸血回路の一部のピンホールから空気が吸引される場合，あるいは急速輸血装置（輸血ポンプ）が輸血回路に空気を吸引して患者静脈内に注入することなどで発生する。しかし，第Ⅳ章で述べた輸血ポンプ使用上の注意を厳守すれば，この事故は回避できる。

注入された空気量が右心室に貯留し，一定量に達すると，心拍出量低下〔駆出率（ejection fraction）の減少〕のために血圧が低下し始める[154]。脈拍数は変化しないことが多いか，徐脈傾向となる。これは急速な心筋虚血のためと考えられる[155]。すなわち，一部の空気は肺循環を通過して左心系に移行し，冠動脈に到達する[156]。これは容易に心停止を発生させうる[156]。Durantら[157]は，急速な50〜70mlの空気の静脈内混入は致死的であると報告している。診断は前胸部でのドラム様雑音，水車様雑音を聴診，静脈系の鬱血，チアノーゼなどの臨床症状，さらに食道内心エコーで確認を得ることができる。処置としては，中心静脈カテーテルを右心室にまで挿入して，可及的に空気を吸引する。同時に代用血漿剤を急速注入する[158]などの方法がとられる。また，左上側臥位をとることは救命につながるといわれる[157]。

e. ブラジキニン遊離

1996年にFriedら[159]は，あるメーカーの白血球除去フィルタを通してFFPを輸血した症例で，不安感を伴い急激な血圧低下，顔面の紅潮，腹痛を生じた症例を経験した。本症例ではフィルタを用いなかった場合，あるいは他社のフィルタを用いた場合にはこのような合併症を経験していなかったことから，その際に使用したフィルタとの関係が疑われた。すなわち，フィルタの成分が血漿中のブラジキニン前駆物質からブラジキニンを遊離し，さらに本症例がACE阻害薬を使用していたことから，血漿中に遊離されたブラジキニンの分解が行われなかったためと解釈された。また，わが国においても石川ら[160]が白血球除去フィルタによると思われるショック発生症例について報告をしている。

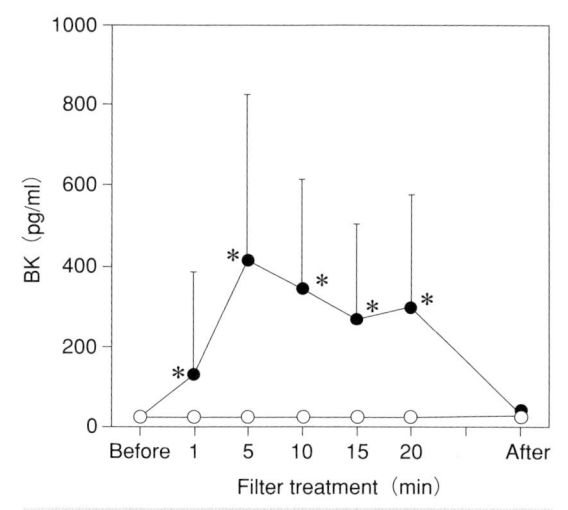

図9 白血球除去フィルタ接触に伴う
ブラジキニン発生

○：非陰性荷電フィルタ，●：陰性荷電フィルタ
(Shiba M, Tadokoro K, Sawanobori M, et al. Activation of the contact system by filtration of platelet concentrates with a negatively charged white cell-removal filter and measurement of venous blood bradykinin level in patients who received filtered platelets. Transfusion 1997; 37: 457-62 より引用)

Shibaら[161]は，2種の白血球除去フィルタで血小板濃縮血漿（PC）を濾過しブラジキニン発生の状況を観察した．その結果は図9のごとく，表面が陰性荷電のフィルタ（PL-50H®）ではブラジキニンの上昇がみられたが，PLS-5Aフィルタのように表面に陰性荷電がないものを通過させた場合にはブラジキニン産生が認められなかった．すなわち，白血球除去フィルタ，あるいはその他のフィルタを使用する場合，特に患者がACE阻害薬を服用している場合にはフィルタの種類についての配慮が必要である．

f. 溶血

血液型不適合以外の原因でも溶血は発生する．すなわち，加圧急速輸血の際に発生しやすい．特に22Gよりも内径が小さな輸血針での輸血では，赤血球破壊の可能性がある．またSchmidtら[162]により，40μよりも網目が小さな血液濾過フィルタ使用時に発生することが報告されている．また，血液加温装置による過度の加温[163]，保存中，輸送中の赤血球製剤が冷却装置，あるいは保冷剤と接触し，一部が凍結することなどで発生する．

4 血液製剤の作製，製造，保存に伴う合併症

a. 汚染血液・敗血症

2004年，2005年に日本赤十字社が得た輸血後感染症報告は表15のごとくであって，B型肝炎，C型肝炎についで多く認められたものが細菌感染症であった[164]．2004年の場合，カンジダを含め54症例であったが，実際に病原菌が検出されたのは18症例であった．ま

表15 感染症報告数

病原体の種類	2005年	2004年
HBV	130	138（うちHCVと重複：1）
HCV	71	88（うちHBVと重複：1）
HEV	2	2
HIV	2	5
HTLV-1	0	3
ヒトパルボウイルスB19	3	2
CMV	3	1
ヒト単純ヘルペスウイルス	0	1
細菌	54	53
真菌	0	1
計	265	293

〔百瀬俊也. 輸血後の感染症報告の現状. 日本赤十字社血液事業本部編. 第14回日本赤十字血液シンポジウム（2006年）安全な輸血医療を目指して―輸血による感染リスクと院内の管理体制. 東京：太陽美術; 2006. p.16-21より引用〕

患者から検出された細菌等

グラム陽性菌（7）
- Bacillus cereus　　　　　　1
- Bacillus sp.　　　　　　　　1
- Staphylococcus epidermidis　1
- Staphylococcus sp.　　　　　1
- Enterococcus faecalis　　　　1
- G（＋）桿菌　　　　　　　　1
- G（＋）球菌　　　　　　　　1

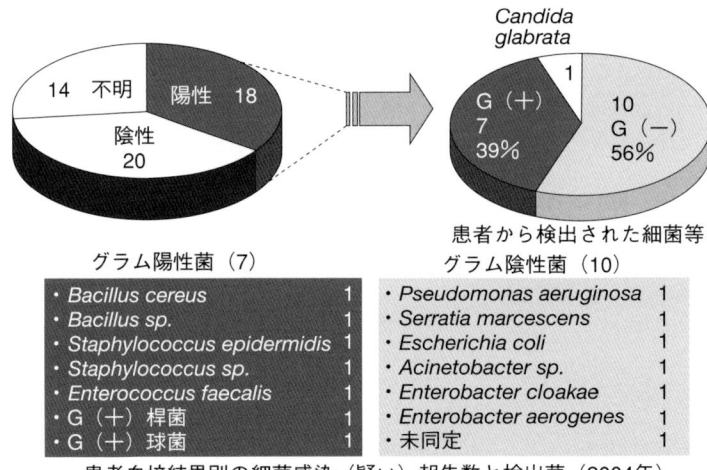

グラム陰性菌（10）
- Pseudomonas aeruginosa　　1
- Serratia marcescens　　　　1
- Escherichia coli　　　　　　1
- Acinetobacter sp.　　　　　1
- Enterobacter cloakae　　　　1
- Enterobacter aerogenes　　　1
- 未同定　　　　　　　　　　1

患者血培結果別の細菌感染（疑い）報告数と検出菌（2004年）

図10 細菌検査陽性数と細菌の種類

〔百瀬俊也. 輸血後の感染症報告の現状. 日本赤十字社血液事業本部編. 第14回日本赤十字血液シンポジウム（2006年）安全な輸血医療を目指して―輸血による感染リスクと院内の管理体制. 東京：太陽美術; 2006. p.16-21より引用〕

た，その内訳は図10のごとくであって，その種類は多岐にわたっていた。1994年のBlajchmanら[165]によると，赤血球製剤からの細菌検出率は51/100,000（0.05％）であった。また，認められた細菌では，皮膚常在細菌のような表皮ブドウ球菌（Staphylococcus *epidermidis*)，*Bacillus cereus*，黄色ブドウ球菌（*Staphylococcus aureus*）などとなっていた。しかし血小板製剤では，おそらく0.1％ではないかと想定されていた[165]。その後の調査では，Blajchmanら[166]の細菌陽性率は0.2～0.5％，Perezら[167]の調査では0.26％となっていた。Kirshman[168]が1987～1991年にアメリカ合衆国で行った調査では，細菌感染でもっとも危険性の高い血液製剤は室温保存の血小板濃縮血漿（PC）であって，そのための敗血症による死亡症例数と検出された細菌種類は表16のようになっていた。このようにPCでは，皮膚常在菌での敗血症が認められる。一方，赤血球製剤への細菌汚染による敗血症症例の50％は，腸炎エルシニア（*Yersinia enterocolitica*）によるものであった[168]。採血した際に混入する細菌はあっても，その菌数が一定数に到達していない場合には敗血症にはならず，全く症状も呈しないこともある。すなわち，採血後の保存期間において細菌が増殖する場合に危険性が増大する。低温でも増殖するエルシニア菌，霊菌（*Serratia marcescens*）[169]などは危険性が大きい。そのため保存時間が一因子となる。一方PCでは，採血後使用までの期間は短い（わが国で3日，アメリカ合衆国で5日以内）ものの，保存中の温度が低温ではなく，敗血症の危険性が増大する。

　汚染血液による症状は，多くは輸血開始まもなく悪寒・戦慄，発熱，血圧低下で発現，そのほか呼吸困難，腹痛，下痢なども伴う。予後は一般に不良であり，死亡率は35％であるといわれる[170]。血液汚染の防止対策としては，①献血時の問診の徹底化，②採血時の厳重な皮膚消毒，③血液製剤製造過程における完全閉鎖回路システムの導入が基本で，さらに④採血初期流入20～40mlの血液（初期流入血液）の廃棄[171]，⑤一定時間の室温保存後の白血球除去[172]などが勧められている。汚染の鑑定には，①輸血する血液性状，特に色調変化のチェックが第一である。エルシニア菌の汚染赤血球製剤では，血液の黒

表16　細菌汚染血小板輸血による死亡症例（1987-1991）

Year	No.	Associated Bacteria	Gram-Positive or-Negative
1987	4	*Klebsiella oxytoca*	negative
		Serratia marcescens	negative
		Klebsiella pneumoniae	negative
		Staphylococcus epidermidis	positive
1988	2	Alpha *Streptococcus*	positive
		Serratia marcescens	negative
1989	3	*Salmonella cholera Livingston*	negative
		Staphylococcus warneri	positive
		Enterobacter aerogens	negative
1990	5	*Staphylococcus aureus*（4）	positive
		Streptococcus mitis	positive
1991	5	*Pseudomonas aeruginosa*	negative
		Staphylococcus aureus（2）	positive
		Escherichia coli	negative
		Klebsiella pneumoniae	negative

（Krishnan LAG, Brecher ME. Transfusion-transmitted bacterial infection. Hematol Oncol 1995; 9: 167-85 より引用）

色化，PCでは汚濁が認められる．それにより疑わしい場合には，②製剤のブドウ糖濃度，pH測定[173]，③炭酸ガス，酸素分圧測定[165][174][175]，④化学発光法検査[176]などが用いられ，PCの汚染に対しては特定の検査キット[173][176]も発売されている．

b. サイトカイン産生に伴う合併症

保存血液製剤，特に血小板製剤の輸血に非溶血性発熱反応をしばしば経験する．このことから，これらの血液製剤内になんらかの生物学的活性のあるメディエータが存在するのではないかとの疑問が生じ，血小板濃縮血漿（PC）中のサイトカインの存在を追究した研究が行われた．Muylleら[177]は表17のごとく，PC中の腫瘍壊死因子アルファー（tumor necrosis factor α：TNF α），インターロイキン（interleukin：IL）-1β，IL-6濃度が保存時間に比例して上昇し，さらにそれが採血時に混在する白血球数に比例してい

表17 血小板濃厚液中のサイトカイン量：保存期間と初期白血球数との関係

Number	Initial WBC Count (×10^9/l)	Storage time (days) 0	1	3	5	7
TNF α level						
2	0-3	7.5 (5-10)*†	9 (7-11)	7 (6-8)	9 (8-11)	11 (10-12.5)
4	3-6	7.5 (6-8)	8 (6-9)	25 (8-1012)	90 (125-1184)	92 (15.2-1184)
6	>6	7 (4-15)	10 (8-14)	90 (8-1850)‡	552 (75-1890)	618 (342-1890)‡
IL-1 β level						
2	0-3	56 (16-95)	83 (30-135)	66 (16-115)	53 (15-90)	65 (25-105)
4	3-6	70 (40-175)	125 (80-525)	178 (50-1995)	568 (50-3100)	800 (100-4400)
6	>6	60 (20-175)	45 (25-215)	170 (50-5870)	6375 (145-26,000)‡	7015 (775-21,600)‡
IL-6 level						
2	0-3	<4	<4	<4	7.5 (<4-15)	17.5 (<4-35)
4	3-6	<4	22 (<4-42)	103 (<4-1740)	745 (5-2580)	780 (15-2980)
6	>6	<4	678 (6-10,680)	678 (6-10,680)	8220 (1720-17,040)‡	10,980 (3000-21,000)‡
IL-1 α level						
2	0-3	<5	<5	<5	<5	<5
4	3-6	<5	<5	<5	23 (<5-81)	53 (<5-81)
6	>6	<5	<5	17 (<5-98)	155 (<5-492)	227 (<5-645)

* Median (range).
† Values given as ng per L.
‡ Significantly higher than the analysis at the start (Day 0); $p < 0.05$.
〔Muylle L, Joos M, Wouters E, et al. Increased tumor necrosis factor alpha (TNFα), interleukin 1, and interleukin 6 (IL-6) levels in the plasma of stored platelet concentrates: Relationship between TNFα and IL-6 levels and febrile transfusion reactions. Transfusion 1993; 33: 195-9より引用〕

ることを認めた。またStackら[178]も，保存時間とTNFα，IL-6の濃度上昇の関係を認めたが，特にIL-8の上昇が著しいことを報告した。そして同時に，白血球をあらかじめ除去しておくことによってIL-1β，IL-8の上昇がないことも認めた。Heddleら[179]は，その濃度はPCに比べてはるかに低いが，赤血球製剤でもIL-1β，IL-6が保存期間に比例して上昇することを認めている。またShanwallら[180]も，IL-1，IL-8，TNFαの上昇を認めている。そして白血球除去フィルタによる濾過によって，それらの濃度がいずれも低下することを認めている。すなわち，これらの成績での保存中のサイトカインの産生は，各血液製剤に混入した白血球から遊離されたものと解釈される。また，保存時間とサイトカイン産生量とが比例するとした報告は，Nielsenら[181]，Sarkodee Adooら[182]にも支持されているが，Mynster[46]の総説では図11に示すごとく，保存時間は決して重要な因子ではないとしている。Muylleら[183]は発熱反応発生頻度とIL-6濃度との間には表18に示すごとく，明らかな相関性を認めた。そしてSnyder[184]，Ferrara[185]，Heddleら[186]も，血液製剤中のサイトカインと輸血後発熱反応との重要性を述べている。そのほか，このように血液製剤に含まれるサイトカインについては，輸血関連急性肺障害（transfusion-related acute lung injury：TRALI）発生への関与[184)187]，悪性腫瘍の再発・転移を助長する可能性[188)189]，炎症反応を助長する可能性[190]なども指摘されている。

血液製剤にサイトカインが含まれる量は，PCにおいて著しい。しかもPCでの増加は保存時間に比例し，特に3日以後での増加が認められるが，わが国でのPC保存期間は3日に限定されているので，この問題は比較的重要でないように思われる。

c. ヒスタミンなど生物学的メディエータ遊離に伴う合併症

輸血後のアレルギー反応，アナフィラキシー反応が免疫的適合性が認められる場合にも発生することがある。すなわち，皮膚の紅斑，蕁麻疹，血圧低下，喘鳴を伴う呼吸困難などが認められる。この原因として，輸血される血液中のヒスタミン，あるいはセロトニンのような生物学的メディエータの存在が疑われる。好塩基球はヒスタミンを合成し，細胞内に貯蔵している。また血小板は，豊富なセロトニンを含有する。そして，血漿製剤が保存されている間にそれぞれの細胞が崩壊し，ヒスタミン，セロトニンが血漿中に放出され，これが上記の有害事象を発生させる可能性が推測される。事実，Frewinら[191]は，7日間保存した赤血球製剤では，そのヒスタミン濃度が採血時の0.79ng/mlから2.91ng/mlに上昇することを認めている。また，Muylleら[192]はPC中に，柴ら[193]は赤血球製剤中にそれぞれの保存時間が長くなるに従ってヒスタミン濃度が上昇することを認めている。柴らの研究では図12のごとく，白血球を含む赤血球濃厚液（concentrated red blood cells：CRC）に比して白血球数が少なく含まれるマンニトール-アデニン-リン酸（mannitol-adenine-phosphate：MAP）血でのヒスタミン量増加の程度が少なく，白血球が崩壊すると思われる保存15日付近から急増することも認められている。ただヒスタミンは，循環血液中で比較的速やかに分解されるため，上記の臨床症状を発生する（血液閾値濃度1ng/ml）には10分間に1,000ml以上の血液が輸血される場合と推測される。また，その他の生物学的メディエータについても同様で，一般輸血速度では容易に症状を発現しないと推測されている。

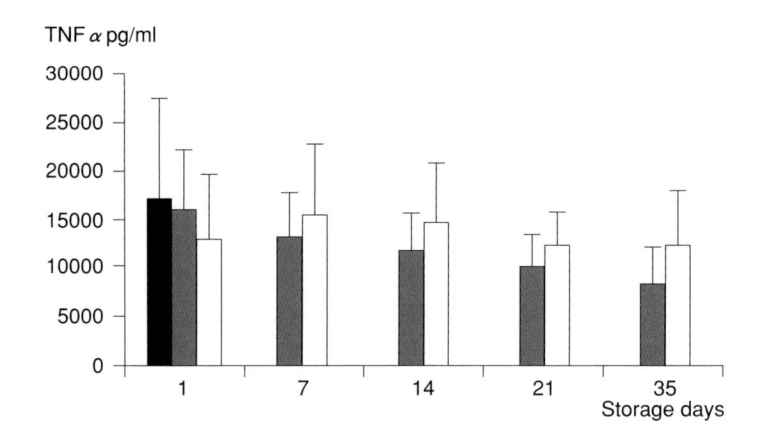

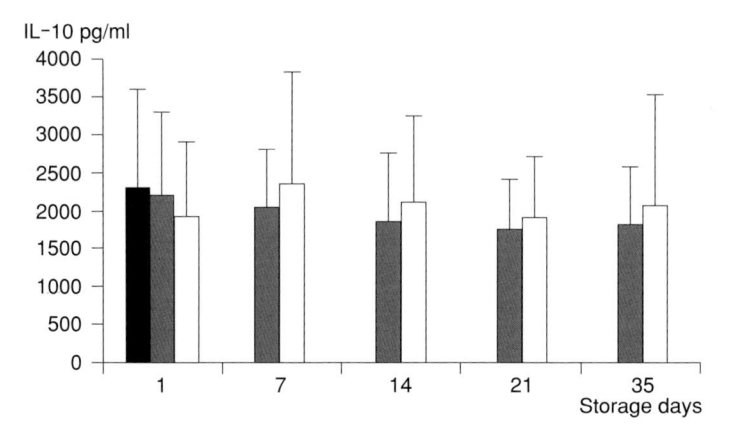

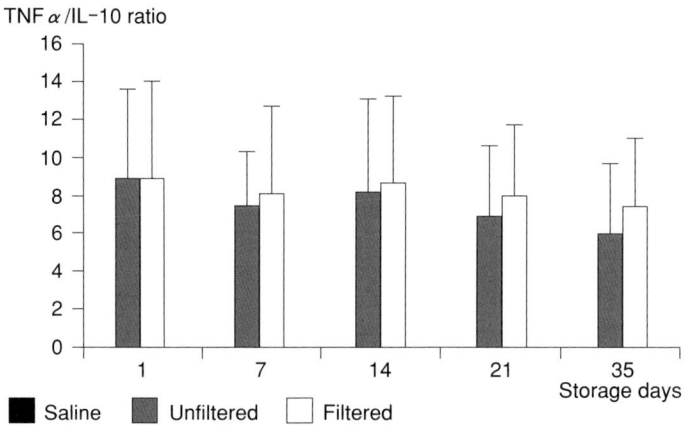

図11 保存時間とサイトカイン遊離

それぞれの保存期間の血液の血漿の70 μlを1,000 μlの培養液に入れ，内毒素で刺激した際のTNF α，IL-10濃度で，白血球，血小板からの遊離ばかりでなく，赤血球からの遊離も想定される。また，保存時間との関係はほとんど認められない。

(Mynster T. Blood transfusion-induced immunomodulation—Is storage time important? Dan Med Bull 2003; 50: 368-84 より引用)

表18 輸血後発熱反応とIL-6

Method	Transfusions (total number)	Number of transfusion reactions (percentage of total)	PCs WBC content *	IL-6 level †
PRP-PC	398	37 (9.3%)	1.43±0.83 (0.27±0.22)‡	79±240
BC-PC	186	5 (2.7%)	0.15±0.10	1±7
Between-group p value		0.007	<0.0001	<0.001
Total	584	42 (7.2%)	1.16±0.90	61±214

* Values expressed as mean ± SD × 10^9.
† Values expressed as mean ± SD (ng/l).
‡ Before transfusion, PRP-PCs were centrifuged, which resulted in a decreased number of WBCs.

(Muylle L, Wouters E, Peetermans ME. Febrile reactions to platelet transfusion: The effect of increased interleukin 6 levels in concentrates prepared by the platelet-rich plasma method. Transfusion 1996; 36: 886-90 より引用)

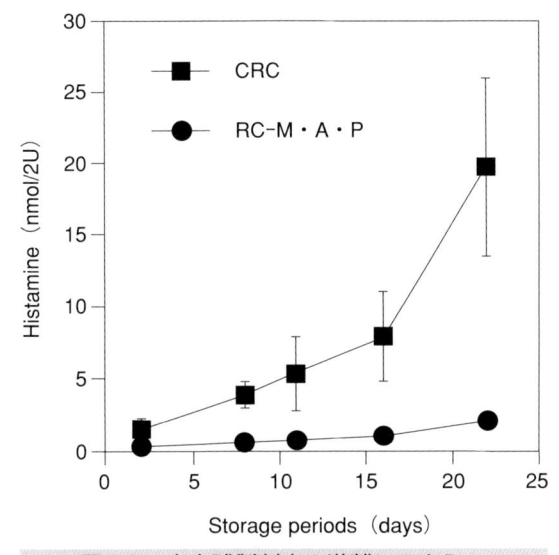

図12 赤血球製剤中の遊離ヒスタミン
CRC, RC-M・A・P 本文参照
(柴 雅之, 田所憲治, 徳永勝士ほか. 濃厚赤血球製剤の保存におけるヒスタミン遊離及び補体の活性化. 日本輸血学会誌 1994; 40: 711-5 より引用)

d. 出血傾向

　保存された血液は，その保存温度，保存時間によって各凝固因子の活性が失われる。特に血小板の失活は著しい[194]。また，各凝固因子についてもPapoportら[195]によれば，保存24時間後において第Ⅴ・第Ⅷ因子は採血時の30～40％に失活するが，第Ⅸ・第Ⅹ・第ⅩⅠ因子は1週間でもその機能が維持されているといわれる。ほぼ同様な失活状態は，Witzkeら[196]によっても報告されている。しかしO'Neillら[197]は表19に示すように，第Ⅷ因子は速やかにその活性を失うが，第Ⅴ・第Ⅶ・第Ⅹ因子，フィブリノゲン，アンチ

表19 凝固因子活性変化

Factor Measured		Hours/Temperature (℃)				
		<1/22	8/4	8/22	24/4	24/22to24
FV (%)	Mean	105	102	100	100	103
	SD	14	15	12	14	14
	Number	10	10	10	10	9
FVII (%)	Mean	100	97	100	92	95
	SD	23	21	23	20	20
	Number	10	10	10	10	9
FVIII (%)	Mean	96	84*	83*	64†	71†
	SD	16	16	14	13	12
	Number	10	10	10	10	9
FX (%)	Mean	100	99	99	99	99
	SD	14	14	14	13	14
	Number	10	10	10	10	9
Fibrinogen (mg/dl)	Mean	254	258	247	243	253
	SD	50	58	51	48	56
	Number	10	10	10	10	9
ATIII (%)	Mean	95	95	94	95	96
	SD	8	6	5	7	6
	Number	10	10	10	10	9
Protein C (%)	Mean	97	99	95	96	95
	SD	15	14	14	14	15
	Number	10	10	10	10	9
Protein S (%)	Mean	102	101	96	100	94
	SD	27	28	22	21	21
	Number	10	10	10	10	9

* Significant reduction from < 1 hour : $p < 0.05$.
† Significant reduction from 8 hours : $p < 0.05$.
採血後4℃, 22℃に8時間, 24時間保存した際の活性変化
(O'Neill EM, Rowley J, Hansson Wicher M, et al. Effect of 24-hour whole-blood storage on plasma clotting factors. Transfusion 1999; 39: 488-91 より引用)

トロンビンIIIではその失活性が少ないとしている。輸血に伴う出血傾向, 特に大量輸血に伴う出血傾向の発生は, クエン酸-クエン酸塩-ブドウ糖 (acid-citrate-dextrose : ACD) 血, クエン酸塩-リン酸-ブドウ糖 (citrate-phosphate-dextrose : CPD) 血を使用していたときにすでに認められていた[153)197)198)199)]。さらに現在使用されている赤血球製剤はほとんどがMAP血であって, 凝固因子は正常血漿中濃度の1/7～1/10となっている。したがって, 出血に対してMAP血を使用すれば, 希釈により循環血液中の凝固因子は低下し, 出血傾向を生じる。そのため1～2時間に2,000ml以上の赤血球製剤の輸血を行った際には, 血小板数, 活性化部分トロンボプラスチン時間 (aPTT), プロトロンビン時間 (PT), フィブリノゲン値の測定を行い, 必要に応じて血小板, FFPの輸血を必要と

することが多い．しかしGralnick[200]の報告のように，大量出血のためにそれに相当した量の保存血の輸血を行って凝固因子の不足を認めたにもかかわらず，その多くに出血傾向を認めなかったとするものもある．保存された血液の大量輸血に伴う出血傾向発生には，凝固因子以外のメディエータのかかわりも推定される．微小血管の透過性を亢進させるといわれる血管内皮細胞増殖因子（vascular endothelial growth factor：VEGF）[201][202]は，血液保存中に産生される．そして，血漿蛋白のような比較的大分子を血管外に漏出させる．また，毛細管内皮の窓形成（fenestration）を介して[203]，赤血球の漏出（oozing）も生じる．そのため一般臨床では，これを出血傾向と判断する可能性がある．

e. 代謝性アシドーシス

赤血球の保存には，その機能を維持するために保存液にクエン酸を添加している．そのため，赤血球製剤はすべて保存前にすでにそのpHは6.8〜6.7となっている（第Ⅱ章の表6参照）．さらに，保存中に赤血球の代謝によって産生される代謝物，主として乳酸[204][205]によって0.2〜0.3単位低下する．そのうえ製剤の緩衝能は一般輸液剤のそれよりも大きい．したがって，輸血に伴う生体血液のpHに及ぼす影響も大きい[206]．そのため急速・大量輸血の際には，アシドーシスがしばしば認められる[153][207]．しかしながら，生体の血液緩衝能，代謝機構を介する臓器緩衝能のため，輸血量，輸血速度と生体血液pH変化との関係は一定しない．ただ，この場合も1〜2時間以内に2,000 ml以上の赤血球製剤の輸血では，0.05単位程度の低下が予測される．アシドーシスは解糖系を抑制し[208]，全身へのエネルギー供給を減少させる．さらにpHが7.40から7.25に低下することによって，心筋収縮力は75％に低下するといわれ[209]，心筋の被刺激性も高まり心室細動の発生率も高まる[210]ので，アシドーシスの補正を行わなければならない．一般にはアルカリ化剤の投与が行われるが，過度の投与には注意が必要である．すなわち，輸血された血液中のクエン酸が代謝されたあとは生体の血液pHは上昇するため，アルカリ化剤の投与は目的の50％にとどめ，30〜60分後に血液酸塩基平衡状態を検査し，最終的な補正を行うべきである．

f. 高K血症

低温保存中に赤血球，特にその細胞膜はしだいにその機能を失い，細胞内のKが血漿中に流失するため血漿中のK濃度は上昇する[204][211][212]．特に近年は，日本赤十字血液センターから供給されるすべての赤血球製剤は，放射線照射を受けているので，そのK値は高くなっている（第Ⅱ章の表6参照）．さらに輸血された直後に老化した赤血球は，生体の網内系にとらえられて血管外溶血を生じ，その中のKが血漿に放出される．そのため，赤血球製剤を輸血された生体の血清K値が上昇する場合がある[211]．特に急速・大量輸血の際には，心機能に影響を及ぼす閾値以上に達する可能性がある[199]．しかしSchweizerら[213]の研究では表20の左側に示されるごとく，2時間以内に最高2,500 mlのACD血の輸血を受けた患者では，逆にKは低下したものが多くなっていた．またWilsonら[214]の報告では，K値はほとんど変化しなかったものが大多数を占めていた．これは生体の組織細胞に吸収される，あるいは腎臓から尿中に排泄される（特に手術中では手術的侵襲に

表20　急速・大量輸血後の患者血清K値変化

Patient	Blood : 0-2,500ml. Point of lowest BB+ pH change from pre-operative value	K+ change from pre-operative value	End of operation pH change from pre-operative value	K+ change from pre-operative value	Patient	Blood : 3,000ml. and over Point of lowest BB+ pH change from pre-operative value	K+ change from pre-operative value	End of operation pH change from pre-operative value	K+ change from pre-operative value
1	−.04	+.20	+.05	+.20	1	−.08	+.60	−.08	+.60
2	−.09	−.20	−.09	−.20	2	−.10	+.45	−.10	+.45
3	−.09	−.35	−.09	−.35	3	−.10	+.40	+.03	−.50
4	−.10	.00	−.10	.00	4	−.10	+2.80	−.11	+2.80
5	−.13	−1.25	−.13	−1.25	5	−.14	+.90	−.14	+.90
6	−.15	−.10	−.15	−.10	6	−.17	+.60	+.04	+.60
7	−.16	−.15	−.16	−.15	7	−.19	+1.10	−.19	+1.10
8	−.18	+.40	−.18	+.40					

　2,500mlのACD血投与群（左図）と3,000ml以上投与群（右）との比較：前者ではK値が低下したものが多く，後者では1症例を除き手術終了時には上昇している。
　BB+：Buffer Base
　（Schweizer O, Howland WS. Potassium levels, acid-base balance and massive blood replacement. Anesthesiology 1962; 23: 735-40 より引用）

伴いアルドステロンの血液中濃度の上昇から）ためと考えられる．しかしSchweizerら[213]の報告では表20の右側にみられるように，さらに大量である3,000ml以上の輸血施行症例で，ほとんどの症例のK値に上昇がみられた．すなわち，血清K値はKの生体への負荷速度と生体の処理能とのバランスによって決定されていることを示している．

　輸血による高K血症を防止するためにKを吸着するフィルタ（川澄化学KPF-4）も発売されている．イオン交換樹脂によって50ml/minの輸血速度でも，その中の80％以上のKを吸着する能力を有している．また，連続的に赤血球を生理食塩液で洗浄して輸血することもされている[215]．高K血症は，心電図上でのT波の増高，さらに重症化した場合のP波の消失，QRS幅の増大で診断される．そして，高K血症の最悪の場合には，心室細動に移行する．治療として，Ca薬の投与，Kを含まない晶質液の投与と同時に，利尿薬を投与してKの体外排出を促す．また，ブドウ糖投与（効果促進のためにはインスリンの添加）を併用して，Kの細胞内移動による血清中濃度の低下を図る．

g. 低Ca血症，クエン酸中毒

　この両者は，厳密に区別することは困難である．すなわち，クエン酸それ自身が生体に確実な毒性を有するか疑問が多い．Howlandら[216]は，25単位のCPD血に相当する量のクエン酸を20分間に志願被験者に投与したところ，投与直後の血液中クエン酸濃度は80mg/dlに上昇したが，20分後には15mg/dlへと速やかに低下することを認めた．また，この間，被験者はなんら身体的な異常を認めなかった．この結果から，クエン酸それ自

身に毒性はほとんどないと結論付けている．しかし，輸血血液中のクエン酸Naが受血者の血液中のCaイオンに作用して（chelation），心機能低下，特に心筋の収縮力低下を来し，そのため循環不全を来したとする臨床報告[217)218)]，ならびに実験的研究[219)220)]などが多くみられる．特に輸血，あるいはその他の原因により低体温が生じていた場合，肝機能障害があった場合[221)]には，クエン酸の代謝が遅れ，さらに心筋の被刺激性が亢進していて臨床症状を発現しやすい．症状として，口唇のしびれ，助産婦の手，その他の筋肉の痙攣，呼吸困難，瞳孔の散大などを認める．Denlingerら[222)]によると図13のごとく，輸血量に比例して血清中のイオン化Ca（Ca^{2+}）量は低下する．しかし，速やかに回復するので，Ca^{2+}濃度を見極めてからCa薬の補充を行うべきであると述べている．血清Ca^{2+}濃度の補正としては，一般に8.5％グルコン酸カルシウムを輸血量5単位ごとに10mlを投与するなどの方法がとられる．しかし急速輸血（100ml/min）以外では，必要となることは少ない．また，Howlandら[221)]は，このような低Ca^{2+}状態時には一過性に心電図上にQT時間の延長を認めるが，Ca薬の投与は不要であると述べている．血清Caは，常に骨組織のCaとの移行状態にある．ただ小児，新生児では骨組織の発達が十分でなく，さらに血液量・細胞外液量/体重比が大きなため，特に急速・大量輸血には注意を要する．またCa^{2+}はアルカローシスの合併，アルブミン投与で減少するので，そのときの体液性状変化にも配慮すべきである．

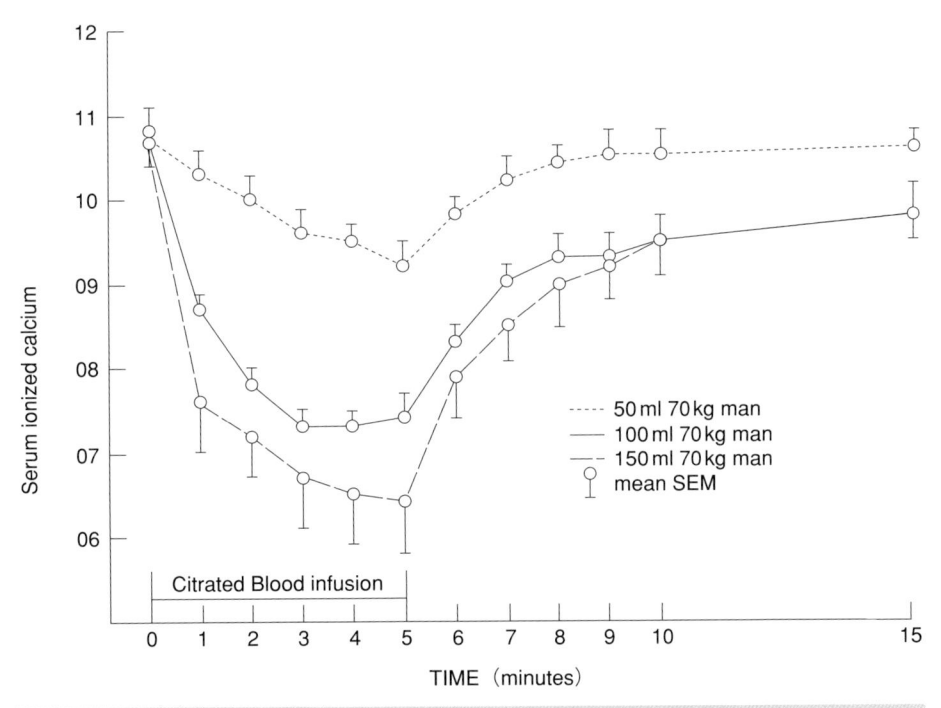

図13　輸血後の血清中Ca^{2+}変化（輸血量との関係）

（Denlinger JK, Nahrwold ML, Gibbs PS, et al. Hypocalcaemia during rapid blood transfusion in anaesthetized man. Br J Anaesth 1976; 48: 995-1000より引用）

h. 肺微小血栓症

　Swank[223]は，ACD血を2～10日，低温下に保存した場合，白血球，血小板から生じたと思われる微小凝集塊（microaggregate：debris）が血液中に蓄積することを認め，これが血液の粘度を上昇させることを報告した．Arringtonら[224]は，集めたdebrisの重量からdebrisは保存時間に比例して増加し，2週間で採血当日の10倍，3週間で28倍になると報告している．またVon Kuenzelら[225]は，screen filtration pressure（SFP）[223]の変化から，すでに4日後には数倍に達すると報告した．McNamaraら[226]もSFPの変化から，保存後10日までdebrisは直線的に増加するが，その後は大きな増加は生じないと報告した[218]．このdebrisの大きさは，Masonら[227]によると10～200μに分布するが，その90％は20～40μのサイズであるといわれる．Gervinら[228]もほぼ同様な測定結果を得ていて，ACD血に比してCPD血に50μ以上のサイズのdebrisがやや多くなる傾向を認めるが，本質的に両者間に差が認められなかったことを報告している．構成成分は主として血小板，およびその崩壊物であるが，これに白血球崩壊物，フィブリノゲンが加わっている[229]．このようなdebrisが静脈内に注入された場合，その性状から肺毛細血管床に捕捉される．すなわち，肺微小血栓症を発生する．そのため肺の組織学的変化も観察されている[230][231]．Marshallら[232]は動物実験で72ml/kgの輸血を行い，一過性の肺動脈圧上昇を認めたが，生理学的シャント率に変化は認められなかった．Takaoriら[233]は，1時間以内に1,000ml以上のCPD血輸血症例で，170μの一般輸血フィルタを使用した場合には，一過性に肺死腔換気率に上昇を認めたが，微小凝集塊除去フィルタ使用群では，この変化は観察できなかったと報告している．予防にはメッシュサイズ40μ，あるいはさらに微小のフィルタ，または吸着型の微小凝集塊除去フィルタが使用される．しかしACD血，またはCPD血を輸血した場合も1,000ml/h以上の輸血速度を必要とする場合以外では必要性は認められなかったし[233]，さらに最近のMAP血中への血小板の混入は少なく，すべての赤血球製剤の作製時に保存前白血球除去が施行される場合には，ますます赤血球製剤中のdebris量は少なくなり，肺微小血栓症の臨床的意義はなくなるものと思われる．

i. 赤血球酸素運搬能低下

　Valtisら[234]は，低温保存された血液は酸素運搬能に低下がみられることを報告している．一方，赤血球中の2,3-DPGは保存時間とともに減少する．そのためHbの酸素親和性（oxygen affinity）の指標であるP_{50}は低下する．すなわち，Hbは抱合した酸素を酸素分圧が低下した末梢組織で放出し難くなる．Burnら[235]は図14のごとく，ACD血で保存期間が20日になると赤血球中の2,3-DPGはほぼ消失することを認めた．同様な観察は，Akerblomら[236]，Dawsonら[237]によっても認められている．またSchweizerら[238]は，ACD液保存よりもCPD液保存のほうが2,3-DPG減少率が少ないことを認めた．さらにDuhmら[239]は，適当量のイノシン，焦性ブドウ酸，燐酸を添加してpH 7.35，37℃の条件下に置くことによって図15のごとく，2,3-DPG量を増量させることができると報告している．そして，その際の2,3-DPG量とHbのP_{50}との関係は図16のごとくで，2,3-DPG

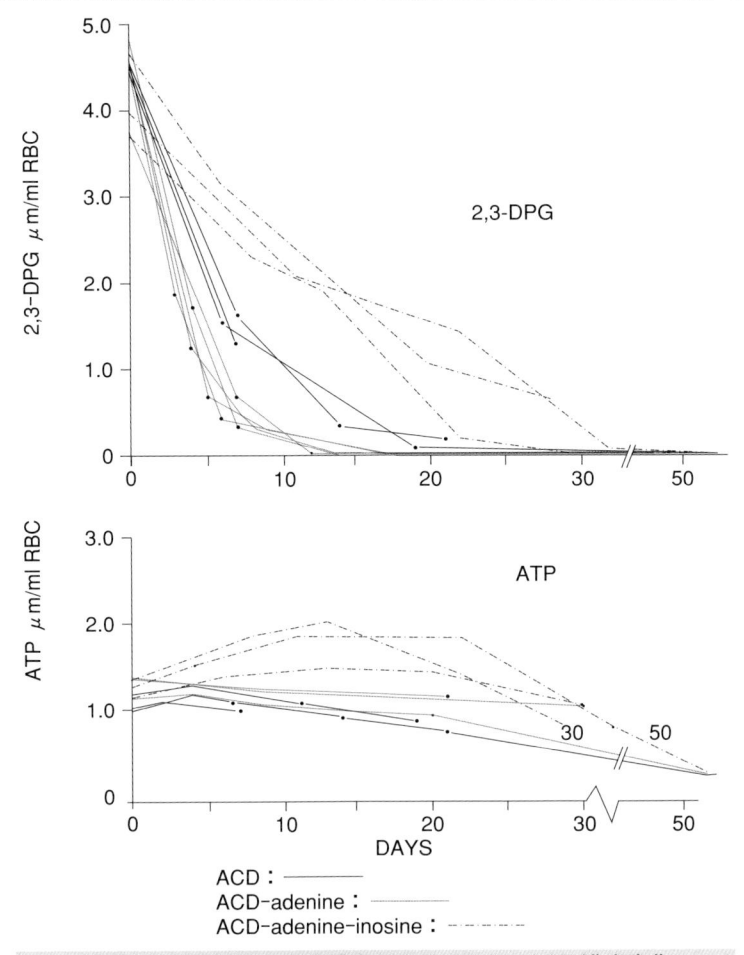

図14 保存期間と赤血球中の 2,3-DPG, ATP 濃度変化

ACD 液保存に比してイノシン添加保存のほうが 2,3-DPG, ATP 濃度が高く保たれるが,アデニンの添加はむしろ逆効果を生じている。

(Burn HF, May MH, Kocholaty WK, et al. Hemoglobin function in stored blood. J Clin Invest 1969; 48: 311-21 より引用)

の増量とともに P_{50} も上昇している。また Strumia ら[240] は,イノシンのみを添加,pH 5.3 に一定時間置くことによって,同様な Hb の酸素親和性低下,P_{50} の上昇を得ている。しかし現在,日本赤十字社から供給される MAP 血の 2,3-DPG 含有量は,放射線照射血液では採血後1週間で 6.4 から 0.5 mg/g Hb に低下している(第Ⅱ章の表6参照)。

このような酸素親和性の亢進した保存血を使用したための生体への影響については,Oski ら[241] は運動負荷に対する耐容性低下を,Weisel ら[242] は腹部動脈瘤手術後の死亡率変化を,Huggins ら[243] は貧血患者の予後変化を報告している。これに対して Woodson ら[244],Weiskopf ら[245] は,輸血後のこれら生体機能に保存期間,すなわちその輸血赤血球内の 2,3-DPG 含有量で大きな影響を与えないと報告している。Weiskopf ら[246] は,急性血液希釈で血液 Hb 量が 7 g/dl では記憶力に影響がないが,5 g/dl に低下する場合には,その低下が認められることを報告しているが,同様な急性血液希釈を健康志願者に導入し,その後の Hb 回復に新鮮自己血液と3週間保存自己血液とを用いて記憶力テストを行

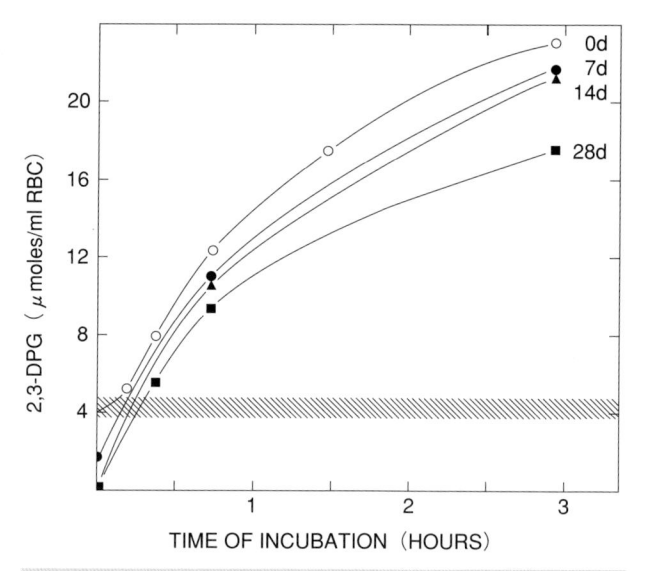

図15 イノシン，焦性ブドウ酸，リン酸緩衝液添加培養による赤血球中2,3-DPG量回復

10mMのイノシン，10mMの焦性ブドウ糖，50mMのリン酸の混合液に赤血球を15％の割合に添加して，pHを7.35とし，40mmHgの炭酸ガス分圧，酸素分圧10～70mmHg，温度37℃の条件下で最大限3時間まで培養した。各曲線に添えられた数字0d，7d，14d，28dは，使用した血液の保存期間を示している。

(Duhm J, Deuticke B, Gerlach E. Complete restoration of oxygen transport function and 2,3-diphosphoglycerate concentration in stored blood. Transfusion 1971; 11: 147-51 より引用)

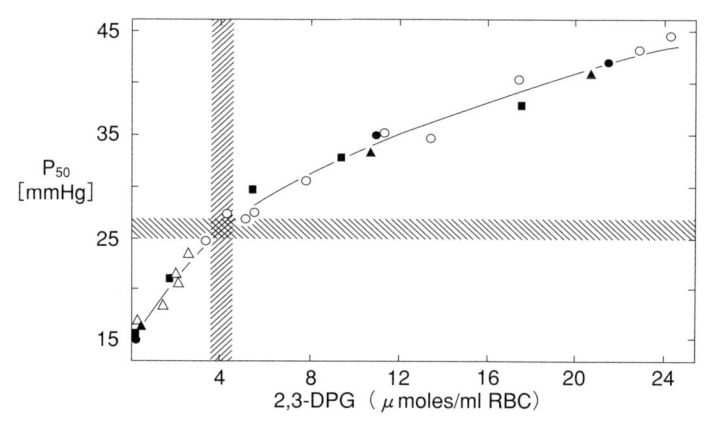

○：0 days；●：7 days；▲：14 days；■：28 days；
△：fresh cells depleted of 2,3-DPG by glucose-free incubation.
Normal ranges indicated by hatched areas.

図16 2,3-DPG量とHb P_{50}との関係

(Duhm J, Deuticke B, Gerlach E. Complete restoration of oxygen transport function and 2,3-diphosphoglycerate concentration in stored blood. Transfusion 1971; 11: 147-51 より引用)

ったが，使用した血液の影響は認められなかった[245]。彼らの研究に使用した保存血液の2,3-DPG量は明らかに減少し，Hbの酸素親和性は有意に上昇し（$P_{50}=15mmHg$）ていたが，保存に伴う赤血球内pHの低下から生体静脈血（酸素飽和度＝50％）でのP_{50}は33mmHg程度となっていたと推測され，そのため新鮮血液と同様の効果があったものと推測している[245]。さらに生体末梢組織での酸素摂取能に関係していることも推測される。すなわち，Richmondら[247]が示す組織での酸素供給限界酸素分圧を$7.5±1.5mmHg$とするならば0.5mg/g Hbの2,3-DPG量，すなわち赤血球中のHbの$P_{50}=15mmHg$で十分な組織への酸素供給が可能である。さらに，このように2,3-DPGが低下した赤血球を生体に投与した場合でも，時間経過とともに赤血球のエネルギー産生機能は回復して2,3-DPG量の回復にも関係していると推察できる。Valeriら[248]によれば，2,3-DPG，ATP量の回復は，輸血後7時間までは速やかであるが，正常値に達するには11日を要することを発表している。図17は，Koprivaら[249]が大量輸血を受けた戦病者で観察した結果であるが，この図にみられるごとく，輸血後の2,3-DPG量の回復は比較的速やかである。すなわち，大量出血などで保存血液を大量に輸血されたその直後には，一過性に組織酸素代謝が影響を受ける可能性はあるが，組織血流量の増加を図る（心拍出量の増加）などの処置によって，一定時間が過ぎれば問題は解消されるものと解釈できる。

j．赤血球変形能に伴う障害

赤血球がその形状を変化させ，赤血球自身よりも小さな内径の毛細血管を灌流することによって全身の酸素代謝は保たれている。しかしながら，赤血球の変形能は血液保存によって変化することが知られている[250〜253]。図18は，van Bommelら[253]が示した保存に伴う赤血球変形能の変化であり，食塩液-アデニン-ブドウ糖-マンニトール（saline-adenine-glucose-mannitol：SAGM）液とクエン酸-リン酸-ブドウ糖-アデニン（citrate-phosphate-dextrose-adenine-1：CPDA-1）液による保存では，比較的変形能は保たれているが，CPD液では著しく変形能の低下がみられている。その原因は，保存中に赤血球内のATP量が減少し[235,254]，赤血球膜の弾力性が消失することによっている。21日間，4℃で液状保存された日本赤十字社供給の照射MAP血の赤血球ATP量は，採血2日後の$3.9±0.1$から$3.1±0.2$ mm/g Hbと約80％量に低下している。これをvan Bommelら[253]のデータ，ならびにSuzukiら[255]のデータと対比させると，MAP血赤血球の変形能も80〜85％程度に低下しているのではないかと推測される。また，これらの関係因子以外に，共存する白血球の影響[256]もあるといわれる。

赤血球の変形能が減少することは，鎌状赤血球症においてみられるごとく，末梢微小循環不全を来し組織代謝を害する。van Bommelら[253]は，出血性ショックのラットを新鮮血と保存血で治療した際，全身的な循環動態には著しい差は認めなかったが，腸管への酸素供給の減少，腸管酸素消費量の低下を認めた。またTsaiら[257]は，ハムスターでHtを初期値の40％に低下させる血液交換をデキストランで行い，その後さらに同量の血液交換を新鮮血，28日保存CPDA-1血で行った際に，保存血では背部皮膚血流量が減少することを認めている。保存された赤血球でも生体に輸血された後では，その中のATP量は比較的速やかに回復する[254]。しかし，変形能は少なくとも1時間は変化しないとい

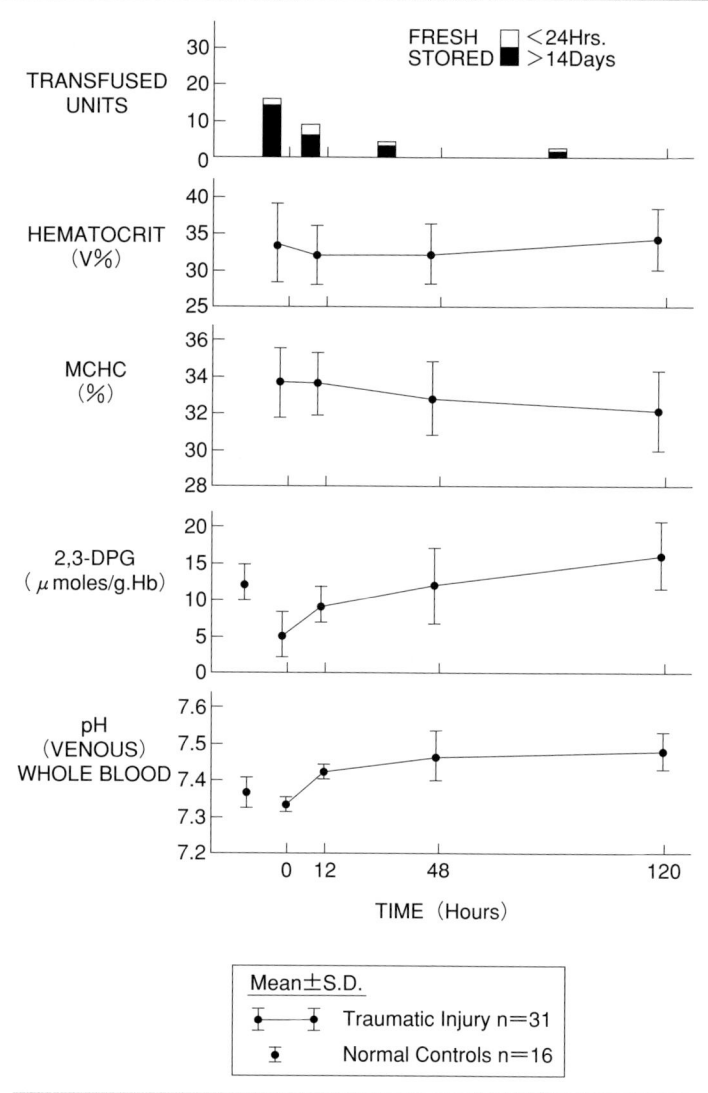

図17 輸血後赤血球中の2,3-DPG量変化

輸血された血液は，すべてが保存血でなく，また生体に残存していた血液もあったはずであるが，輸血直後は著しく2,3-DPG量は減少している。しかし，最初輸血から12時間後においては追加の輸血も行われていたにもかかわらず，2,3-DPGの急速な上昇が観察される。

(Kopriva CJ, Ratliff JL, Fletcher JR, et al. Biochemical and hematological changes associated with massive transfusion of ACD-stored blood in severely injured combat casualties. Ann Surg 1972; 176: 585-9より引用)

われる[253]。とはいえ変形能が低下した赤血球は速やかに循環系から消失するため，確証を得ることは困難であって[199]，いまだ推測の域にある。

以上，輸血手技関連合併症，血液製剤作製・製造，保存に伴う合併症で重要な点は，急速・大量の輸血であること，そのために発生する低体温のため正常では代謝される輸

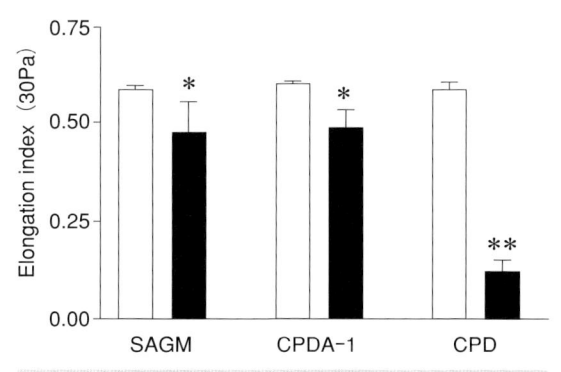

図18 赤血球液状保存と変形能変化：各種保存液による比較

(van Bommel J, de Korte D, Lind A, et al. The effect of the transfusion of stored RBCs on intestinal microvascular oxygenation in the rat. Transfusion 2001; 41: 1515-23より引用)

血血液中の生物学的メディエータ，クエン酸，赤血球から遊離されたKなどが代謝されないことである。また，これらの物質が生体の緩衝能，代謝機能を超えるために生体に悪影響を及ぼすことになる。すなわち，軽度に発生した生体への悪影響が同時に発生した他の悪影響を助長し，いわゆる悪循環を形成することによって合併症にまで進展する。また，これらの多くの合併症に白血球の混在が関係している。しかし，その除去はすでに血小板製剤についてはすべて行われているし，また赤血球製剤については2007年から実施されている。残る問題は人為的過誤に基づく事故，ならびにいまだ認識されていない合併症，例えば未知のウイルスの感染，あるいはその数がきわめて少ないために検出が十分でない原虫感染症のような合併症である。さらに，血液を保存することに問題があるのではないかとの見解も報告されている。すなわちBasranら[258]は，使用した血液の保存時間と心臓手術後の腎不全発生，入院期間とには相関性がないが，心臓手術の合併症（再開胸率），死亡率とには正の相関性があると報告している。

5 そのほかの合併症

ヘモジデローシス

長期にわたり赤血球製剤を大量に投与していると，生体の鉄代謝の限界を超える量の鉄が生体内に蓄積することとなる。すなわち，成人の鉄排出能力は1mg/dayであるが，輸血される血液は100mlあたり約20mgの鉄を含有しているため，残りの鉄は生体内に蓄積してくる。一般に20〜25gの鉄，輸血量として200〜300単位の輸血によって発生する。最初は網内系に取り込まれるが，この系が飽和されると実質臓器，肝臓，脾臓，膵臓，腎臓，心筋などに蓄積し始める。そのため各臓器の機能が障害される。特に肝臓の機能障害が早期に現れる。予防および治療として鉄のキレート薬であるデフェロキサミン（deferoxamine：デスフェラール®）を投与する。一般に慢性血液疾患への長期間の赤血球製剤の輸血で発生するが，手術に伴う大量出血に対して輸血する赤血球製剤で鉄の蓄

積は発生しない。ただ大量輸血に伴い，その一部の赤血球が速やかに崩壊し，その中のヘムに含まれる鉄イオンが大量に遊離される場合には，Cabralesら[259]が想定するような臓器障害，微小血管系への影響も考慮する可能性は残される。

■参考文献

1) 柴田洋一, 稲葉頌一, 内川　誠ほか. ABO不適合輸血実態調査の結果報告. 日輸学誌 2000; 46: 545-64.
2) Myhre BA, McRuer D. Human error: A significant cause of transfusion mortality. Transfusion 2000; 40: 879-85.
3) Suzama K. Report of 355 transfusion-associated deaths: 1976 through 1985. Transfusion 1990; 30: 583-90.
4) 田所憲治. アナフィラキシー反応. 日本輸血学会認定医制度審議会カリキュラム委員会編. 日本輸血学会認定医制度指定カリキュラム. 東京: 日本輸血学会; 2005. p.264-6.
5) 南　信行. 溶血性副作用. 日本輸血学会認定医制度審議会カリキュラム委員会編. 日本輸血学会認定医制度指定カリキュラム. 東京: 日本輸血学会; 2005. p.261-3.
6) Yuill GM, Saroya D, Yuill SL. A national survey of the provision for patients with latex allergy. Anaesthesia 2003; 58: 775-7.
7) Hepner DL, Castells MC. Latex allergy: An update. Anesth Analg 2003; 96: 1219-29.
8) Wagner SJ, Friedman LI, Dodd RY. Transfusion-associated bacterial sepsis. Clin Microbiol Rev 1994; 7: 290-302.
9) Blajchman MA, Goldman M. Bacterial contamination of platelet concentrates: Incidence, significance, and prevention. Semin Hematol 2001; 38: 20-6.
10) Fried MR, Eastlund T, Christie B, et al. Hypotensive reactions to white cell-reduced plasma in a patient undergoing angiotensin converting enzyme inhibitor therapy. Transfusion 1996; 36: 900-3.
11) Shiba M, Tadokoro K, Sawanobori M, et al. Activation of the contact system by filtration of platelet concentrates with a negatively charged white cell-removal filter and measurement of venous blood bradykinin level in patients who received filtered platelets. Transfusion 1997; 37: 457-62.
12) van Es AA, Marquet RL, van Bood JJ, et al. Blood-transfusion induce prolonged kidney allograft survival in Rhesus monkey. Lancet 1977; 1: 506-9.
13) Opelz G, Terasaki PI. Improvement of kidney-graft survival with increased numbers of blood transfusions. N Engl J Med 1978; 299: 799-803.
14) Solheim BG, Flatmark A, Halvorsen S, et al. The effect of blood transfusions on renal transplantation, Studies of 395 patients registered for transplantation with a first cadaveric kidney. Tissue Antigens 1980; 16: 377-86.
15) Burrows L, Tartter P. Effect of blood transfusions on colonic malignancy recurrrent rate. Lancet 1982; 2: 662.
16) Parrott NR, Lennard TW, Taylor RMR, et al. Effect of perioperative blood transfusion on recurrence of colorectal cancer. Br J Surg 1986; 73: 970-3.
17) Kaneda M, Horimi T, Ninomiya M, et al. Adverrse affect of blood transfusions on survival of patients with gastric cancer. Transfusion 1987; 27: 376-7.
18) Foster RS Jr, Foster JC, Costanza MC. Blood transfusions and survival after surgery for breast cancer. Arch Surg 1984; 119: 1138-40.
19) Heal JM, Chuang C, Blumberg N. Perioperative blood transfusions and prostate cancer recurrence and survival. Am J Surg 1998; 156: 374-9.

20) Moores DWO, Piantadosi S, McKneally MF, et al. Effect of perioperative blood transfusion on outcome in patients with surgically resected lung cancer. Ann thorac Surg 1998; 47: 346-51.
21) Clarke PJ, Tarin D. Effect of pre-operative blood transfusion on tumor metastases. Br J Surg 1987; 74: 520-2.
22) Stephenson KR, Steinberg SM, Hughes KS, et al. Perioperative blood transfusions are associated with decreased time to recurrence and decreased survival after resection of colorectal liver metatases. Ann Surg 1988; 208: 679-87.
23) Busch ORC, Hop WCJ, Hoynck van Papendrecht MAW, et al. Blood transfusions and prognosis in colorectal cancer. N Engl J Med 1993; 328: 1372-6.
24) Jensen LS. Immunosupprsion and leukocytes. Leukocyte-depleted blood products — Current Study of Hematology & Blood Transfusion No 60. Basel: Karger; 1994 . p.64-74.
25) Salo M. Immunosuppressive effects of blood transfusion in anaesthesia and surgery. Acta Anaesth Scand 1988; 32 suppl 89: 26-34.
26) Houbiers JGA, Brand A, van de Watering LMG, et al. Randmized controlled trial comparing transfusion of leuko-depleted blood in surgery for colorectal cancer. Lancet 1994; 344: 573-8.
27) Tartter PI, Quintero S, Barron DM. Perioperative blood transfusion associated with infectious complications after colorectal cancer operations. Ann J Surg 1986; 152: 479-82.
28) Tartter PI. Blood transfusion and infectious complications following colorectal cancer surgery. Br J Surg 1988; 75: 789-92.
29) Duke BJ, Modin GW, Schecter WP, et al. Transfusion significantly increases the risk for infection after splenic injury. Arch Surg 1993; 128: 1125-32.
30) Agarwall N, Murphy JG, Cayten CG, et al. Blood transfusion increases the risk of infection after trauma. Arch Surg 1993; 128: 171-7.
31) Murphy PJ, Connery C, Hicks GL Jr, et al. Homologous blood transfusion as a risk factor for postoperative infection after coronary artery bypass graft operations. J Thorac Cardiovasc Surg 1992; 104: 1092-9.
32) Carson JL, Altman DG, Duff A, et al. Risk of bacterial infection associated with allogeneic blood transfusion among patients undergoing hip fracture repair. Transfusion 1999; 39: 694-700.
33) Heiss MM, Mempel W, Jauch L-W, et al. Beneficial effect of autologous blood transfusion on infectious complications after colorectal cancer surgery. Lancet 1993; 342: 1328-33.
34) Innerhofer P, Walleczek C, Luz G, et al. Transfusion of buffy coat-depleted blood components and risk of postoperative infection in orthopedic patients. Transfusion 1999; 39: 625-32.
35) Thomas D, Wareham K, Cohen D, et al. Autologous blood transfusion in total knee replacement surgery. Br J Anaesth 2001; 86: 669-73.
36) Nielsen HJ. Detrimental effects of perioperative blood transfusion. Br J Surg 1995; 82: 582-7.
37) Vamvakas EC, Carven JH, Hiberd PL. Transfusion-associated cancer recurrence and postoperative infection: Meta-analysis of randomized, controlled clinical trials. Transfusion 1996; 36: 175-86.
38) Sauaia A, Alexander W, Moore EE, et al. Autologous blood transfusion does not reduce postoperative infection rates in elective surgery. Am J Surg 1999; 178: 549-53.
39) Jensen LS, Hokland M, Nielsen HJ. A randomized controlled study of the effect of bedside leucocyte depletion on the immunosuppressive effect of whole blood transfusion in patients undergoing elective colorectal surgery. Br J Surg 1996; 83: 973-7.
40) Frietsch T, Krombholz K, Tolksdorf B, et al. Cellular immune response to autologous blood transfusion in hip arthroplasty: Whole blood versus buffy coat-poor packed red cells and fresh-frozen plasma. Vox Sang 2001; 81: 187-93.
41) Wallis JP, Chapman CE, Orr KE, et al. Effect of WBC reduction of transfused RBCs on postop-

erative infection rates in cardiac surgery. Transfusion 2002; 42: 1127-34.
42) Williamson LM, Murphy MF, Llewelyn C, et al. Leucocyte-depleted blood in prevention of post-operative infections following elective orthopaedic and cardiac procedures. Vox Sang 2002; 83: 457-60.
43) Vamvakas EC, Carven JH. Transfusion and postoperative pneumonia in coronary artery bypass graft surgery: Effect of the length of storage of transfused red cells. Transfusion 1999; 39: 701-10.
44) Offner PJ, Moore EE, Biffl WL, et al. Increased rate of infection associated with transfusion of old blood after severe injury. Arch Surg 2002; 137: 711-7.
45) Llewelyn CA, Taylor RS, Todd AAM, et al. The effect of universal leukoreduction on postoperative infections and length of hospital stay in elective orthopedic and cardiac surgery. Transfusion 2002; 44: 489-500.
46) Mynster T. Blood transfusion-induced immunomodulation — Is storage time important? Dan Med Bull 2003; 50: 368-84.
47) Krugluger W, Koeller M, Hopmeier P. Development of a carbohydrate antigen during storage of red cells. Transfusion 1994; 34: 496-500.
48) Munoz M, Bisbe E, Garacia-Erce JA, et al. Allogeneic blood transfusion and wound healing disturbance after orthopedic surgery. Anesth Analg 2005; 101: 1889-90.
49) 霜田俊丸. 術後紅皮症について. 外科1955; 17: 487-92.
50) Hathaway WE, Githens JH, Blackburn WR, et al. Aplastic anemia, histocytosis and erythrodermia in immunologically deficient children. N Engl J Med 1965; 273: 953-8.
51) Ito K, Yoshida H, Yanagibashi K, et al. Change of HLA phenotype in postoperative erythroderma. Lancet 1988; 1: 413-4.
52) 榊原高之, 井野隆史. いわゆる輸血後紅皮症について. 第35回日本輸血学会シンポジウム. 1987.
53) 日本赤十字社 血液製剤の副作用の防止に関する研究班（班長　十字猛夫）. 輸血後GVHD調査総合報告. 1992.
54) Rubinstein A, Radk J, Cottier H, et al. Unusual combined immunodeficiency syndrome exhibiting kappa-IgD paraproteinemia, residual gut immunity and graft-versus-host reaction after plasma infusion. Acta Pediatr Scand 1973; 62: 365-72.
55) Hathaway WE, Fulginiti VA, Pierce CW, et al. Graft-vs-host reaction following a single blood transfusion. JAMA 1967; 201: 1015-20.
56) Schroeder ML. Transfusion-associated graft-versus-host disease. Br J Hematol 2002; 117: 275-87.
57) Ohto H, Anderson KC. Posttransfusion graft-versus-host disease in Japanese newborns. Transfusion 1996; 36: 117-23.
58) Akahoshi M, Takanashi M, Masuda M, et al. A case of transfusion-associated graft-versus-host disease not prevented by white cell-reduction filters. Transfusion 1992; 32: 169-72.
59) BCSH Blood Transfusion Task Force. Guideline on gamma irradiation of blood components for the prevention of transfusion-associated graft-versus-host disease. Transfus Med 1996; 6: 261-71.
60) Ramirez AM, Woodfield DG, Scott R, et al. High potassium levels in stored irradiated blood Transfusion 1987; 27: 444-5.
61) Dinning G, Doughty RW, Reid MM, et al. Potassium concentrations in irradiated blood. Br Med J 1991; 303: 1110.
62) Strauss RD. Routinely washing irradiated red cells before transfusion seems unwarranted. Transfusion 1990; 30: 675-7.
63) Weiskopf RB, Schnapp S, Rouine-Rapp K, et al. Extracellular potassium concentrations in red

64) Leitner GC, Neuhauser M, Weigel G. Altered on intracellular purine nucleotides in gamma-irradiated red blood cell concentrates. Vox Sang 2001; 81: 113-8.
65) Mintz PD, Anderson G. Effect of gamma irradiation on the *in vivo* recovery of stored red blood cells. Ann Clin Lab Sci 1993; 23: 216-20.
66) Sullivan KM, Witherspoon R, Storb A, et al. Alternative day cyclosporine and prednisone for treatment high risk chronic graft-versus-host disease. Blood 1988; 72: 555-61.
67) Nishimura M, Hidaka N, Akaza T, et al. Immunosuppressive effects of chloroquine: Potential effectiveness for treatment of posttransfusion graft-versus-host disease. Transfus Med 1998; 8: 209-14.
68) Ryo R, Saigo K, Hashimoto M, et al. Treatment of post-transfusion graft-versus-host disease with nafamostat mesilate, a serine protease inhibitor. Vox Sang 1999; 76: 241-6.
69) Poritz LS, Page MJ, Tiberg AF, et al. Amelioration of graft versus host disease with anti-ICAM-1 therapy. J Surg Res 1998; 80: 280-6.
70) Yasukawa M, Shinozaki F, Hato T, et al. Successful treatment of transfusion-associated graft-versus-host disease. Br J Haematol 1994; 86: 831-6.
71) Popovsky MA, Moore B. Diagnostic and pathogenetic considerations in transfusion-related acute lung injury. Transfusion 1985; 25: 573-7.
72) Barnard RD. Indiscriminate transfusion: A critique of case reports illustrating hypersensitivity reactions. NY State J Med 1951; 51: 2399-402.
73) Ward HN, Lipscomb TS, Cawley LP. Pulmonary hypersensitivity reaction after blood transfusion. Arch Intern Med 1968; 122: 362-6.
74) Ward HN. Pulmonary infiltrates associated with leukoagglutinin transfusion reactions. Ann Intern Med 1970; 73: 689-94.
75) Dubois M, Lotxe ML, Diamond WJ, et al. Pulmonary shunting during leukoagglutinin-induced noncardiac pulmonary edema. JAMA 1980; 24: 2186-9.
76) Kopko PM, Paglieroni TG, Popovsky MA, et al. TRALI: Correlation of antigen-antibody and monocyte activation in donor-recipient pairs. Transfusion 2003; 43: 177-84.
77) Nishimura M, Mitsunaga S, Ishikawa Y, et al. Possible mechanisms underlaying development of transfusion-related acute lung injury: Roles of anti-major histocompatibility complex class II CD antibody. Transfus Med 2003; 13: 141-8.
78) Seeger W, Scheider U, Kreusler B, et al. Reproduction of transfusion-related acute lung injury in an *ex vivo* lung model. Blood 190; 76: 1438-44.
79) Sachs UJH, Hattar K, Weissmann N. Anti-body-induced neutrophil activation as a trigger for transfusion-related acute lung injury in an *ex vivo* lung model. Blood 2006; 107: 1217-9.
80) Silliman CC, Paterrson AJ, Dickey WO, et al. The association of biologically active lipids with the development of transfusion-related acute lung injury: A retrospective study. Transfusion 1997; 37: 719-26.
81) Covin RB, Ambruso DR, England KM, et al. Hypotension and acute pulmonary insufficiency following transfusion of autologous red blood cells during surgery: A case report and review of the literature. Transfus Med 2004; 14: 375-84.
82) Silliman CC, Bjornsen AJ, Wyman TH, et al. Plasma and lipids from stored platelets cause acute lung injury in an animal model. Transfusion 2003; 43: 633-40.
83) Kleinman S, Caulfield T, Chan P, et al. Toward an understanding of transfusion related acute lung injury: Statement of a consensus panel. Transfusion 2004; 44: 1774-89.
84) Williamson L. SHOT experience and the UK initiatives on TRALI prevention and their potential impact. In Goldman M, Webert KE, Arnold DM, et al. Transfus Med Rev 2005; 19: (in press). cited from Kleinman S, Caulfield T, Chan P, et al. Toward an understanding of transfu-

sion related acute lung injury: Statement of a consensus panel. Transfusion 2004; 44: 1774-89.
85) Rizk A, Gorson KC, Jenney L, et al. Transfusion-related acute lung injury after the infusion of IVIG. Transfusion 2002; 41: 264-8.
86) Wallis JP, Lubenko A, Wells AW, et al. Single hospital experience of TRALI. Transfusion 1992; 32: 1053-9.
87) Morrison FS, Mollison PL. Posttransfusion purpura. N Engl J Med 1966; 308: 243-8.
88) Schulman NR, Aster HD, Leiter A, et al. Immune reactions involving platelets V. Post-transfusion purpura due to a complement fixing antibody against a genetically controlled platelet antigen: A proposed mechanism for thrombocytopenia and its relevance in autoimmunity. J Clin Invest 1961; 40: 1587-620.
89) Kickler TS, Hess PM, Herman JH, et al. Studies on the pathophysiology of post-transfusion purpura. Blood 1986; 68: 347-50.
90) Wölke C, Eichler P, Washington G, et al. Post-transfusion purpura with HPA1a and GPIa/IIa antibodies. Transfus Med 2006; 16: 69-72.
91) McFarland JG. Post-transfusion purpura. Transfusion Reaction. Bethesda: AABB Press; 2001. p.186-211.
92) Berney SI, Metcalfe P, Wathen MC, et al. Post-transfusion purpura responding to high dose intravenous IgG — Further observation on pathogenesis. Br J Haematol 1985; 61: 627-32.
93) Prusiner SB. Prion diseases and the BSE crisis. Science 1997; 278: 245-51.
94) Labat M-L. Possible retroviral origin of prion disease. Med Hypotheses 1997; 49: 461-4.
95) Klein R, Dumble L. Transmission of Creutzfeld-Jakob disease by blood transfusion. Lancet 1993; 341: 768.
96) Party D, Curry B, Easton D, et al. Creutzfeld-Jakob disease（CJD）after blood product transfusion from a donor with CJD. Neurology 1998; 50: 1872-3.
97) Houston F, Foster JD, Chong A, et al. Transmission of BSE by blood transfusion in sheep. Lancet 2000; 356: 999-1000.
98) Fagge T, Barclay GR, MacGregor I, et al. Variation in concentration of prion protein in the peripheral blood of patients with variant and sporadic Creutfeld-Jakob disease detected by dissociation enhanced lanthanid fluoroimmunoassay and flow cytometry. Transfusion 2005; 45: 504-13.
99) Safar JG, Geschwind MD, Deering C, et al. Diagnosis of human prion disease. Proc Natl Acad Sci USA 2005; 102: 3501-6.
100) Prowse CV, Hornsey VS, Drummond O, et al. Preliminary assessment of whole-blood, red-cell and platelet-leucodepleting filters for possible induction of prion release by leucocyte fragmentation during room temperature processing. Br J Haematol 1999; 106: 240-7.
101) Schreiber GB, Busch MP, Kleinman SH, et al. The risk of transfusion-transmitted viral infections. N Engl J Med 1996; 334: 1685-90.
102) Whyte GS, Savoia HF. The risk of tansmitting HCV, HBV or HIV by blood transfusion in Victoria. Med J Austral 1997; 166: 584-6.
103) 佐竹正博. 輸血による感染リスクと日赤の安全対策. 日本赤十字社血液事業本部編. 第14回赤十字血液シンポジウム（2006年）. 安全な輸血医療を目指して―輸血による感染症リスクと院内の管理体制. 東京: 太陽美術; 2006. p.2-6.
104) 武田 正. 肝炎ウイルス（HBV, HCVなど）. 日本輸血学会認定医制度審議会カリキュラム委員会編. 日本輸血学会認定医制度指定カリキュラム. 東京: 日本輸血学会; 2005. p.281-5.
105) 今井光信. ヒト免疫不全ウイルス（human immunodeficiency virus: HIV）. 日本輸血学会認定医制度審議会カリキュラム委員会編. 日本輸血学会認定医制度指定カリキュラム. 東京: 日本輸血学会; 2005. p.285-8.
106) Okouchi K, Sto H. A retrospective study on transmission of adult T-cell leukemia virus by

blood transfusion: Seroconversion in recipients. Vox Sang 1984; 46: 245-53.
107) 稲葉頌一. 輸血によるHTLV-Ⅰ感染. 臨床病理1991; 特集88号: 171-5.
108) Numazaki Y, Yano N, Morizuka T, et al. Primary infection with human cytomegarovirus: Virus isolation from healthy infant and pregnant women. Am J Epidemiol 1970; 91: 410-7.
109) Yeager AS, Grumet FC, Hefleigh EB, et al. Prevention of transfusion-aquired cytomegalovirus infections in new born infants. J Pediatr 1981; 98: 281-7.
110) Tegtmeier GE. Posttransfusion cytomegarovirus infections. Arch Pathol Lab Med 1989; 113: 236-45.
111) Bowden RA, Slichter SJ, Sayers M, et al. A comparison of filtrated leukocyte-reduced and cytomegalovirus (CMV) seronegative blood products for the prevention of transfusion-associated CMV infection after marrow transplantation. Blood 1995; 86: 3598-603.
112) Sato H, Takakura F, Kojima E, et al. Screening of blood donors for human parvovirus B19. Lancet 1995; 346: 1237-8.
113) Heal JM, Jones ME, Forey J, et al. Fatal samonella septicemia after platelet transfusion. Transfusion 1987; 27: 2-5.
114) Makilkola O, Heesemann J, Tovianen A, et al. High frequency of *Yersinia* antibodies in healthy populations in Finland and Germany. Rheumatol Int 1997; 16: 227-30.
115) Lee AG, Krishnan MD, Brecher ME. Transfusion transmitted bacterial infection. Hematol Oncol Clin North Am 1995; 9: 167-85.
116) Theakston EP, Morris AJ, Streat SJ, et al. Transfusion transmitted *Yersinia enterocolica* infection in New Zealand. Austral NZ J Med 1997; 27: 62-7.
117) Wood EE. Brucellosis as a hazzard of blood transfusion. Br Med J 1955; 1: 27-8.
118) Turner TB, Diseker TH. Duration of infectivity of T. pallidum in citrated blood stored under conditions obtaining in blood banks. Bull Johns Hopkins Hosp 1941; 68: 269.
119) van der Sluis JJ, ten Kate FJ, Vuzevski VD, et al. Transfusion syphilis, survival of treponema pallidum in stored donor blood Ⅱ. Dose dependence of experimentally determined survival times. Vox Sang 1985; 49: 390-9.
120) Hutton EL, Shute PC. The risk of transmitting malaria by blood transfusion. J Trop Med Hyg 1939; 2: 309-15.
121) Bruce-Chwatt LJ. Transfusion malaria. Bull WHO 1974; 50: 337-46.
122) 酒井 潔. 輸血時の注意補遺. 児科診療1935; 1: 620-3.
123) 狩野繁之, 鈴木 守. 血小板輸血により感染したと考えられる熱帯性マラリアの1例. 日熱医学誌1994; 22: 193.
124) Beadle C, Long GW, Weiss WR, et al. Diagnosis of malaria by detection of *Plasmodium falciparum* HRP-2 antigen with a rapid dipstick antigen capture assay. Lancet 1994; 343: 564-8.
125) Chiodini PL, Hartley S, Hewitt PE, et al. Evaluation of a malaria antibody ELISA and its value in reducing potential wastage of red cell donations from blood donors exposed to malaria, with a note on a case transfusion-transmitted malaria. Vox Sang 1997; 73: 143-8.
126) Mungai M, Tegtmeier G, Chamberland M, et al. Transfusion-transmitted malaria in the United States from 1963 through 1999. N Engl J Med 2001; 344: 1973-8.
127) Feitas JLP, Amato V, Sonntag R, et al. Primeriras vericacoes de transmissao accidental da molestia de Chagas ao homem por transfusio de sangue. Rev Publ MEPRA 1936; 28: 41-6.
128) Wendel S, Gonzaga AL. Chagas' disease and blood transfusion: A new world problem? Vox Sang 1993; 64: 1-12.
129) Cerisola JA, Rabinovich A, Alvarez M, et al. Enfermedad de Chagas y la transfusion de sangre. Bol Of Sanit Panam 1972; 73: 203-21.
130) Schlemper BR Jr. Estudos experimentais de quimioprofilazia de transmissao da doenca de Chagas por transfusao sanguinea. Rev Patol Trop 1978; 55-111.

131) Baroldi G, Oliveira SJM, Silver MD. Sudden and unexpected death in clinically silent "Chagas disease". A hypothesis. Int J Cardiol 1997; 58: 263-8.
132) Camargo ME, Amato Neto V. Anti-T. cruzi antibodies as serological evidence of recent infection. Rev Inst Med Trop Sao Paulo 1970; 16: 200-2.
133) Carbonetto CH, Malchiodi EL, Chiaramonte M, et al. Isolation of a *Trypanosoma* cruzi antigen by affinity chromatography with a monoclonal antibody — Preliminary evluation of its possible applications in serological tests. Clin Exp Immunol 1990; 82: 93-6.
134) Almeida IC, Vovas DT, Soussumi LMT, et al. A highly sensitive and specific chemiluminescent enzyme-linked immunosorbent assay for diagnosis of active *Trypanosoma* cruzi infection. Transfusion 1997; 37: 850-7.
135) 塩田亘三, 栗本 浩, 羽熊直行ほか. 日本のネズミからはじめて発見されたバベジアに関する研究. 寄生虫学誌1983; 32: 165-75.
136) Gorenflot A, Moubri K, Precigout E, et al. Human babesiosis. Ann Trop Med Parasitol 1998; 92: 489-501.
137) Dobroszycki J, Herwaldt BL, Boctor F, et al. A cluster of transfusion-associated babesiosis cases traced to a single asymptomatic donor. JAMA 1999; 281: 927-30.
138) 斉藤あつ子, ライ・シバ・クマラ, 何 深一ほか. 本邦におけるヒトへのBabesia寄生のはじめての証明. 感染症誌1999; 73: 1163-4.
139) Siegel SE, Lund MN, Gelderman AH, et al. Transmisssion of toxoplasmosis by leukocyte transfusion. Blood 1971; 37: 388-94.
140) Downs JW. The problem of overtransfusion in massive hemorrhage. Ann Surg 1958; 148: 73-80.
141) Loutit JF, Mollison PL, Margaret D, et al. Venous pressure during venesection and blood transfusion. Br Med J 1942; 2: 658.
142) 厚生労働省医薬食品局血液対策課. 血液製剤の使用指針（改定版）. 薬食発第0906002号 平成17年9月6日 2005. p.18-24.
143) Takaori M, Kuroki T. Preoperative hemodilution for autotransfusion. Bibl Haematol 1981; 47: 270-8.
144) Birke G, Liljedahl S-O, Plantin L-O, et al. Blood volume and plasma protein I. Changes in blood volume and plasma protein after bleeding in the splenectomized dog. Acta Chir Scand 1966; 132: 477-92.
145) Ebert RV, Stead EA Jr, Gibon JG. Response of normal subjects to acute blood loss. Arch Intern Med 1941; 68: 578-90.
146) Fowler NO, Bloom WL, Ward JA. Hemodynamic effects of hypervolemia with and without anemia. Circ Res 1958; 6: 163-7.
147) Schnabel TG Jr, Eliasch H,Thomasson B, et al. The effect of experimentally induced hypervolemia on cardiac function in normal subjects and patients with mitral stenosis. J Clin Invest 1959; 38: 117-37.
148) Wolfe RR, Horvath SM. Hemodynamic responses to acute hematocrit and blood volume alterations in rats. Eur J Appl Physiol 1976; 35: 159-66.
149) 中條信義, 小川泰樹, 高折益彦. 出血性ショック治療と臓器血液量, 臓器血流量変化. 麻酔 1978; 27: 1047-53.
150) 岩破一博, 高折益彦. 出血ならびに輸血に伴う体内血液分布の変化. 循環制御1982; 3: 471-6.
151) Hossli CG, Koch E. Gefahren der Massivtransfusion von kalten Konservenblut. Bosch Medical Information for "Haemotherm". 1973.
152) Boyan CP, Howland WS. Cardiac arrest and temperature of bank blood. JAMA 1963; 183: 144-6.
153) Collins JA. Problems associated with the massive transfusion of stored blood. Surgery 1974;

75: 274-95.
154) Deal CW, Fielden BP, Monk I. Hemodynamic effect of pulmonary air embolism. J Surg Res 1971; 11: 533-8.
155) Leivers D, Spilsbury RA, Young JVI. Air embolism during neurosurgery in the sitting position: Two case reports. Br J Anaesth 1971; 43: 84-90.
156) Durant TM. The occurrence of coronary air embolism in artificial pneumothorax. Ann Intern Med 1935; 1625-7.
157) Durant TM, Oppenheimer MJ, Lynch PR, et al. Body position in relation to venous air embolism: A roentgenologic study. Am J Med Sci 1954; 227: 509-20.
158) Deem S, McKinney S, Polissar NL. Hemodilution during venous gas embolization improves gas exchange, without altering V-A/Q or pulmonary blood flow distribution. Anesthesiology 1999; 81: 1861-72.
159) Fried MR, Eastlund T, Christie B, et al. Hypotensive reactions to white cell-reduced plasma in a patient undergoing angiotensin converting enzyme inhibitor therapy. Transfusion 1996; 36: 900-3.
160) 石川岳彦, 新井田周宏, 小林繁明ほか. 白血球除去フィルタが原因と考えられる輸血ショック. J Anesth 1998; 12suppl: 489.
161) Shiba M, Tadokoro K, Sawanobori M, et al. Activation of the contact system by filtration of platelet concentrates with a negatively charged white cell-removal filter and measurement of venous blood bradykinin level in patients who received filtered platelets. Transfusion 1997; 37: 457-62.
162) Schmidt WF III, Kim HC, Tomassini N, et al. RBC destruction caused by a micropore blood filter. JAMA 1983; 248: 1629-32.
163) Arens JF, Leonard GL. Danger of overwarming blood by microwave. JAMA 1971; 218: 1045-6.
164) 百瀬俊也. 輸血後の感染症報告の現状. 日本赤十字社血液事業本部編. 第14回日本赤十字血液シンポジウム (2006年). 安全な輸血医療を目指して―輸血二よる感染リスクと院内の管理体制. 東京; 太陽美術: 2006. p.16-21.
165) Blajchman MJ, Ali AM. Bacteria in the blood supply: An overlooked isssue in transfusion medicine. cited from Nance ST. Blood Safety: Current Challenges. Bethesda: AABB; 1992. p.213-28.
166) Blajchman MA, Ali A, Lyn P, et al. A prospective study to determine the frequency of bacterial contamination in random donor platelet concentrates. Blood 1994; 84: 529.
167) Perez P, Bruneau C, Chassaigne M, et al. Multivariate analysis of determinants of bacterial contamination of whole-blood donations. Vox Sang 2002; 82: 55-60.
168) Krishman LAG, Brecher ME. Transfusion-transmitted bacterial infection. Hematol Oncol Clin North Am 1995; 9: 167-85.
169) Hogman CF, Fritz H, Sandbraeus L. Posttransfusion serratia marcescens septicemia (editorial). Transfusion 1993; 33: 189-91.
170) 長田広司. 輸血による副作用と対策; 非免疫学的機序によるもの. 日本輸血学会認定医制度審議会カリキュラム委員会編. 日本輸血学会認定医制度指定カリキュラム. 東京: 日本輸血学会; 2005. p.285-8.
171) Wagner SJ, Robinette D, Friedman LI, et al. Diversion of initial blood flow to prevent whole-blood contamination by skin surface bacteria: An *in vitro* model. Transfusion 2000; 40: 335-8.
172) Pietersz RNI, Reesink HW, Pauw W, et al. Prevention of *Yersinia enterocolitica* growth in red-blood-cell concentrates. Lancet 1992; 340; 755-6.
173) Burstain JM, Brecher ME, Workman K, et al. Rapid identification of bacterially contaminated platelets using reagent strip: Glucose and pH analysis as markers of bacterial metabolism. Transfusion 1997; 37: 255-8.

174) Kim DM, Estes TJ, Brecher ME, et al. WBC filtration, blood gas analysis and plasma hemoglobin in *Yersinia enterocolitica* contaminated red cells. Transfusion 1992; 32: 41S.
175) Blajchman MA. Transfusion-associated bacterial sepsis: The phoenix rises yet again. Transfusion 1994; 34: 940-2.
176) Rider J, Newton A. Electrochemiluminescent detection of bacteria in blood components. Transfus Med 2002; 12: 115-24.
177) Muylle L, Joos M, Wouters E, et al. Increased tumor necrosis factor alpha (TNFα), interleukin 1, and interleukin 6 (IL-6) levels in the plasma of stored platelet concentrates: Relationship between TNFα and IL-6 levels and febrile transfusion reactions. Transfusion 1993; 33: 195-9.
178) Stack G, Snyder EL. Cytokine generation in stored platelet concentrates. Transfusion 1994; 34: 20-5.
179) Heddle NM, Klama LN, Griffith L, et al. A prospecive study to identify the risk factors associated with acute reaction to platelet and red cell transfusions. Transfusion 1993; 33: 794-7.
180) Shanwell A, Kristiansson M, Remberger M, et al. Generation of cytokines in red cell concentrates during storage is preserved by prestorage white cell reduction. Transfusion 1997; 37: 678-84.
181) Nielsen HJ, Reimert CM, Pedersem AN, et al. Time-dependent, spontaneous release of white cell- and platelet-derived bioactive substances from stored human blood. Transfusion 1996; 36: 960-5.
182) Sarkodee Adoo CB, Kendall R, Sridhara R, et al. The relationship between the duration of platelet storage and the development of transfusion reactions. Transfusion 1998; 38: 229-35.
183) Muylle L, Wouters E, Peetermans ME. Febrile reactions to platelet transfusion: The effect of increased interleukin 6 levels in concentrates prepared by the platelet-rich plasma method. Transfusion 1996; 36: 886-90.
184) Snyder EL. The role of cytokines and adhesive molecules in febrile non-hemolytic transfusion reactions. Immunol Invest 1995; 24: 333-9.
185) Ferrara JLM. The febrile platelet transfusion reaction: A cytokine shower. Transfusion 1995; 35: 89-90.
186) Heddle NM, Klama L, Singer J, et al. The role of the plasma from platelet concentrates in transfusion reaction. N Engl J Med 1994; 331: 625-8.
187) Muylle L. The role of cytokines in blood transfusion reactions. Blood Rev 1995; 9: 77-83.
188) Orosz P, Echtenacher B, Falk W, et al. Enhancement of experimental metastasis by tumor necrosis factor. J Exp Med 1993; 177: 1391-8.
189) Hoh H, Umpleby H, Cooper A, et al. Reccurence of colorectal cancer and perioperative blood transfusion: Is blood storage time importance? Dis Colon Rectum 1990; 33: 127-30.
190) Kristinsson M, Soop M, Saraste L. Cytokines in stored red blood cell concentrates: Promoters of systemic inflammation and simulators of acute transfusion reaction? Acta Anaesthesiol Scand 1996; 40: 496-501.
191) Frewin DB, Jonsson JR, Head RJ, et al. Histamine levels in stored human blood. Transfusion 1984; 24: 502-4.
192) Muylle L, Laekeman G, Herman AG, et al. Histamine levels in stored platelet concentrates. Transfusion 1988; 28: 226-8.
193) 柴 雅之, 田所憲治, 徳永勝士ほか. 濃厚赤血球製剤の保存におけるヒスタミン遊離及び補体の活性化. 日輸学誌 1994; 40: 711-5.
194) Baldini M, Costa N, Dameshek W. The viablity of stored human platelets. Blood 1960; 16: 1669-92.
195) Papoport S, Ames SB, Mikkelsen S. The levels of anti-hemophilic globulin and proaccelerin in

fresh and banked blood. Am J Clin Pathol 1959; 31: 297-304.
196) Witzke G, Adhulla W. Gerinnungsprobleme bei Massivtransfusionen: Eine experimentelle Studie. Anaesthesist 1979; 28: 322-7.
197) O'Neill EM, Rowley J, Hansson Wicher M, et al. Effect of 24-hour whole-blood storage on plasma clotting factors. Transfusion 1999; 39: 488-91.
198) Parkins HA. Postoperative coagulation defects. Anesthesiology 1966; 27: 456-64.
199) Collins JA. Problems associated with the massive transfusion of stored blood. Anesthesiology 1966; 27: 456-64.
200) Gralnick HR. Massive transfusion. In: Colman RW, Hirsh J, Marder VJ, et al, editors. Hemostasis and Thrombosis. Philadelphia: JB Lippincott; 1982. p.612-22.
201) Murohara T, Horowitz JR, Silver M, et al. Vascular endothelial growth factor/vascular permeability factor enhances vascular permeability via nitric oxide and prostacyclin. Circulation 1998; 97: 99-107.
202) Thickett DR, Armstrong L, Christie SJ, et al. Vascular endothelial growth factor may contribute to increased vascular permeability in acute respiratory distress syndrome. Am J Respir Crit Care Med 2001; 164: 1601-5.
203) Nielsen HJ, Werther K, Mynster T. Bacteria-induced release of white cell- and platelet-derived vascular endothelial growth factor *in vitro*. Vox Sang 2001; 80: 170-8.
204) Schechter DC, Swan H. Biochemical alterations of preserved blood: Results in two different citrate solutions (ACD and CPD). Arch Surg 1962; 84: 269-76.
205) Sandhagen B, Högman CF, de Verdier C-H, et al. Distribution of blood gases, glucose and lactate within stored blood units. Vox Sang 1988; 55: 139-42.
206) Takaori M. Changes of pH of blood diluted with plasma and plasma substitutes *in vitro*. Transfusion 1966; 6: 597-9.
207) Rudolph R, Boyd CR. Massive transfusion: Complications and their management. So Med J 1990; 83: 1065-70.
208) Mackler B, Lichtenstein H, Guest GM. Effect of ammonium chloride acidosis on glucose tolerance in dogs. Am J Physiol 1952; 168: 126-35.
209) Thrower WB, Darby TD, Aldinger EE. Acid-base derangements and myocardial contractility: Effects as a complication of shock. Arch Surg 1961; 82: 56-65.
210) Gerst PH, Fleming WH, Malm JR. Increased susceptibility of the heart to ventricular fibrillation during metabolic acidosis. Circ Res 1966; 19: 63-70.
211) Simon GE, Bove JR. The potassium load from blood transfusion. Postgrad Med 1971; 49: 61-4.
212) 厚生労働省医薬食品局血液対策課．血液製剤の使用指針（改定版）．薬食発第0906002号　平成17年9月6日　2005. p.64.
213) Schweizer O, Howland WS. Potassium levels, acid-base balance and massive blood replacement. Anesthesiology 1962; 23: 735-40.
214) Wilson RF, Mammen E, Walt AJ. Five years of experience with massive blood transfusions. J Trauma 1971; 11: 275-85.
215) Knichwitz G, Zahl M, Van Aken H, et al. Intraoperative washing of long-storaged packed red blood cells by using an autotransfusion device prevents hyperkalemia. Anesth Analg 2002; 95: 324-5.
216) Howland WS, Bellville JW, Zucker MB, et al. Massive blood replacement V. Failure to observe citrate intoxication. Surg Gynecol Obstet 1957; 105: 529-35.
217) Argent DE. Citrate intoxication following a rapid massive blood transfusion. Br J Anaesth 1957; 29: 136-7.
218) Olinger GNM, Hottenrott C, Mulder DG. Acute clinical hypocalcemic myocardial depression

during rapid blood transfusion and postoperative hemodialysis: A preventable complication. J Thorac Cardiovasc Surg 1976; 72: 503-11.
219) Watkins E. Experiment citrate intoxication during massive blood transfusion. Surg Forum 1953; 4: 213-9.
220) Nakasone N, Watkins E, Janeway CA, et al. Experimental studies of circulatory derangement following the massive transfusion of citrated blood. J Lab Clin Med 2001; 43: 184-95.
221) Howland WS, Schweizer O, Carlon GC, et al. The cardiovascular effects of low levels of ionized calcium during massive transfusion. Surg Gynecol Obstet 1977; 145: 581-6.
222) Denlinger JK, Nahrwold ML, Gibbs PS, et al. Hypocalcaemia during rapid blood transfusion in anaesthetized man. Br J Anaesth 1976; 48: 995-1000.
223) Swank RL. Alteration of blood on storage: Measurement of adhesiveness of "Aging" platelets and leukocytes and their removal by filtration. N Engl J Med 1961; 265: 728-33.
224) Arrington PJ, McNamara JJ. Physical changes in banked baboon blood. Lab Animal Sci 1975; 25: 203-5.
225) Von Kuenzel HP, Hirsch H. Über die Entstehung von Aggregaten in ACD-Blutkonserven. Acta Haematol 1964; 32: 89-99.
226) McNamara JJ, Boatright D, Burran EL, et al. Changes in some physical properties of stored blood. Ann Surg 1971; 174: 58-60.
227) Mason KG, Hall LE, Lomoy RE, et al. Evaluation of blood filters. Dynamics of platelets and platelet aggregates. Surgery 1975; 77: 235-40.
228) Gervin AS, Mason KG, Wright CB. Microaggregate volumes in stored human blood. Surg Gynecol Obstet 1974; 139: 519-24.
229) Raynolds LO, Simon TL. Size distribution measurements of microaggregates in stored blood. Transfusion 1980; 20: 669-78.
230) Connell RS, Swank RL. Pulmonary microembolism after blood transfusions: An electron microscopic study. Ann Surg 1973; 177: 40-50.
231) Reul GJ Jr, Beall AC Jr, Greenberg SD. Protection of the pulmonary microvasculature by fine screen blood filtration. Chest 1974; 66: 4-9.
232) Marshall BE, Soma LR, Harp JR, et al. Pulmonary function after exchange transfusion of stored blood in dogs. Ann Surg 1974; 179: 46-51.
233) Takaori M, Nakajo, Ishii T. Changes of pulmonary function following transfusion of stored blood. Transfusion 1977; 17: 616-21.
234) Valtis DJ, Kennedy AC. Defective gas transport function of stored red blood cells. Lancet 1954; 1: 119-24.
235) Burn HF, May MH, Kocholaty WK, et al. Hemoglobin function in stored blood. J Clin Invest 1969; 48: 311-21.
236) Akerblom O, de Verdier C-H, Garby L, et al. Restoration of defective oxygen-transport function of stored red blood cells by addition of inosine. Scand J Clin Lab Invest 1968; 21: 245-8.
237) Dawson RB, Ellis TJ. The hemoglobin function of blood stored at 4 ℃ in ACD and CPD with adenine and inosine. Transfusion 1970; 10: 113-20.
238) Schweizer O, Howland WS. 2,3-diphosphoglycerate levels in CPD-preserved bank blood. Anesth Analg 1974; 53: 516-9.
239) Duhm J, Deuticke B, Gerlach E. Complete restoration of oxygen transport function and 2,3-diphosphoglycerate concentration in stored blood. Transfusion 1971; 11: 147-51.
240) Strumia MM, Strumia PV, Burns ME, et al. The preservation of blood for transfusion IX: The effect of increased pH and addition of inosine only or adenine and inosine on the red cell function. J Lab Clin Med 1972; 79: 863-72.
241) Oski FA, Marshall BE, Cohen PJ, et al. Exercise with anemia: The role of the left-shifted or

right-shifted oxygen-hemoglobin equilibrium curve. Ann Intern Med 1971; 74: 44-6.
242) Weisel RD, Dennis RC, Manny J. Adverse effects of transfusion therapy during abdominal aortic aneurysectomy. Surgery 1978; 83: 682-90.
243) Huggins CE, Suzuki H, Grove-Rasmussen M. Life support by liquid and frozen blood. 24 th Ann Meeting. Chicago: AABB; 1971. p.12-6.
244) Woodson RD, Wranne B, Detter JC. Effect of increased blood oxygen affinity on work performance of rats. J Clin Invest 1973; 52: 2717-24.
245) Weiskopf RB, Feiner J, Hopf H, et al. Fresh blood and aged stored blood are equally efficacious in immdeiately reversing anemia-induced brain oxygenation deficits in humans. Anesthesiology 2006; 104: 911-20.
246) Weiskopf RB, Kramer JH, Viele M, et al. Acute severe isovolemic anemia impairs cognitive function and memory in human. Anesthesiology 2000; 92: 1646-52.
247) Richmond KN, Shonat RD, Lynch RM, et al. Critical PO_2 of skeletal muscle *in vivo*. Am J Physiol 1999; 277: H183-4.
248) Valeri CR, Hirsch NM, French M, et al. Restoration *in vivo* of erythrocyte adenosine triphosphate, 2,3-diphosphoglycerate, potassium ion, and sodium ion concentrations following the transfusion of acid-citrate-dextrose-stored human red blood cells. J Lab Clin Med 1969; 73: 722-33.
249) Kopriva CJ, Ratliff JL, Fletcher JR, et al. Biochemiccal and hematological changes associated with massive transfusion of ACD-stored blood in severely injured combat casualties. Ann Surg 1972; 176: 585-9.
250) La Celle PL. Alteration of deformability of the erythrocyte membrane in stored blood. Transfusion 1969; 9: 238-45.
251) Riquelme BD, Foresto PG, Valverde JR, et al. Alterations to complex viscoelasticity of erythrocytes during storage. Clin Hemorheol Microcirc 2000; 22: 181-8.
252) Berezina TL, Zaetes SB, Morgan C, et al. Influence of storage on red blood cell rheological properties. J Surg Res 2002; 102: 6-12.
253) van Bommel J, de Korte D, Lind A, et al. The effect of the transfusion of stored RBCs on intestinal microvascular oxygenation in the rat. Transfusion 2001; 41: 1515-23.
254) Valeri CR, Hirsch NM. Restoration *in vivo* of erythrocyte adenosine triphosphate, 2,3-diphosphoglycerate, potassium ion, and sodium ion concentrations following the transfusion of acid-citrate-dextrose-stored human red blood cells. J Lab Clin Med 1969; 73: 722.
255) Suzuki Y, Tateishi N, Cicha I, et al. Decreased deformability of the X-ray-irradiated red blood cells stored in mannitol-adenine-phosphate medium. Clin Hemorheol Microcirc 2000; 22: 131-42.
256) Sollberger T, Walter R, Brand B, et al. Influence of prestorage leukocyte depletion and storage time on rheologic properties of erythrocyte concentrates. Vox Sang 2002; 82: 191-7.
257) Tsai AG, Calbrales P, Intaglietta M. Microvascular perfusion upon exchange transfusion with stored red blood cells in normovlemic anemic conditions. Transfusion 2004; 44: 1626-34.
258) Basran S, Frumento RJ, Cohen A, et al. The association between duration of storage of transfused red cells and morbidity and mortality after reoperative cardiac surgery. Anesth Analg 2006; 103: 15-37.
259) Cabrales P, Tsai AG, Intaglietta M. Deferoxamine lowers tissue damage after 80% exhange transfusion with polymerized hemoglobin. Antioxidants Redox Signal 2007; 9: 375-88.

VI

自 己 血 輸 血

現在，諸外国のみならず，わが国でも自己血輸血は一般に普及し，待機手術で輸血といえば自己血輸血とまで思われるようになっている。自己血輸血の始まりは，臨床的な輸血の始まりと一致している。1800年代ではヒト血液型の同定もなく，同種血輸血が試みられていて，それに伴う合併症が多発していた。むろん血液供給体制もなく，輸血医療は渾沌たる状態にあった。その中で1885年にMiller[1]が，リウマチ患者の股関節離断術に燐酸Naを用いて患者からの出血血液の凝固を防ぎ，回収式自己血輸血を施行した。またGrant[2]は，1921年に経済的な理由から同種血輸血ができない患者の小脳腫瘍摘出術に，貯血式自己血輸血を応用している。しかしその後，特に1930年以降は容易に同種血輸血が施行できるようになり，自己血輸血はあまり活用されることがなかったが，1980年代に海外ではエイズ感染を契機に，わが国ではC型肝炎の蔓延から自己血輸血が見直されて普及してきた。

本章においては，自己血輸血の詳細な施行方法，外科系各科での応用，小児・高齢者での使用，施行手続，施行管理システムなどについては専門書[3]に譲り，自己血輸血の意義，それぞれの自己血輸血法の大略を述べるにとどめることとした。

自己血輸血の意義，必要性

自己血輸血の意義，利点は表1に提示するごとく，①患者本人への利益・貢献，②国家・社会への貢献とに分けることができる。

1 患者本人への利益

a. 輸血感染症の回避

わが国で自己血輸血が普及した要因は，一時期の発症率16％といわれた輸血後C型肝

表1 自己血輸血の患者および国家・社会への貢献

患者自身への利益	国家・社会的貢献
・肝炎，マラリアなど輸血感染症からの回避 ・不規則抗体産生など同種免疫の予防 ・溶血性輸血反応，蕁麻疹など同種免疫的合併症の回避 ・術後感染症，GVHDなど免疫修飾（TRIM）の防止 ・医療経済的負担の軽減 ・自己造血機能の刺激・亢進 ・不規則抗体，まれな血液型保有など入手困難な血液の確保 ・不測の出血，大量出血への対応（回収式自己血輸血の使用） ・不適合輸血など輸血事故の回避	・血液センター保有輸血用血液の充足 ・各種血液検査に伴う医療費節減 ・僻地・遠隔地での輸血血液の確保，災害時での血液確保 ・宗教的信条に基づく輸血拒否に対する対応 ・手術術者の輸血への意識改革，手術出血の減少化

炎（当時non-A，non-B肝炎）からの回避であった。しかし，最近の各種ウイルス検出技術の進歩，開発から，輸血性ウイルス感染率は1/数万〜数十万にまで低下した[4]。ただB型肝炎のみは，そのwindow periodの長さから感染防止が十分とはいえないが，それでもわが国での年間発生数は20〜40症例にとどまっていると推測される。しかし最近では，西ナイルウイルス，鳥インフルエンザウイルス—注1—などの問題もあり，さらに新たなウイルス感染症の出現も予想され，輸血伝播疾患の危険性は存続している。また，社会のグローバル化に伴い，今までわが国ではまれな感染症として注意が十分払われていなかった病原体，例えばマラリア，シャーガス病などの輸血性感染の問題もある。このような観点からすれば，自己血輸血は輸血感染症回避にもっとも安全な輸血法といえる。

注1：鳥インフルエンザウイルスの輸血感染の確証は，いまだ得られていない[5]。

b. 同種免疫抗体産生の防止

輸血を行う際にはABO型，Rh型については適合血液が使用され，さらにその他の赤血球抗原については交差試験，パネルセル試験で適合性が認められないものは使用から除かれている。しかし，これらの試験で反応が認められなかった血液を輸血したあとでの不規則抗体の発現率は5〜10％と推測されている[6,7]。そのため，次回に輸血された場合には，発熱，黄疸などの血管外溶血反応を生じたりする可能性がある。また同様な抗体産生は，その他の血液成分の輸血に伴い発生する。これらの合併症を防止するうえからも，自己血輸血はもっとも安全な手段といえる。

c. 不適合輸血（溶血性輸血反応），蕁麻疹など同種免疫的合併症の回避

不適合輸血に伴う致命的な溶血性輸血反応のほとんどは，人為的操作過誤による事故である。柴田ら[8]の報告から推定すると，10万件の輸血に対して3〜5件の割合で生じている。さらに致命的とまで至らないまでも，亜型赤血球型を有する患者で発生する溶血性輸血反応もみられる。また，ヒト血清蛋白型不適合性，白血球・血小板型不適合に伴う合併症としての蕁麻疹，発熱反応などは，輸血症例の0.1〜0.3％にみられるという[9]。さらに免疫修飾（transfusion related immunomodulation：TRIM），輸血関連急性肺障害（transfusion-related acute lung injury：TRALI）などの合併症にも同種免疫が関係している。これらは，すべて自己血輸血によって回避できる。

d. 医療経済的負担の軽減

現行の医療保険制度下において希釈式自己血輸血を施行した場合には，同種血輸血施行に支払う医療費用よりも低額である。また，貯血式自己血輸血を施行した場合でも，同種血輸血を施行した場合の医療費用支払いとほぼ同等である。もし上述のごとく，同種血輸血に伴う種々の合併症が発生した場合には，それに付随した医療費の支払いが生じ，さらに入院費などの付加費用の負担も増えるが，これが自己血輸血の導入によって回避できる。

e. 自己造血機能の刺激・亢進

自己血輸血を施行した場合には，いずれの手法を選択しても一過性に血液希釈が生じる。この状態は，腎臓のエリスロポエチン産生・分泌を亢進させる。そのため赤血球新生が加速される。したがって自己血輸血施行後においては，ヘマトクリット（hematocrit：Ht）値の上昇がみられる。

f. 入手困難な輸血血液の入手

患者の赤血球血液型がまれなものであって，あるいは患者が不規則抗体を保有するため，適合血液を入手するには遠隔地の血液センターからその補給を仰がねばならない場合がある。たとえ入手が可能であっても，それには時間と費用とを要する。しかし，このような場合でも自己血は，その供給量には制限が伴うものの，常に入手可能である。

g. 回収式自己血輸血による不測の出血，大量出血への対応

自己血回収式装置の設置は数分間で装備可能である。手術中に不測の出血に対して輸血が必要となった場合でも，また大量出血で血液供給が間に合わない場合でも，この装置を用いて対処できることはしばしば経験する。特に急速・大量出血の場合には，赤血球の洗浄を必要としない場合があり，急速輸血が可能である。これにより急速・大量輸血に伴う種々の合併症も，比較的軽度に抑えることが可能である。

2 国家・社会的貢献

a. 血液センター保有輸血用血液の充足

現在でも，血液センターで保有する血液に不足を来すことがしばしばある。さらに渡辺ら[10]の予測よりもその時期は遅れたが，わが国での少子・高齢化傾向に伴い輸血用血液の需要・供給バランスに破綻がもたらされることは想像に難くない。この事実は，最近の日本赤十字血液センターから供給される血液量が多少減少していること[5]からも認められる。これを補う手段は，可能なかぎり自己血を使用することである。最近では，出血量が多い手術があるにもかかわらず著しい輸血用血液の不足に直面しないのは，自己血輸血の普及に伴い各血液センターの輸血用血液供給不足を補っているためと理解できる。このように各医療機関は自己血を用い，同種血の使用を制限することにより，各血液センターの保有血液を充足することが可能である。

b. 輸血用血液に必要な各種検査に伴う費用の節減

輸血用献血血液に関しては，各センターから集められたすべての血液について厳密な検査が施行されている。特に将来的には，検査サンプルのプール数を20からさらに少数にする計画となっている。これに伴う試薬費用，施設・人件費など莫大な経費が費やされる。自己血輸血に際しても，血液型の判定，交差試験は必要とすることがある。しかし，希釈式，回収式では不要である。また，感染性病原体の検査も必要とすることがあ

るが，それは自己血輸血のためばかりのものでもない．したがって，自己血輸血に際しては，実質的な輸血用検査費用はほとんど費やされていない．貯血に伴う設備・保管費用は，血液センターでのそれと同等である．希釈式自己血輸血においては，さらなる経費節減が図られる[11]．

c. 僻地・遠隔地での輸血用血液確保，災害時での血液確保

血液センターから離れた地域での輸血血液の確保は，わが国では問題とはならないが，オーストラリア，南アメリカ，サハラ以南の中部アフリカ地区では現在も問題となっている．しかし，このような地域でも電力供給さえあれば自己血の確保，ならびにその他の自己血輸血は可能である．同様に災害時でも，血液センターから孤立した状況下にあっても自己血輸血は可能であり，とりわけ希釈式自己血輸血は電力供給が絶たれた状況下でも実施可能である．このことは国の医療行政を支える力となりうる．

d. 宗教上での輸血拒否問題

宗教上の信条に基づき輸血拒否を希望された場合，診療拒否を行うことは社会問題となる．また，医師法にも抵触する．この場合でも，信者各個人の認容条件を満足すれば，自己血輸血は可能となることがある（第Ⅷ章2項参照）．すなわち患者への福音であり，かつ社会への貢献ともなる．

e. 手術術者の輸血に対する意識改革，手術出血量の削減

献血で供給される血液は，国民の善意により得られた貴重な血液である．しかし，なぜかその貴重さが，今まで重視されてこられなかった．自己血輸血が一般化されるとともに，使用する血液が直接関係のある患者の血液であるとの認識が強くなり，術者がその血液を貴重視するようになってきた．そのため，手術で使用する輸血血液量が一般に減少してきた．確かに最近の手術には内視鏡手術，あるいは優れた止血材料の導入があったが，手術野での止血を確実に行うなどの術者の意識改革が根底にあったものと考えられる．このことはすでに二十数年以前にアメリカ合衆国では指摘[12]されていたが，それが現実にわが国の手術の現場にも現れてきたように思われる．

3 自己血輸血の問題点

上記のごとく自己血輸血の患者本人，そして医療，社会への貢献は大きい．しかし医療従事者に，特にわが国ではそれなりの負担をもたらしている．さらに，①貯血した血液での患者取り違え事故，②不適切な採血，保存管理に伴う汚染血液の発生，③過剰な貯血，不要な貯血に伴う廃棄血液の発生など，医療上，医療経済上の問題も発生している．特に貯血した自己血の廃棄の問題は深刻で，自己血輸血に対しての再評価が必要であるとする論文が見られるようになってきた[13][14]．Charlessら[14]は，Hb値が12.3 g/dlあれば貯血は不必要であると述べている．そのため欧州では回収式自己血輸血が，アメリカ合衆国では希釈式自己血輸血が主体に行われる傾向となってきている．

表2 貯血式・希釈式・回収式自己血輸血法の比較

	貯血式	希釈式	回収式
通常輸血量	800〜1600 ml	600〜800 ml	出血量に依存
最大限	2000〜4000 ml （凍結保存）	1500 ml程度	2000 ml以下
準備期間	1〜3週間 （凍結保存は数カ月） 要採血通院	手術室 （緊急可）	手術室・術後 （緊急可）
薬剤など	鉄剤 エリスロポエチン	代用血漿 乳酸リンゲル	洗浄用生食
設備など	保存設備	（不要）	回収洗浄装置 濾過フィルタ
輸血成分	全血，全成分とも可	全血のみ	洗浄赤血球 または非洗浄全血
適応	慢性病態で準備期間あり 血液増生能力あるもの 末梢静脈で採血可	慢性・急性 要麻酔循環管理	慢性・急性 非汚染血液
欠点	コスト，期間 要品質管理	量の限界 術中薬物の混入 早期使用	溶血，汚染 コスト 凝固線溶異常

（林 純一. 自己血輸血の意義と種類. 高折益彦編著. 新自己血輸血. 改訂第3版. 東京: 克誠堂出版; 2006. p.19-27より引用）

自己血輸血の種類

　自己血輸血は，輸血に使用する自己血の作製時期，その方法によって①貯血式自己血輸血，②希釈式自己血輸血，③回収式自己血輸血とに大別できる。林[15]は，これらを表2のごとく比較している。さらに回収式自己血輸血は，Ⓐ術中回収式自己血輸血（intraoperative salvaging autologous blood transfusion），Ⓑ術後回収式自己血輸血（postoperative salvaging autologous blood transfusion）とに分けられ，また回収した血液中の赤血球を洗浄してこれのみを用いるⓐ回収・洗浄式自己血輸血（salvaging autologous blood transfusion with washing），回収した血液をそのまま患者に輸血するⓑ回収・非洗浄式自己血輸血（salvaging autologous blood transfusion without washing）とに分けられる。また希釈式自己血輸血には，自己血を採取することなく生体内に蓄える血液量増加血液希釈法（hypervolemic hemodilution）もある。

貯血式自己血輸血

　手術前に患者の血液を採血（predonation, autodonation）し，そのまま4〜6℃に保存（液状保存），あるいは遠心分離して赤血球分画はマンニトール-アデニン-リン酸（mannitol-adenine-phosphate：MAP）血とし，血漿分画は新鮮凍結血漿（fresh frozen plasma：FFP）として凍結保存して，手術時にそれぞれを使用する。また大量の貯血を必要とする場合，長期間を要して貯血する場合には赤血球分画，血漿分画それぞれを凍結・冷凍保存して必要時にそれぞれを解凍して使用する場合もある。いずれの場合も1回の採血量は200〜400mlで，採血から次回採血までの間隔は基本的に1週間である。通常，液状保存では800mlを貯血し，凍結保存を併用した場合には1200〜1600mlを保存する。なお，液状保存で通常の800ml以上の量を確保するために"蛙跳び法"，あるいは"スイッチバック法"が用いられる[16]。

1 適応症例

平成6年（1994年）12月2日に提示された"自己血輸血：採血及び保管管理マニュアル"[17]では，米国麻酔科学会の術前患者状態評価（ASA-physical status）Ⅰ度およびⅡ度の患者を対象とし，年齢，体格，術前ヘモグロビン（hemoglobin：Hb）値などにも一応の基準を設置している。しかし実際の自己血輸血の施行は，この基準で厳重に制約されることなく，主体は担当医師の判断に基づいて行われるようになっている。そのため80歳以上の高齢者でも現実には行われているし，標準体格に満たない場合では1回の採血量を少なくして施行されている。上記のマニュアルではそのほか，術前検査で一般血液検査（Hb，Ht，白血球数，血小板数，凝固機能），血液型判定，感染症（梅毒，肝炎ウイルス）検査—注2—も行うことになっている。またインフォームドコンセントが得られ（第Ⅷ章参照），手術までに必要量の貯血が可能な時間的余裕のある患者が対象となる。

注2：感染症検査で陽性であっても患者が自己血輸血を希望する場合，これを拒むことはできない。ただし，採血した血液バッグにはバイオハザード（biohazard）であることを表示し，その保管管理，取り扱いは厳重，慎重でなければならない。

2 採血，保存管理

一般献血と同様に，全身状態から採血に伴う危険性が生じないと判断される場合にのみ行う。採血部皮膚消毒は特に厳重に行い，特製の自己血採血用血液バッグを用いて採血する。このバッグの付属回路には，輸液セットと接続するアダプタがあるので，採血後（または前）にこれを介して採血量とほぼ同等量の晶質液の輸液を行う。これにより一時的な血管迷走神経反射，あるいは不均衡症候群—注3—の発生を緩和させることができる。自己血を採取したバッグには，患者の氏名，患者ID番号，患者血液型，科名，主治医名，採血月日などの必要事項を記載する。さらに患者の自筆で署名してもらい，"自己血"と大書されたラベルを貼り，自己血専用保冷庫（ほかの血液と同一保冷庫を使用の場合には自己血用の区画を設ける）に格納する。感染症保有者の自己血については，注意を引く"バイオハザード"のラベルも貼って，可及的に専用の保冷庫に格納する。

注3：献血後に生じる気分不良の中でも循環血液量減少に対して生体が十分対応できないで生じる合併症で，神経反射，血管迷走神経反射（vasovagal reflex）を介するものよりも遅れて発症するため，遅発性血管迷走神経反射（delayed vasovagal reflex）ともいわれる。

3 輸血時の注意

　保管された自己血を使用する際には，まずその血液がその対象患者の血液であることの確認を行う。患者の意識が鮮明な場合には，患者自身の署名の確認をしてもらう。また，血液の性状を観察（エルシニア菌の汚染では血液の黒色化が生じる）して，異常がないことを確かめる。さらに，輸血直前に採血した患者血液と保存していた自己血とで交差試験を行うことが望ましい。自己血の輸血でも，保存されたものでは絶対的に免疫的，ならびにその他の合併症が発生しないとの確証は得られていない。すなわち，Domen[18]によると表3に示されるような自己血輸血に伴いアレルギー反応と思われる合併症を経験している。また，保存中の赤血球膜構造の変化に伴う溶血現象[19]，リン脂質成分の変化に伴う肺傷害[20]などの発生の可能性もある。そのため輸血開始後は一般同種血輸血と同様に，患者の状態観察（第Ⅳ章参照）を行う。多少ともその徴候がみられた場合には，輸血の中止を含む処置をとる。

4 エリスロポエチンの使用

　採血に伴う血液Hb値の低下に対して，エリスロポエチンが使用される。すなわち，現行の健康保険制度では800ml以上の貯血に際してはエリスロポエチンの使用が適応となっている。その際には鉄剤の併用が必須である。ただ採血に伴うHbの低下に対して生体の代償機能の働き，造血機能の活性もあるので，症例に応じて使用すべきである。Nuttallら[21]は，股関節置換術では過去の自己血使用量，術後のHb値の推移から，患者が女性で，Hb値が13.2g/dl以下の場合にのみエリスロポエチン使用の適応としている。

表3　自己血輸血で生じたアレルギー反応

Patient	Allergic manifestations and characteristics
1	Hives and chest tightness (patient had medical history of allergy to latex and intravenous pyelogram dye)
2	Skin rash on arm
3	Wheezing, chest pain, hypotension, and chills that responded to diphenhydramine and acetaminophen (first unit of autologous blood was transfused without difficulty)
4	Urticaria (patient had medical history of allergy to plastics and possibly to some medications; first unit of autologous blood was transfused in operating room 4 days earlier without apparent difficulty)

（Domen RE. Adverse reactions associated with autologous blood transfusion: Evaluation and incidence at a large academic hospital. Transfusion 1998; 38: 242-6より引用）

面川[22]はHb値が13〜14g/dl以下の症例に使用すべきであるとしている。エリスロポエチンの使用により血栓症を発生する事故，血圧上昇を来す症例などもあり，Hb値，Ht値の変化を観察しながら投与を行う。少なくともHb値が14.0g/dl以上となった場合には中止すべきである。

希釈式自己血輸血

　希釈式自己血輸血も貯血式自己血輸血のひとつである。ただ貯血する時期が手術直前である。採血に伴い減少する血液量を代用血漿剤で補い，赤血球減少に伴う組織への血液酸素運搬能の低下を生体の代償機能（心拍出量の増加と組織酸素摂取率の増加）で補う方法である。わが国では，希釈式自己血輸血（hemodilutional autologous blood transfusion）と呼んでいるが，海外ではisovolemic hemodilution（等量血液希釈）が一般名となっている。

1 適応症例

a. 採血前Hb値

　標準的体格の成人で，一般に12〜15g/dlで可能であるといわれる。しかし，血液希釈の限界を5.0〜5.5g/dl[23)24)]とするならば，採血前のHb値が8g/dlあれば600〜800mlの自己血の確保が可能であるともいわれる[25]。

b. 心機能

　生体の代償機能のひとつは心拍出量の増加であるが，①心筋障害がある場合，②心臓弁機能不全がある場合，③心内・外循環系に血流シャントのある場合には，生理的な心拍出量の増加が得られない。そのため，希釈式自己血輸血の適応とはならない。

c. 肺機能

　肺に病変が認められても，ガス交換に異常が認められない場合には適応となる。すなわち，術前に血液ガス値に異常が認められなければ適応となる。

d. 止血機能

　血液希釈は血小板，凝固因子の希釈，さらに代用血漿剤と血小板[26)27)]，フォン・ウィルブランド因子[28]，フィブリノゲン[29)30)]との反応から，希釈式自己血輸血によって止血機能は低下する。その異常が認められるのは，一般に循環血液量の1/3の量の血液が代用血漿剤によって置換された状態といわれる[31]。また，すでに術前に異常が認められる場合，特に出血時間の延長が認められる場合には適応とならない。

e. 絶対的適応

多血症では，血液希釈に伴い血圧の正常化がみられ，過去に血栓症を経験した，あるいはその危険性が高い症例においては，術中・術後の血栓発生の予防に利用される。

2 採血，保存，輸血

術前処置として，鉄剤の投与は術後の赤血球量回復に有効である。また，健康保険では認可されてはいないが，施行4～5日前でのエリスロポエチンの単回投与が期待される。採血・貯血は，一般には全身麻酔下で行われる。採血前に成人で500～600 ml の晶質液を輸液することは，採血の際の血圧の安定化に有効である。静脈内薬物投与は，一般に採血10分以上前ならば，その薬物の採血血液混入による生体への影響は回避できる[32]。全身麻酔が安定した時点で採血を開始する。採血はいずれの静脈からでも行えるが，患者体位をトレンデレンブルグ位とし，浅在頸静脈を利用すると容易に採血が可能であるばかりでなく，頭頸部手術以外では手術が開始されても採血を行うことができる。すなわち，採血に伴う麻酔・手術時間の延長を防ぐことができる。採血後には循環血液量を回復させるために採血血液量の1.1～1.2倍量の膠質液（代用血漿剤）輸液を行う—注4。

注4：晶質液による血液交換では，循環血液量の減少を生じる。血液希釈下の組織酸素供給維持のひとつは心拍出量の増加であるが，晶質液による血液交換では循環血液量は維持できない[33]。さらに十分な心拍出量の維持には前負荷（preload）の増加，すなわち生理的よりも少し多い心腔内血液充填が必要である。そのためには，1.1～1.2倍の血液量増加が望ましい。

膠質液の注入量は，使用する人工膠質液に伴う出血傾向を発生させない20～25 ml/kg を限界とするのが好ましい。循環動態の安定・維持のため，また作業時間短縮のために一側の静脈から採血して，同時に反対側の静脈から人工膠質液を注入する。一方，200 ml を採血後，ただちに200 ml の膠質液を注入する操作を繰り返す方法では，採血血液への膠質液混入の程度が全く含まないものから段階的になる点では好ましい。採血した血液バッグには患者氏名を記載し，手術時間が3～4時間以内ならば同一手術室内，室温下に保管する。

手術に伴う出血に応じて採血血液を輸血するが，最後に採血されたバッグから開始し，最初に採血した血液を最後に輸血する。手術での出血量が予測より少なく，採血した血液が過剰となった場合には薬物的急速利尿を行い，排出尿量に応じて確保した自己血を順次輸血する。

3 希釈式自己血輸血の利点と欠点

本法には表3に示されるような多くの利点がみられる。準緊急手術にも適応しうる，施行に伴う経費が少ないなどの多くの利点が認められる。しかし，現実に本法を臨床に

表4 希釈式自己血輸血の利点と欠点

利点	欠点
・準備期間が短い。すなわち準緊急的に施行できる。 ・必要資材は採血バッグのみであり，低医療費で施行できる。 ・採取・確保する血液は凝固因子が豊富な新鮮血である。 ・余剰血液が生じない。 ・患者取り違え事故が発生しない。 ・汚染血液に伴う事故の発生がない。 ・採血に伴う疼痛，精神的，時間的負担がない。	・採血・使用量が20〜25ml/kgと制限される ・施行技術に経験・訓練を必要とする。 ・心疾患，貧血，易出血患者など非適応患者がある。 ・多く全身麻酔を必要とする。 ・採血時間のため手術時間が延長する可能性がある（手術開始時間の遅延）。 ・血液希釈の生理，安全性に関する認識を必要とする。

応用している施設は，貯血式自己血輸血施行施設の1/3と少ない[34]。また反面，表4のごとき臨床施行上の問題点も認められる。

4 hypervolemic hemodilution（血液量増量自己血輸血）

Trouwborstら[35]によって始められた方法で，希釈式自己血輸血のように採血をすることなく貯血を生体内で行う方法である。すなわち，生体の血液量増加に対する認容力を利用して，全身麻酔開始とともに15ml/kgの膠質液を注入，これにより血液量増加を図り出血に対処する。Singbartlら[36]によると，循環血液量の40％以下の出血の場合では，手術終了時のHb値が一般的な希釈式自己血輸血のそれとほぼ同等であったとしている。またMielkeら[37]は，その自己血保存効果のみならず，操作の簡便さ，低経費の面から適応を決めて使用すべきであるとしている。一方，血液量増加に伴う出血量の増加が懸念されるが，Mielkeら[37]は一般希釈式自己血輸血施行群との間に有意差を認めないとしている。

回収式自己血輸血

1 種類，名称

本法は体外に出血した自己血液，あるいは自己赤血球のみを血管内に返還する方法であり，前述のごとく実施時期によってⒶ術中回収式自己血輸血（intraoperative salvaging autologous blood transfusion），Ⓑ術後回収式自己血輸血（postoperative salvaging autologous blood transfusion），Ⓒ外傷時回収式自己血輸血（salvaging autologous blood transfusion for trauma）とに分けられ，また回収した血液中の赤血球を洗浄してこれのみを用いるⓐ洗浄式自己血輸血（salvaging autologous blood transfusion with washing），ⓑ回収し

表5 洗浄式と非洗浄式回収式自己血輸血の比較

	非洗浄式	洗浄式
利点	装置が簡単 迅速な血液返還が可能 血漿注入が可能	純粋の赤血球の回収 異物除去が確実
欠点	抗凝固液の混合調節が困難 異物の混入 溶血,DICの危険	赤血球返還の遅延 凝固因子,血漿の廃棄 血漿浸透圧の低下※

※膠質浸透圧
(木曾一誠.回収式自己血輸血.高折益彦編著.自己血輸血マニュアル.改訂第2版.東京:克誠堂出版;1996.p.123より引用)

た血液すべてを返還する非洗浄式自己血輸血(salvaging autologous blood transfusion without washing)とに分けられる。

　手術中の出血血液は凝固性があり,抗凝固薬の使用が必要であるが,手術後,あるいは外傷後体腔内に貯留した血液には凝固性がなく,抗凝固薬使用の必要性がない。回収血液の処理法として ⓐ 洗浄式, ⓑ 非洗浄式とがあるが,両者の比較は表5のごとくであって,洗浄式の特徴は回収赤血球濃縮液への異物の混入を極力排除できることであり,非洗浄式の特徴は装置が簡単でただちに使用できる点である。洗浄式の装置には,Cell Saver 5® (Haemonetics社),Electa® (Dideco社),BRAT 2® (Cobe社),Autolog® (Medtronic社),C.A.T.S.® (Fresenius社)などがわが国で入手できる。

2 原理,操作

　洗浄式では,血液を手術野から陰圧吸引で集める際にヘパリン化生理食塩液と混合して,その血液の凝固を防止し,150μのメッシュフィルタを内蔵する血液貯蔵容器(salvaged blood reservoir)に移す。この中に一定量の血液が貯留したときに図1に示される遠心力により赤血球と液体成分とを分離する回転ボール(成人用容量125ml)に移し,不要な生理食塩液,組織液,赤血球以外の血液成分などを連続的に排除・廃棄する[38]。そして,ボール内の外側部がすべて赤血球で満たされた(回収赤血球のHtは50%程度)ときに血液貯蔵容器からの血液流入が自動的に遮断され,同時に洗浄液回路に接続され,連続的に500〜1,000mlの生理食塩液で洗浄が開始される。十分な洗浄が終了したときに濃縮赤血球はローラーポンプで返却輸血用バッグに移され,患者に輸血される。本法では,血液血漿成分が除去されているので,濃縮赤血球の輸血量が1,000ml以上となる場合にはアルブミン,代用血漿剤などの膠質液が併用されることが多い。

　非洗浄式では,手術野からの血液とクエン酸Na液とを混合して150μ(あるいは40μ)のメッシュフィルタを内蔵する血液貯蔵容器に集めて,そのまま患者に輸血する。ただ血液と至適量のクエン酸Na液との混合が困難なため,最近は非洗浄式が術中回収式自己血輸血に使用されることはなく,もっぱら抗凝固薬を必要としない術後,外傷時回収式自己血輸血に使用されている。装置にはCPA-35DF® (Gish Biomedical社),CBC II®

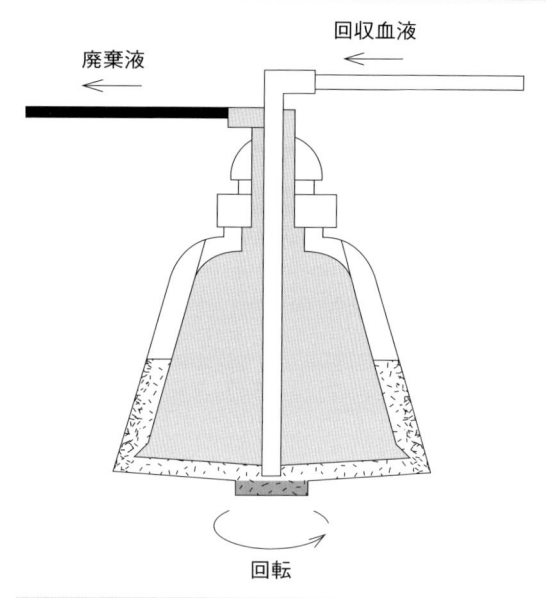

図1 回転ボールの構造と連続遠心の機構

回収された血液がボール内に入れられ，ボール底部分に入ると，遠心力により赤血球はボール外側に集められる。廃棄される液体成分はボール中央の釣り鐘型の空間に集められ，回収血液注入管の外側管から排出される。一時に大量，かつ濃厚な回収血液がボール底に導入されると，多少の非回収赤血球が生じることもまれにはあるが，ほとんどの赤血球はボール外壁に集められる。そして，赤血球洗浄は血液回収回路を洗浄液のバッグに接続することにより，上記と同様の操作で行われる。なお，この装置はOrr[38]によって開発された。

(Stryker社)，Hemovac Autotransfusion System® (Zimmer社)，Eurosets® (Eurosets社) などがある。

洗浄式，非洗浄式いずれの方式を用いても，回収した血液は赤血球機能低下，細菌汚染の問題点から，少なくとも3～4時間以内に患者に輸血すべきである[39,40]。

3 適応，禁忌

適応としては，以上の4点が挙げられる。①緊急時手術でかつ大量出血の場合，特に血液センターからの輸血用血液の供給が間に合わない場合，循環血液量の維持は代用血漿剤，あるいはアルブミン液で維持し，酸素運搬体である赤血球の補充を回収した赤血球で行う。②比較的新鮮な血液が術野に出血する場合（人工心肺使用心・血管手術など）には非洗浄式の方式も用いられる。③出血血液の回収が容易な術野である。また，特殊な場合として④宗教上の信条として輸血拒否をされる患者でも本法の使用を認容する場合があり，同種血輸血，あるいはその他の自己血輸血の代替として用いられる。

一方，禁忌としては，次の3点がある。①回収血液に大量のエンドトキシン，消化液，

羊水などが混入する場合であり，この場合は洗浄を行ってもあくまでも希釈であり，完全除去は不可能であるためである。さらに，これらの異物はきわめて少量でも生体に有害事象を引き起こすため禁忌となる。②悪性腫瘍細胞が回収血液に混入する可能性のある場合も適応外となっている。すなわち，回収した血液に混入した悪性腫瘍細胞は輸血用フィルタ，あるいは白血球除去フィルタで除去できないので，患者の流血内に入り，それが末梢微小循環系で定着し，腫瘍細胞播種を来す可能性があるためとされている。しかし，この可能性については懐疑的であるとする見解もある[41]。実際，出血死を回避するため悪性腫瘍摘出術にもかかわらず回収式自己血輸血を使用し，腫瘍の播種性転移がなかった症例も報告されている[42]。回収した血液中の悪性腫瘍細胞の殺傷を目的として回収血液への放射線照射[43]，回収血液洗浄中での抗癌薬の使用[44]などが行われている。しかし，いずれにしても健康保険取り扱い上では禁忌項目となっているので，悪性腫瘍摘出手術で回収式自己血輸血を行っても保険請求はできない。③回収血液への細菌の混入の可能性も禁忌のひとつになっている。明らかに膿汁が混入する場合などは回避しなければならないが，実際問題としてその程度は明確ではない。無菌的手術でも洗浄後の赤血球濃厚液には，皮膚常在細菌，空中落下細菌などの弱毒菌が混入する。その頻度は10〜90％[45][46]に及ぶ。そのため洗浄液の量を多くして希釈によって菌数を減じる，あるいは洗浄液に抗生物質を使用するなどの方法がとられている。しかし，これによると思われる感染症，合併症は過去に報告されていない。

そのほかの自己血液成分の輸血

　そのほかの血液成分に関しては，自己血小板，自己血漿，自己クリオプレピシテート（自己フィブリン）の使用がある。

1 自己血小板

　体外循環使用手術では，体外循環中に血液中の血小板数，機能ともに低下する。そのため，体外循環前に自己血小板を回収しておいて体外循環後にこれを輸血し，止血機能を改善する試みがなされた。しかし，理由は明らかに説明できなかったが，効果的ではなかった[47][48]。最近では，濃厚血小板液から血小板糊を作製し，その中に含有される増殖因子〔血小板由来増殖因子（platelet-derived growth factor），血管内皮細胞増殖因子（vascular endothelial growth factor），表皮細胞増殖因子（epidermal growth factor），インスリン様成長因子（insulin-like growth factor）など〕を局所に作用させて，組織の修復を促進する試みがなされている[49][50]。濃厚血小板液は，そのまま難治性皮膚潰瘍，皮膚欠損部に使用することができる。さらに血小板濃縮液にCa製剤とトロンビンを添加してペレット状の血小板糊を作製し，組織表面のみならず骨組織の間腔部位の充填，組織接合剤としても用いられる。しかしSenetら[49]によると，血小板ペレット使用群での創部縮小率が26.2％に対して対照群では15.2％であって，十分な治療効果を得るには至らなか

ったと報告している。

2 自己血漿

　自己血漿は，自己クリオプレシピテートの原料として使用されるばかりでなく，そのまま新鮮凍結血漿（fresh frozen plasma：FFP）の代替として使用される．すなわち，手術に伴う赤血球の喪失は少ないが，術野からの組織液，リンパ組織からのリンパ液の喪失が多い場合には血漿成分のみの輸血が必要である．しかし，血液センターから供給されるFFPには，赤血球製剤同様に免疫的な問題点，感染症の危険性，国政的・経済的な問題もある．一方，自己血漿の採取は患者体力に影響が少なく，時間的制約がなければ大量に確保できる．このような観点から，わが国においては田中ら[51]により，主として消化器外科領域を中心に自己血漿の臨床使用が行われてきた．採取する血漿量にもよるが，2単位の血漿採取を週2回施行しても生体血漿蛋白濃度に変化が生じないことから[52]，大量の自己血漿の貯蔵が可能である．Mikiら[53]は，99症例に1回あたり5単位のFFPの採取を1週間に3回行ったが明らかな反応もなく，手術の際には完全に同種血輸血を回避し，術後のアルブミン値は術前に比し高値となったと報告している．

3 自己クリオプレシピテート（自己フィブリン糊）

　採取した自己血漿を−20℃以下の温度下で凍結し，24時間後に4℃の温度下で緩徐に解凍する．そして，これを2,500～3,000rpm，10分間程度の遠心分離法により，濃厚フィブリノゲン，フィブロネクチンなどの沈殿蛋白がアルブミンなどの血漿成分から分離して得られる（この操作を繰り返すことにより，さらなる濃縮が得られる）．表6は髙橋[54]が作成したクリオプレシピテートの成分表で，フィブロネクチン，フィブリノゲンの濃度は原血漿に比較して著しく濃縮されている．これに反して補体成分は失活するため，ほとんど濃縮が認められない．このクリオプレシピテートにCa剤とトロンビンを添加し

表6　自己クリオプレシピテートと原血漿との成分比較

	原血漿	クリオプレシピテート
IgG (mg/dl)	945.0±375.7	1044.3±436.7
IgA (mg/dl)	190.5±97.6	205.8±116.5
IgM (mg/dl)	135.6±68.4	142.5±53.3
C3 (mg/dl)	63.2±7.0	65.7±9.0
C4 (mg/dl)	26.0±7.6	24.6±8.3
CH50 (U/ml)	25.9±4.9	22.5±5.0
フィブロネクチン（μg/dl)	143.5±85.4	2796.6±1529.9
フィブリノゲン (mg/dl)	313.6±112.7	2591.2±1275.6

400ml自己全血の新鮮血漿から作製した自己クリオプレシピテートと原血漿中の免疫グロブリン，補体，フィブロネクチン，フィブリノゲン濃度比較

〔髙橋孝喜．自己フィブリン糊（自己クリオプレシピテート）．高折益彦編著．新自己血輸血．改訂第3版．東京：克誠堂出版；2006．p.164-70より引用〕

てペレット状にしたものがフィブリン糊である。市販のフィブリン糊は，プールされたヒト血漿からフィブリノゲンとトロンビンを抽出して使用しているため，ウイルス感染，同種免疫発生の危険性が皆無とはいえない。また，製剤中に含まれるアプロチニン，トロンビンを牛の組織から抽出すれば，プリオンの感染問題も危惧される。自己フィブリノゲンでも市販のトロンビンを使用すれば，プリオン感染の問題はありうる──注5。これに対して自己トロンビンも同時作製して使用するシステムの開発が，Thermogenesis社により進められている[54)]。

注5：プリオン感染の危険性は危惧されたが，いまだその報告，あるいはそれを疑わせる報告もない。

■参考文献

1) Miller AG. III-Case of amputation at hip-joint, in which re-injection of blood was performed, and rapid recovery took place. Edinburgh Med J 1885; 31: 721-2.
2) Grant FC. Autotransfusion. Ann Surg 1921; 74: 253-4.
3) 高折益彦編著. 新自己血輸血. 改訂第3版. 東京: 克誠堂出版; 2006.
4) Schreiber GB, Busch MP, Kleinman SH, et al. The risk of transfusion-transmitted viral infections. N Engl J Med 1996; 334: 1685-90.
5) 血液製剤調査機構. 献血状況および輸血用血液製剤製造供給状況. 血液製剤調査機構だより No93. 2006 June.
6) Redman M, Regan F, Contreras M. A prospective study of the incidence of red cell alloimmunisation following transfusion. Vox Sang 1996; 71: 216-20.
7) Young PP, Uziebko A, Trulock A, et al. Autoantibody formation following alloimmunization: Are blood transfusions a risk factor for autoimmune hemolytic anemia? Transfusion 2004; 4: 67-72.
8) 柴田洋一, 稲葉頌一, 内川 誠ほか. ABO不適合輸血実態調査の結果報告. 日輸学誌 2000; 46: 545-64.
9) 田所憲治. アナフィラキシー反応. 日本輸血学会認定医制度審議会カリキュラム委員会編. 日本輸血学会認定医制度指定カリキュラム. 東京: 日本輸血学会; 2005. p.364-6.
10) 渡辺嘉久, 髙橋孝喜, 掛川祐通ほか. 日本の将来推計人口をもとにした今後30年間の輸血用血液の需要予測. 日輸学誌 1998; 44: 328-35.
11) Goodnough LT, Monk TG, Brecher ME. Autologous blood procurement in the surgical setting: Lessons learned in the last 10 years. Vox Sang 1996; 71: 133-41.
12) Widmann FK. Technical Manual. 8th ed. Washington DC: American Association Blood Bank; 1981. p.342-50.
13) Brecher ME, Goodnough LT. The rise and fall of preoperative autologous blood donation. Transfusion 2001; 41: 1459-62.
14) Carless P, Moxey A, O'Connell D, et al. Autologous transfusion techniques: A systemic review of their efficacy. Transfus Med 2004; 14: 113-22.
15) 林 純一. 自己血輸血の意義と種類. 高折益彦編著. 新自己血輸血. 改訂第3版. 東京: 克誠堂出版; 2006. p.19-27.
16) 面川 進. 貯血式自己血輸血. 高折益彦編著. 新自己血輸血. 改訂第3版. 東京: 克誠堂出版; 2006. p.40-41.
17) 大戸 斉. 自己血輸血ガイドライン. 高折益彦編著. 新自己血輸血. 改訂第3版. 東京: 克誠堂出版; 2006. p.269-93.

18) Domen RE. Adverse reactions associated with autologous blood transfusion: Evaluation and incidence at a large academic hospital. Transfusion 1998; 38: 242-6.
19) Krugluger W, Koeller M, Hopmeier P. Development of a carbohydrate antigen during storage of red cells. Transfusion 1994; 34: 496-500.
20) 血液製剤調査機構. 自己血輸血でTRALI発生. 血液製剤調査機構だより No. 85. 2005 Feb.
21) Nuttall GA, Santrach PJ, Oliver WC, et al. Possible guidelines for autologous red blood cell donations before total hip arthroplasty based on the surgical blood order equation. Mayo Clin Proc 2000; 75: 10-7.
22) 面川　進. 貯血式自己血輸血. 高折益彦編著. 新自己血輸血. 改訂第3版. 東京: 克誠堂出版; 2006. p.56-61.
23) Takaori M, Safar P. Critical point in progressive hemodilution with hydroxyethyl starch. Kawasaki Med J 1976; 2: 211-22.
24) Viele MK, Weiskopf RB. What can we learn about the need for transfusion from patients who refuse blood? The experience with Jehovah's witnesses. Transfusion 1994; 34: 396-401.
25) 高折益彦. 希釈式自己血輸血. 高折益彦編著. 自己血輸血マニュアル. 改訂第2版. 東京: 克誠堂出版; 1996. p.96-7.
26) Stögermüller B, Stark J, Willschke H, et al. The effect of hydroxyethyl starch 200 kD on platelet function. Anesth Analg 2000; 91: 823-7.
27) Franz A, Braunlich P, Gamsjager T, et al. The effects of hydroxyethyl starches of varying molecular weights on platelet function. Anesth Analg 2001; 92: 1402-7.
28) de Jonge E, Levi M, Berendes F, et al. Impaired haemostasis by intravenous administration of a gelatin-base plasma expander in human subjects. Thromb Haemost 1998; 79: 286-90.
29) Carr ME, Carr SL. Fibrin structure and concentration alter clot elastic modulus but do not alter platelet mediated force development. Blood Coag Fibrinoly 1995; 6: 79-86.
30) Innerhofer P, Fries D, Margreiter J, et al. The effects of perioperatively administered colloids and crystalloids on primary platelet-mediated hemostasis and clot formation. Anesth Analg 2002; 95: 858-65.
31) Vogt NH, Bothner U, Lerch G, et al. Large-dose administration of 6％ hydroxyethyl starch 200/0.5 for total hip arthroplasty: Plasma homeostasis, hemostasis, and renal function compared to use of 5％ human albumin. Anesth Analg 1996; 83: 262-98.
32) 高折益彦. 希釈式自己血輸血施行時の筋弛緩薬の使用について. 臨床麻酔 1990; 14: 1005.
33) Takaori M, Safar P. Acute, severe hemodilution with lactated Ringer's solution. Arch Surg 1967; 94: 67-73.
34) 大戸　斉, 冨士武史, 脇本信博ほか. 自己血輸血に関するアンケート調査: 自己血採血・貯血・輸血の安全性に関する調査. 第1報　自己血採血量と使用量および自己血の清潔・保存・返血に伴う副作用・トラブルについて. 自己血輸血 1998; 11: 175-80.
35) Trouwborst A, van Woerkens EC, van Daele M, et al. Acute hypervolemic haemodilution to avoid blood transfusion during major surgery. Lancet 1990; 336: 1295-7.
36) Singbartl K, Schleinzer W, Singbartl G. Hypervolemic hemodilution: An alternative to acute normo-volemic hemodilution? A mathematical analysis. J Surg Res 1999; 86: 206-12.
37) Mielke LL, Entholzner EK, Kling M, et al. Preoperative acute hypervolemic hemodilution with hydroxyethylstarch: An alternative to acute normovolemic hemodilution? Anesth Analg 1997; 84: 26-30.
38) Orr MD. Autotransfusion: The use of washed red cells as an adjunct to component therapy. Surgery 1978; 84: 728-32.
39) 高折益彦, 福井　明, 木村健一ほか. ドレーン血保存と赤血球性状. 自己血輸血 1992; 5: 9-12.
40) 福井　明, 高折益彦, 木村健一ほか. 術後回収式自己血輸血に関する研究—胸腔内ドレーン血の性状—. 自己血輸血 1994; 7: 30-5.

41）Thomas MJG. Infected and malignant fields are an absolute contraindication to intraoperative cell salvage: Fact or fiction? Transfus Med 1999; 9: 269-78.
42）川元俊二, 落合亮二. 回収式自己血輸血―その臨床的意義と阻害因子の攻略. 自己血輸血 2006; 19: S7.
43）Hansen E, Wolff N, Knuechel R, et al. Tumor cells in blood shed from the surgical field. Arch Surg 1995; 130: 387-92.
44）Takaori M, Fukui A. Cytocidal effect of antitumor antibiotics *in vitro*―Application to intraoperative salvaging autotransfusion during removal of malignancies. Transfus Sci 1994; 15: 155-61.
45）Ezzedine H, Baele P, Robert A. Bacteriologic quality of intraoperative autotransfusion. Surgery 1991; 109: 259-64.
46）Bland LA, Villarino ME, Arduino MJ, et al. Bacteriologic and endotoxin analysis of salvaged blood used in autologous transfusions during cardiac operations. J Thorac Cardiovasc Surg 1992; 103: 582-8.
47）Ereth MH, Oliver WC Jr, Beynen FMK, et al. Autologous platelet-rich plasma does not reduce transfusion of homologous blood products in patients undergoing repeat valvular surgery. Anesthesiology 1993; 79: 540-7.
48）青見茂之, 小柳　仁. 自己血分画の臨床　1. 自己血小板輸血. 高折益彦編著. 自己血輸血マニュアル. 改訂第2版. 東京: 克誠堂出版社; 1996. p.171-4.
49）Senet P, Bon FX, Benbunan M, et al. Randomized trial and local biological effect of autologous platelets used as adjuvant therapy for chronic venous leg ulcers. J Vasc Surg 2003; 38: 1342-8.
50）Tozum TF, Demiralp B. Platelet-rich plasma: A promising inovation in dentistry. J Can Dent Assoc 2003; 69: 664-74.
51）田中達郎, 今野弘之, 馬場正三ほか. 新しい工夫―自己新鮮凍結血漿の大量保存. 日輸学誌 1993; 39: 1069-72.
52）Adamson J, Hilman RS. Blood volume and plasma protein replacement following acute blood loss in normal men. JAMA 1968; 205: 609-12.
53）Miki A, Fujii T, Yoshikawa H, et al. A novel method of preoperative autologous blood donation with a large volume of plasma for surgery in gynecologic malignancies. Transfus Aphr Sci 2004; 31: 21-8.
54）髙橋孝喜. 自己フィブリン糊（自己クリオプレシピテート）. 高折益彦編著. 新自己血輸血. 改訂第3版. 東京: 克誠堂出版; 2006. p.164-70.

VII

人工血液

非常に多くの成分から構成された血液を人工的に作製することは，現在の科学技術をもってしても不可能である。また，個々の成分についても，生体内で生産される生理的なものを合成することは，大部分は不可能である。しかしながら，世界的な輸血用血液の不足，災害時・緊急時での使用などの社会的要請に対して人工的血液の開発は重要な問題であり，過去数十年に及び多くの努力が払われてきた。とりわけ赤血球に代わる人工酸素運搬体の開発は，社会的に強く望まれている。ヘモグロビン，アルブミン，凝固因子Ⅶ・Ⅷなどは生物工学技術（biotechnology）を用いて全く生理的なもの，すなわち血液分画から分離されたものと変わらないものが生産されている。しかし，海外でのリコンビナントヘモグロビンの製造は，現在は中断されている。また，わが国でのリコンビナントアルブミンの開発はすでに10年前に完成しているが，製品として市販されていない。これらの臨床使用量は比較的大量で，生物工学的技術での生産では経済性での均衡（生産費用と市場価格）が得られないことも一因となっている。一方，きわめて少量で機能を発揮する凝固因子Ⅶ・Ⅷなどは，すでに商品化されていて，臨床で有効に活用されている。しかし，その他の凝固因子を含む血液成分は，未開発の状態にある。白血球については，その機能の複雑さから，また免疫的多様性から，開発の試みもなされていない。一方コロニー刺激因子〔顆粒球コロニー刺激因子（granulocyte colony-stimulating factor：G-CSF），顆粒球-マクロファージコロニー刺激因子（granulocyte-macrophage colony-stimulating factor：GM-CSF）〕の使用により，比較的効果的に生体内の白血球を増加させることができることから，白血球代替物開発が試みられることは今後もありえないと考えられる。そのため，現在開発が試みられている血液成分は，赤血球代替物と血小板代替物となっている。

人工赤血球代替物（人工酸素運搬体）

　赤血球には酸素運搬以外に種々の生理的機能がある。しかしながら，それらをすべて兼ね備えた人工赤血球を作製することはほぼ不可能である。したがって，現状ではただ酸素運搬の機能を有するものに限定して開発が進められている。人工酸素運搬体の開発としては，Ambersonら[1]がヘモグロビン（hemoglobin：Hb）をリンゲル液に溶かして動物に代用血液として投与した経緯があり，箕島[2]がコバルト・ヒスチジン錯体を人工酸素運搬体として作製して動物に投与した記録がある。しかし，Chang[3]がHbを各種ポリマーの微小カプセル内に封入し人工赤血球を作製することに成功したのが実質的な始まりといえよう。その後，わが国でも関口ら[4]がHbをシリコン膜で包理した人工赤血球を作製し，これを動物に投与したが，その結果は思わしいものではなかった。1966年にClarkら[5]が，液状の過フッ素化炭素化合物（perfluorocarbon：PFC）の中でマウスを生存させることを示し，続いてSloviterら[6]が，PFCでイヌの脳還流を行い酸素不足に伴う障害がないことを報告した。これらの報告に基づき，旧ミドリ十字が1978年にperfluorodecalineとperfluoropropylamineの混合体であるFluosol DA®を作製，わが国では製品化はされなかったが米国では市販された。そして，現代までの人工酸素運搬体としては，

①Hb based oxygen carrier，②PFC based oxygen carrierの2つの流れとして開発が進められてきている。

　注1：人工赤血球なる名称を用いず，人工酸素運搬体なる名称とする理由は，赤血球には酸素運搬以外に血液緩衝機能，血液粘度保持作用，ATP発生作用など多くの機能があるが，人工的に作製する代替物は酸素運搬機能のみを付加することのみを目的としているためである。

1 ヘモグロビン型酸素運搬体（Hb based oxygen carrier）

　Hb単体を循環血液中に注入しても速やかに血管外，特に腎臓毛細管から外部に漏出するため，酸素運搬体として機能しない。そこで図1のごとく，Hb分子に修飾を加えたものとしてフマール酸でHb分子内で結合を起こさせたcross linked Hb，ポリエチレングリコールのようなポリマーでHb分子を結合させたpolymer-conjugated Hb，グルタールアルデヒドのような化合物でHb分子を強固に結合させたpolymerized Hb，などのような非細胞型Hb（acellular Hb）人工酸素運搬体が開発された。また，多くのHb分子を燐脂質のような膜で包み込んだ細胞型Hb（cellular Hb）人工酸素運搬体も開発された。そして1997年には表1にあるような酸素運搬体が臨床応用への治験中であった。dibromosalicyl fumarate（diaspirin）でcross linkさせたHbを生理食塩液に溶解させたHemAssist®（Baxter社）は，外傷性出血性ショックでの臨床治験の結果，対象とした生理食塩液との比較においてその有効性が認められず[7]，その後の開発は中止となった。しかしウシのHbを重合させたHemopure®（Biopure社）は，アメリカ合衆国で開発され[8]，南アフリカで臨床応用にまで進められたが，その使用は鎌状赤血球症での発作時のみ限定されて許可されている。いまだその他の臨床使用はなく，一般的な評価を得るには至っていない。また，基礎的研究面でも十分な臨床価値が確定していない。すなわちCheungら[9]は，イヌでHemopure®を使用し血液交換を行い組織酸素分圧を測定したところ，十分な酸素運搬が得られていないことを示している。いずれにしても，これらはすべて非細胞型人工酸素運搬体であった。ただ最近Vandegriffら[10]は，Hb分子表面に分子量5,000のポリエチレングリコールを結合させた製品，Hemospan®を開発し，この臨床試験は第3相にまで進んでいる。この製品の特徴は，Hbの分子の膠質浸透圧により，それ自身で血漿量を維持しうることであり，脊髄くも膜下麻酔導入時の血圧低下緩和効果が認められてい

Polymerized Hb　　　Intramolecular cross-linked Hb　　　Polymer-conjugated Hb

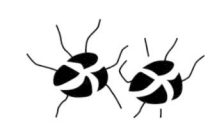

図1　各種修飾Hb

（Tsuchida E. Introduction: Overview and perspective. In: Tsuchida E, editor. Artificial Red Cells—Materials, Performances and Clinical Study as Blood Substitutes. Chichester: John Wileys & Sons; 1995. p.12より引用）

表1 1997年時点での開発中の人工酸素運搬体

Product (Manufacturer)	Composition	Indications	Clinical trial phase (1997)
PHP (Apex Bioscience)	Pyridoxylated human Hb conjugated to polyoxyethylene	Septic shock	I/II
HemAssist™ (Baxter Healthcare)	Human Hb internally cross-linked with bis (3,5-dibromosalicyl) fumarate (DBBF)	Trauma Hemodilution	III* III*
Hemopure™ (Biopure)	Glutaraldehyde-polymerized bovine Hb	Hemodilution Sickle cell disease	IIB I/II
PEG-hemoglobin (Enzon)	Bovine Hb conjugated to polyethylene glycol	Radiosensitization of solid tumors	Ia
Hemolink™ (Hemosol)	o-Raffinose-polymerized human Hb	Trauma Hemodilution	II II
PolyHeme™ (Northfield Laboratories)	Glutaraldehyde-polymerized, pyridoxylated human Hb	Trauma Surgery	II III
Optro™ (Somatogen)	Recombinant di-alpha human Hb	Hemodilution Erythhropoiesis	II I/II
Oxygent™ (Alliance Pharmaceutical)	Emulsified perflubron	Hemodilution Cardiopulmonary bypass	II II
Oxyfluor™ (HemaGen/PFC)	Emulsified Perfluorodichlorooctane	Cardiopulmonary bypass	II

* Clinical trials cancelled, 1998.

(Winslow RM. The role of blood substitutes in emerging healthcare systems. In: Tsuchida E, editor. Blood Substitutes — Present and Future Perspectives. Amsterdam: Elsevier; 1998. p.15-32 より引用)

る。またMathesonら[11]は，ウシのHbの重合体，ZLHbBv®を作製して臨床応用を試みている。この製品の特徴は，酸素親和性が低いことであり，分子サイズが比較的大きく，この分子の血管外漏出が少ないことである。しかし詳細は明らかでない。またNemotoら[12]は，ヒトリコンビナントHbの表面のα鎖とβ鎖とを結合させた製品を開発している。彼らは，この製品は酸素親和性が高く，動物実験では脳虚血の治療に有効であると報告している。

　一般的に，細胞型の人工酸素運搬体は，非細胞型の人工酸素運搬体に比較すると 表2 にみられるような利点と欠点を有する。すなわち，非細胞型は水溶液に溶解した溶液であるが，細胞型は微粒子であり，エマルジョンである。そのため生理食塩液に浮遊させた場合にそのエマルジョンは，生理的な粘度を維持することができる。また，小血管より太い血管内では，細胞型酸素運搬体粒子は血管壁から離れて流れ（axial flow），この部分ではHb内の酸素を放出しない。しかし小血管，あるいは毛細血管内に到達した時点で，Hbに結合した酸素を放出することができる。また細胞型では，内部のHbが直接生体組織・細胞と接触することがなく，Hbによる内皮細胞の一酸化窒素（nitric oxide：NO）を消耗することがない。実際，多くの非細胞型酸素運搬体では，それを血液内に投与した場合に一過性の血圧上昇がみられる。すなわち，これは非細胞型酸素運搬体の一部の

表2 細胞型・非細胞型人工酸素運搬体の比較

	細胞型	非細胞型
性状	エマルジョン	溶液
Hb分子と生体組織との接触	なし	あり
Hb以外の物質の共存	可能	不可能
血管内滞留時間	長時間	短時間
生理的な粘度の維持	可能	不可能
細動脈内axial flowの維持	可能	不可能
製造過程	複雑，高価格	容易，比較的安価
網内系への負荷	あり	比較的僅少

　Hbが血管内皮細胞のNOを捕捉し，血管収縮を起こす[13]ためと考えられている―注2。さらに細胞型では，Hb以外の物質，ピリドキサール5リン酸，カタラーゼ，チロジンなどをHb分子とともにリン脂質膜内に包含させることが可能である。ただ，製造過程が複雑で，製品が高価格となる欠点がある。さらに細胞型では，肝臓の類洞のような内皮細胞間隙が大きな血管壁でも容易に透過することができない[14]。しかし非細胞型では，その表面を陰性荷電させないかぎり容易に透過する。一方，細胞型では，その粒子は時間経過とともに網内系に貪食されるため，その量が多くなった場合には細胞性免疫機能の抑制が危惧される。細胞型Hb人工酸素運搬体は，わが国で開発が進められているが，諸外国では非細胞型の人工酸素運搬体の開発が続けられている。

　わが国で開発されている細胞型人工酸素運搬体は，直径$200\pm30\,\mu$のリン脂質二重膜の中に約30,000個のHb分子を封入したものを生理食塩液に浮遊させたものである。製造過程でHbの安定性を保つため，すべてのHbを一度一酸化炭素結合体（carboxyhemoglobin：COHb）とする。そして60℃，10時間の加熱滅菌を行いウイルス，細菌などを不活性化する。その後，リン脂質膜で包んでマイクロカプセル化させる。その際にHbのアロステリック効果（allosteric effect）を得るために，ピリドキサール5リン酸を封入する。また，Hbの酸化（メトヘモグロビン：メト化）防止のためにカタラーゼ，あるいはチロジンを封入する場合もある。さらに個々の二重膜小球が相互に結合・集合をしないために，その表面をポリエチレングリコール（polyethylene glycol：PEG）で修飾している。そして，二重膜小球を生理食塩液に浮遊させた状態で，最後に一酸化炭素を酸素化によって除去している。このようにして作製した酸素運搬体（Hb-vesicles：HbV）と生理的な赤血球との比較は表3にみられるごとくである。

　このような酸素運搬体を生体に投与した際のその有効性は，血液希釈時に認められる。Takaoriら[15]は，ビーグル犬での血液のヘマトクリット（hematocrit：Ht）値を11％にヒドロキシエチルデンプン（hydroxyethylated starch：HES）液で希釈した際に，混合静脈血酸素含有量が対照群では希釈前の15％に低下したが，HbVを投与することによって21％に維持することができることを認めた。そのため生体の酸素消費量は，対照群では61％にまでに低下したのに対し，HbV使用群では78％に維持されていた。また吉津ら[16]は，ラットに循環血液量の50％の出血を発生させ，ただちにこの出血をアルブミン液，自己血，そしてHbVとで補ったとき，HbV群，アルブミン群のHtは出血前の50％以下

表3 Hb内包酸素運搬体と生理的赤血球との比較：
5％アルブミン液に浮遊させた際の物理化学的性状

Parameters	HbV/HSA	Human blood (RBC)	Analytical method
diameter (nm)	220-280	8000	Light scattering method
P_{50} (Torr)	27-34[1]	26-28	Hemox Analyzer
[Hb] (g/dl)	10±0.5	12-17	CyanometHb method
[Lipid] (g/dl)	5.3-5.9	1.8-2.5[2]	Molibuden-blue method
[Hb] / [Lipid] (g/g)	1.6-2.0	6.7[3]	—
[PEG-lipid] (mol%)	0.3	—	^{1}H-NMR
metHb (%)	<3	<0.5	CyanometHb method
viscosity (cP)[4]	3.7	3-4	Capillary rheometer
osmolarity (mOsm)	300	ca.300	(suspended in saline)
oncotic press. (Torr)	20	20-25	Wescor colloid osmometer
pH at 37℃	7.4	7.2-7.4	pH meter
Endotoxin (EU/ml)	<0.1	—	LAL assay
Pyrogen	Free	—	rabbit pyrogen test

[1]Adjustable, [2]Total cell membrane components, [3]Weight ratio of Hb to total cell membrane components, [4]At 230 s^{-1}.

（Kobayashi K, Horinouchi H, Watanabe M, et al. In: Kobayashi K, Tsuchida E, Horinouchi H, editors. Artificial Oxygen Carrier ― Its Front Line Keio University International Symposium for Life Science and Medicine. Tokyo: Springer-Verlag; 2005. p.4 より引用）

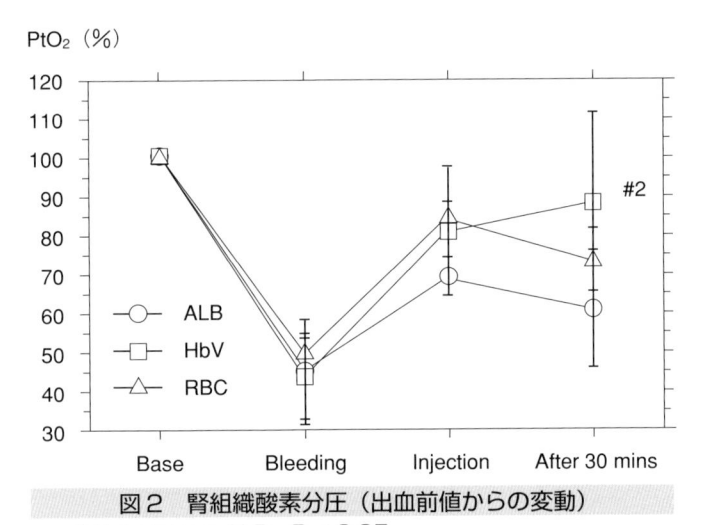

図2 腎組織酸素分圧（出血前値からの変動）

＃2：HbV vs ALB P＜0.05

（吉津 晃, 山畑 健, 泉 陽太郎ほか. 出血性ショックモデルを用いた人工酸素運搬体, ヘモグロビン小胞体の酸素運搬能の検討. 人工血液1997; 5: 18-22 より引用）

であったが，動物の腎組織酸素分圧は図2のごとく，HbV群では自己血輸血群と同等である出血前の75〜85％に回復していた．これに反して，アルブミン群では70％以下にとどまった．

注2：非細胞型酸素運搬体投与に伴う血管収縮には，HbによるNO捕捉以外にエンドセリンの放出も考えられている[17]。

ヘモグロビン型酸素運搬体でもっとも重要，かつ致命的な問題は，Hb分子のメトヘモグロビン化（メト化）である。すなわち，Hbの中核をなすFe^{2+}がFe^{3+}に酸化されてメトヘモグロビン（methemoglobin：metHb）に変化し，ヘモグロビン分子の酸素ポケットに酸素分子が陥入できなくなり，酸素運搬能を失うことである。生理的な赤血球内にある還元酵素—注3—は，HbV作製の過程で消失，あるいは残存させても時間経過とともに失活して機能しなくなる。図3右図は，2002年に酒井ら[18]がHbVをラットに投与した際のHbV内のmetHbの増加を示したものである。これによると，48時間でHbとしての機能がほとんど消失している。そのため，HbV内にカタラーゼ，あるいはチロジンを内包させることが試みられている[19]。

注3：生理的には主としてグルタチオン還元酵素であるが，これをマイクロカプセル内に封入したとしても，その機能を維持させることはエネルギー産生機能を持たないHbVでは困難である。

非細胞型人工酸素運搬体では，その血液中滞留時間が3〜4時間と短く，赤血球の代替物としての機能をほとんどなさなかったが，細胞型では図3左図に示されるように，ラットでの血液中の半減期は16時間と推定された。さらに最近のSouら[20]の研究では，ウサギでの血液中半減期は50時間であり，このデータをヒトに演繹すると72時間以上の可能性があり，臨床使用には適合するものと思われている。

非細胞型の人工酸素運搬体は，その小さな分子サイズのため容易に血管外に移行，特に腎臓から数時間以内にそのほとんどが尿中に排泄されるので，生体網内系に取り込まれることは少ない。しかし細胞型では，血管外移行はほとんどなく，主として網内系細胞に取り込まれる。そして分解されて，それぞれ脂肪代謝系，鉄代謝系を経て体外に排出される。その間，一時的に細胞免疫系として機能している網内系の働きを低下させるのではないかと危惧されたが，非臨床研究では特に顕著な抑制は認められなかった[21]。

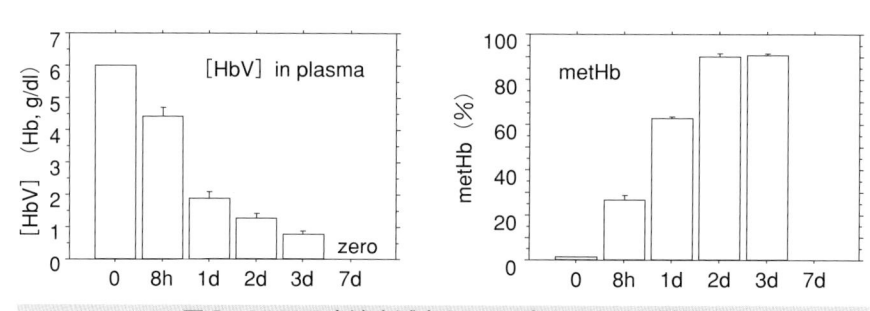

図3　HbVの血液中減少とHbV内のmetHb増加

〔酒井宏水, 武岡真司, 土田英俊. 平成14年度厚生労働省科学研究　臨床応用可能な人工赤血球の創製に関する研究（H12-医薬-009）研究班会議. 平成14年4月25日発表より引用〕

そして脾臓，肝臓に蓄積したHbVは，1週間以内に消失することが認められている[21]。さらにSouら[20]のデータに示される血中半減期から網内系での捕捉も，ヒトでは比較的緩徐に行われるのではないかと推測されている。

以上の理由からHbVは，少なくともわが国においては臨床応用にもっとも近い人工酸素運搬体，人工赤血球として評価されている。そこで日本血液代替物学会は，2005年に人工酸素運搬体製造に関する基本的留意事項（案）を作成[22]，2008年での臨床治験開始に備えている。

2 PFC型人工酸素運搬体（PFC based oxygen carrier）

前述のごとく，Fluosol DA®は1978年にわが国で臨床治験が行われ，アメリカ合衆国で製品化され，発売された（ただし冠動脈撮影時の使用のみ）。しかしながら，1993年に販売停止となった。その後，国外ではPFC型人工酸素運搬体として表4のごとく，種々の製品が開発され臨床治験も行われた。この表に示される第一世代（first-generation）に属するPFC製剤では図4に示されるごとく，エマルジョン中のPFC濃度が低く酸素含有量が少なく，製品の安定性が悪く凍結保存を必要とした。さらに投与後の血液中からの消失時間が7.5時間と短く，PFC粒子（直径100〜200μ）が貪食細胞に捕捉される際に，

表4　製品化されたPFC

Emulsion	PFCs	PFC concentration (% w/v)	Surfactants	Storage conditions
"First-generation" emulsions				
Fluosol®	Perfluorodecalin	14.0	Pluronic® F-68	Frozen[a]
	Perfluoro-tripropylamine	6.0	EYP[c] Potassium oleate	
Perftoran®	Perfluorodecalin	14.0	Proxanol®	Frozen[a]
	Perfluoromethyl-cyclopiperidine	6.0		
Oxypherol®	Perfluoro-trybutylamine	20.0	Pluronic® F-68	Refrigeration[b]
"Second-generation" emulsions				
FMIQ	Perfluoromethyl-isoquinolone	50.0	EYP	Refrigeration
Oxygent™	Perfluoro-octyl bromide	60.0	EYP	Room temperature
Oxyfluor™	Perfluoro-dichlorooctane	76.0	EYP Safflower oil	Room temperature
Therox®	Bis (perfluoro-hexyl) ethene	83.0	EYP	Room temperature

（Lowe KC. Fluorocarbon emulsions as blood substitutes. In: Tsuchida E, editor. Blood Substitutes—Present and Future Perspectives. Amsterdam: Elsevier Science; 1998. p.328 より引用）

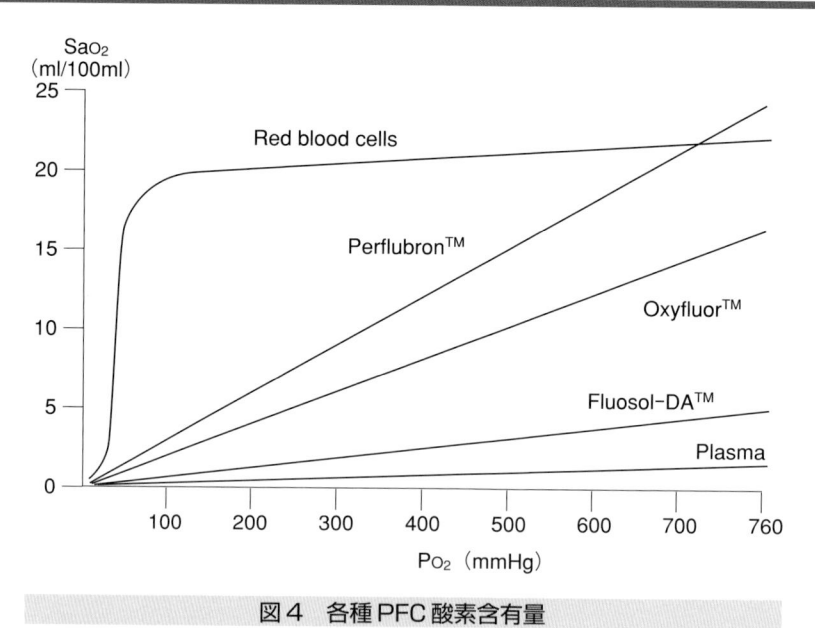

図4　各種PFC酸素含有量
(薄場　彰. 赤血球の人工代替物. 低温医学 1997; 23: 173-84 より引用)

しばしば生物活性のあるメディエータを放出して，それによる副作用が認められた。しかし第二世代（second-generation）に属するPFC製剤では，PFC粒子サイズを100〜150μと小くして酸素放出効果を大きくするとともに，エマルジョンの粘度を低下させた。さらにエマルジョン濃度を高くして酸素含有量を多くするとともに，室温でも保存できるように粒子分散能をよくする燐脂質の選択と配合に改良を加えて，エマルジョン粒子の安定性をよくした[23]。

　PFCが生体の血液内に投与されて血管内を循環している間に，一部は網内系に捕捉される。また，一部は肺から呼気中に放出される。そのため1.8g/kgのPFC（perflubron）を投与した場合の血中濃度半減期は10時間であるとLeeseら[24]によって報告されている。しかし網内系の細胞内では，PFCの粒子は小粒子にされるが代謝・分解されることはなく，再び血管内に移動して肺から呼気に放出される。少なくとも生体のいずれかの組織・細胞がPFCを代謝・分解するとした報告はない。すなわち，PFCは生体にとって不活性（inert）であるとされている。

　組織への酸素運搬能に関してKeipertら[25]は，perflubron（Oxygent®，Alliance社）でイヌのHtを10％にする血液希釈を行い，代用血漿剤を使用した対照群に比して，混合静脈血の酸素分圧を高く維持できたと報告した。Hablerら[26]もHbを7g/dlにする血液希釈で，混合静脈血の酸素分圧を対照よりも高く維持でき，心室収縮力も十分に維持しうることを報告している。Symonsら[27]は，血流低下で生じたウサギの虚血心筋をPFCで灌流して，対照の晶質液に比して心筋酸素消費量，ATP量を維持し，心筋収縮力も保つことを認めた。Matschkeら[28]もPFCでの心筋の灌流で組織酸素分圧をより高く維持することを認めている。中枢神経の機能維持に関してはSloviterら[6]の研究から始まり，Sakasら[29]の総説に示されるごとく，数多くの前臨床研究がある。Paxianら[30]の研究では，出血ショック下での肝臓機能の維持において自己血輸血よりもその優位性が認めら

れている。そのほか腸管[31]，胃組織[32]，骨格筋[33]，皮下組織[34]の酸素代謝維持についてもPFCの有効性が認められている。

臨床的研究では，Spahnら[35]が多施設の協力を得て整形外科手術でPFCを用いて輸血量の削減，輸血時期の延期が可能か試みた。その結果，図5のごとく，自己血輸血や膠質液使用に比して同種血輸血を行う時期を遅らせることができたと報告している。さらにSpahnら[36]は，出血量が20ml/kg以上の手術では希釈式自己血輸血にPFCを併用することによって，同種血輸血を節減することができると報告した。ただ，この研究でPFC使用群では血小板の減少と消化管系での諸症状が多くみられた。またKaulら[37]は，PFCが間腔が狭くなった血管も通過することを利用して，鎌状赤血球症での発作時の治療に用いている。しかしNoveckら[38]が健康人を対象としてPFCを1.2g/kg，あるいは1.8g/kg投与した研究では，一過性の白血球減少症と投与量増加に比例したIL-6値の上昇がみられた。そして被験者には，軽度のインフルエンザ症状が認められた。このような研究にみられた有害事象のため，現在perflubronのさらなる臨床応用は保留にされている。

注4：PFCは人工酸素運搬体としての赤血球製剤の代替物ではなく，肺傷害時の呼吸管理，ならびに治療としての液状換気（liquid ventilation）の肺灌流液として用いる試みがなされている[39)40]。

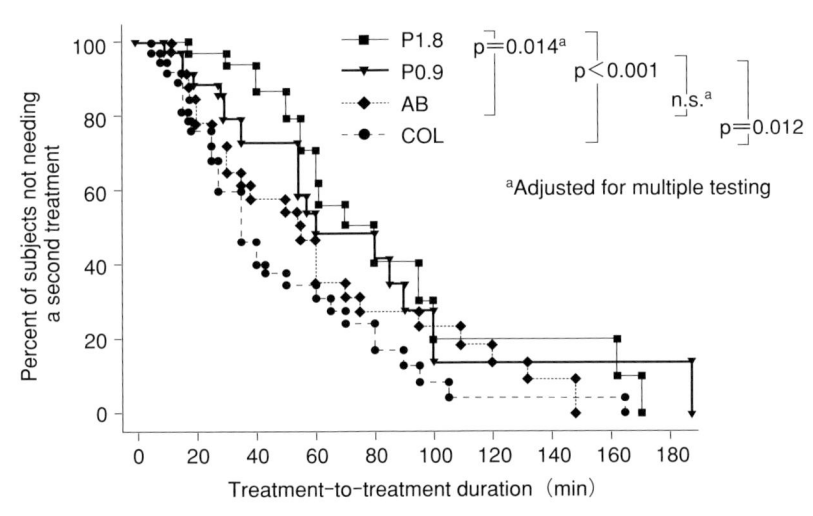

図5 各治療群での同種血輸血を必要とするまでの時間とそのときにおける非輸血残存症例数（%）

P1.8：100％酸素による換気下450ml膠質液と1.8g/kgのPerflubron注入群
P0.9：100％酸素による換気下450ml膠質液と0.9g/kgのPerflubron注入群
AB：40％酸素による換気下450ml自己血輸血群
COL：100％酸素による換気下450ml膠質液注入群

（Spahn D R, van Brempt R, Theilmeier G, et al. Perflubron emulsion delays blood transfusions in orthopedic surgery. Anesthesiology 1999; 91: 1195-208より引用）

3 リポソームヘム (liposome heme)

　Tsuchida[41]は図6に示されるような鉄ポルフィリン錯体であるリピドヘム（lipid heme）を合成，さらにこれとリン脂質の二重膜構造を有するリポソーム小胞体の膜内に包埋した人工酸素運搬体，リポソームヘムを作製している。リポソームの大きさは図7にみられるごとく直径が30〜60nmであって，1個のリポソームに500〜1,000個のヘム分子が含まれ，同数の酸素分子を取り込むことができる。そのため100mlの10mM溶液に22mlの酸素を取り込むことになり，これは15g/dlのHb溶液と同等のものとなる。比重は1.012，10mM/dl濃度生理食塩液の粘度は3.75であって乾燥して粉末状態，あるいは溶液状態でも室温下で1年以上の貯蔵が可能である。しかし，保存の際の酸素との接触，太陽光への曝露は避けなければならない。また，リポソームヘムの酸素解離曲線は図8のごとく，生理的な赤血球のHbのそれよりもはるかに右方移動をしている。すなわち，肺での酸素結合には高分圧を要するが，末梢組織での酸素放出は行いやすく，また酸素運搬効率は大きい。

　渡辺[42]はビーグル犬に30ml/kg，すなわち循環血液量の40％に相当する脱血を行い，同量のリポソームヘムを注入した。その結果，リポソームヘムが実験動物の全酸素消費量の16〜19％の酸素の運搬に関与していることを認めた。なお同時に，その血液中半減期は11時間であることも認めた。Komatsuら[43]は，ラットで5g/dlの血液交換をリポソームヘム液で行い，そのHtを8％にまで低下させた。その際，対照であった5％アルブミンによる血液交換群では図9のごとく，持続的な血圧の低下，頸動脈血流量の低下がみられた。リポソームヘム投与群ではこれらのパラメータに一時的な低下がみられたが，

Lipid-Heme　　　　　　　　　　Liposome/Heme

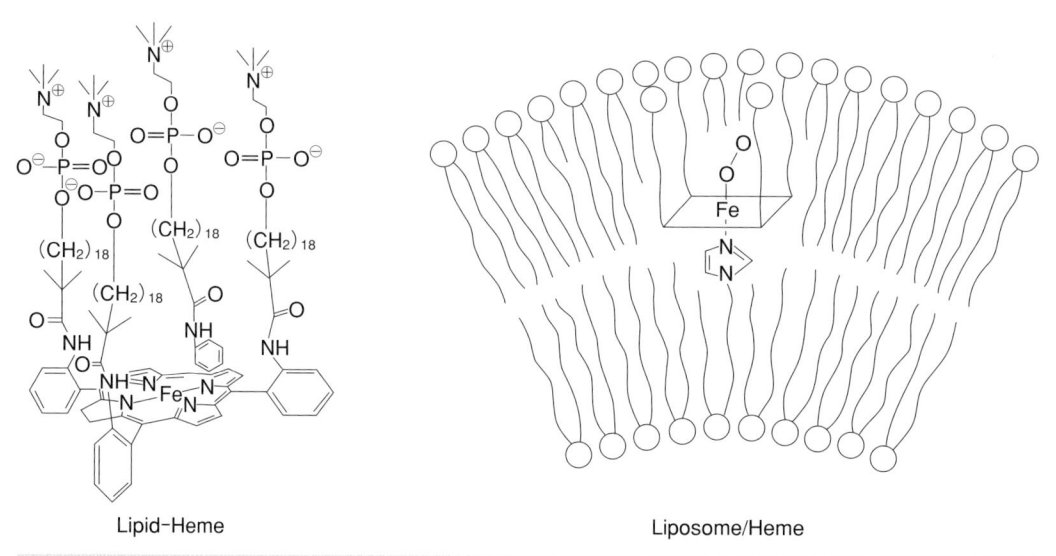

図6　リピドヘムとリポソームヘムの構造
ヘム分子のアミノ基部分にリン酸化トリグリセリド型イミダゾールを結合させたリピドヘム（図左）をリン脂質二重膜で構成されるリポソームの膜分子内に包埋させたものがリポソームヘム（図右）である。
（小林紘一. 赤血球代用剤の現状: リポソーム包埋ヘム. 人工血液1993; 準備号: 13-6より引用）

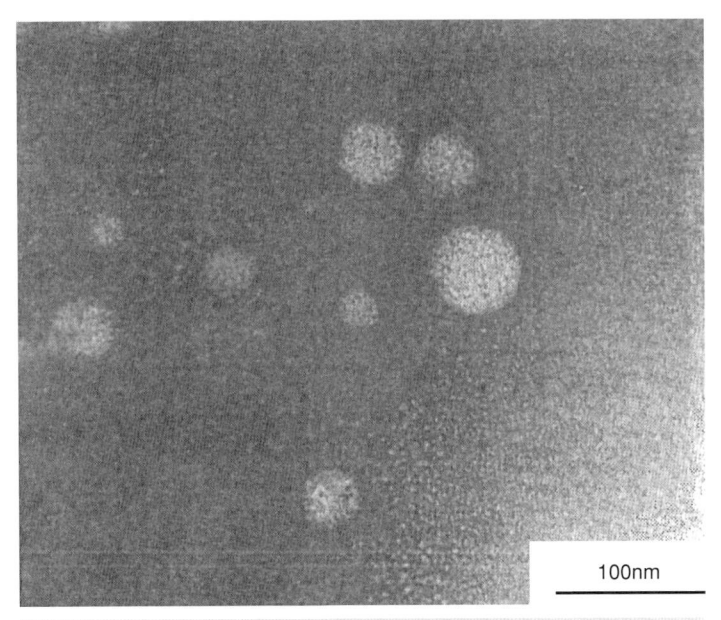

図7　透過型電子顕微鏡でみたリポソームヘムの構造
リポソームヘムのサイズは30～60 nmに分散している。
(小松晃之, 村松靖子, 西出宏之ほか. グリセリド型塩基を含有したリピドヘム微小球の構成と酸素親和性. 人工血液 1994; 2: 13-6 より引用)

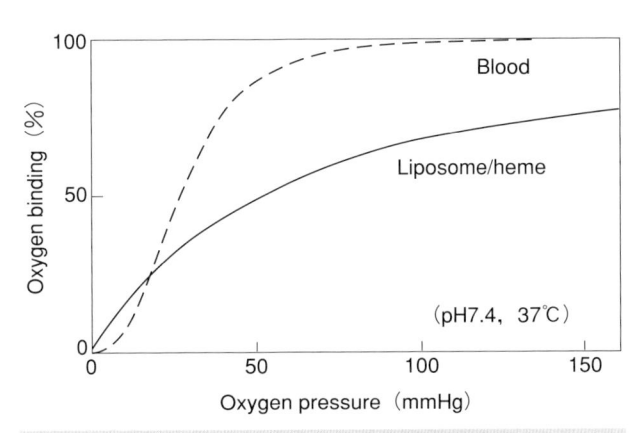

図8　リポソームヘムの酸素解離曲線
生理的赤血球のHbの酸素解離曲線よりも, はるかに右方移動している。すなわち酸素との親和性は低下しているので, 飽和され難い。しかし組織での酸素放出は容易で, 肺から末梢組織への酸素運搬能は保たれている。
(小林紘一. 赤血球代用剤の現状: リポソーム包埋ヘム. 人工血液 1993; 準備号: 13-6 より引用)

その後それらは血液交換前値に回復した。また対照群では, 腎皮質組織酸素分圧の著しい低下がみられたが, リポソームヘム投与群では正常値の40％に回復した。そして, 対照群では血液交換後12時間生存できなかったものも見られたが, リポソームヘム投与群では10頭すべてが生存した。

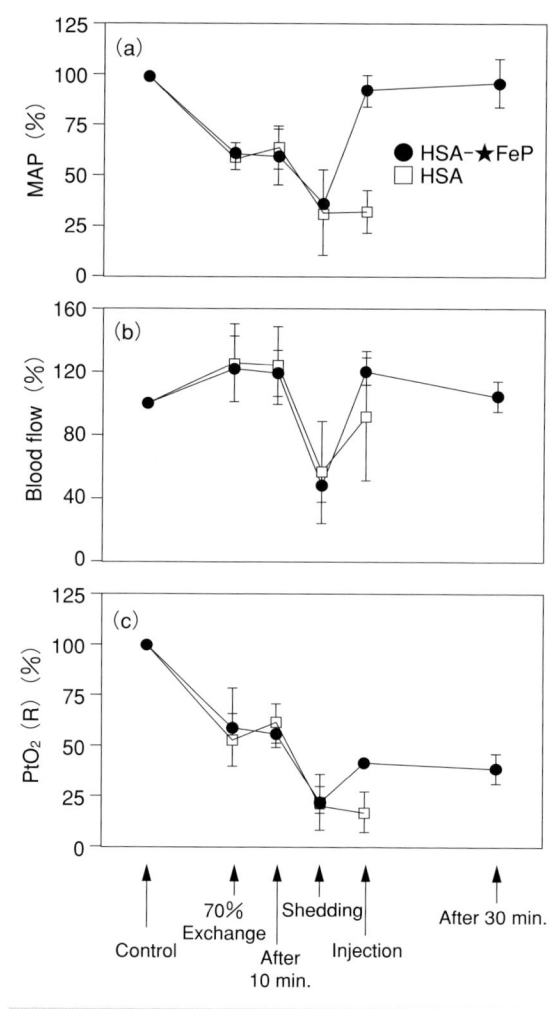

図9 リポソームヘム投与による血液交換時の平均動脈圧，頸動脈血流量，腎皮質酸素分圧変化

MAP：平均動脈圧，Blood flow：頸動脈血流量，PtO₂（R）：腎皮質酸素分圧変化

HSA-FeP：リポソームヘム投与群，HSA：アルブミン投与群

（Komatsu T, Tsuchida E, Kobayashi K. Oxygen-transport albumin: A new hemoprotein incorporating lipid hemes as a red cell substitute. In: Tsuchida E, editor. Blood Substitutes ─ Present and Future Perspectives. Amsterdam: Elsevier; 1998. p.315-26 より引用）

　しかしながら，いまだリポソームヘムの代謝経路，急性・慢性毒性などが十分解明されていない．また，リポソームヘムは非細胞型人工酸素運搬体に属し，現時点での臨床応用への方針は定まっていない．

　これらの人工酸素運搬体（Hb重合体を除く）の共通の臨床使用量は，20～30 ml/kgと推定される．それは，いずれも膠質浸透圧を有しないため，他の人工膠質液の添加を必要とするためである．それによる血液希釈から生理的な出血機構に欠損を生じることを

考慮しなければならない―注5。

注5：人工膠質液を使用した際には，一般的にその20～30ml/kgの使用で出血傾向を生じる。その発生には種々の因子が関与して，血小板との作用，フィブリノゲン・フィブリン形成への影響が指摘されている[44]。後者に関してNielsen[45]は，フィブリノゲンの投与による止血機能の回復の重要性を説いている。ただDe Lorenzoら[46]により，人工膠質液を使用した際では投与したフィブリノゲンの効力が削減されることも報告されている。

4 アルブミンヘム（albumin heme）

アルブミンヘムは図10のような化学的に合成されたヘム分子をアルブミン分子の中に図11のごとく包接したものである[47) 48)]。分子サイズはほぼ10nmである。製造工程が比較的少なく，低コスト化が可能である。ほぼ同等の分子量のヘモグロビン分子には4個のヘムが含まれるが，アルブミンヘムの場合には8個のヘムを含み，倍量の酸素を運搬することができる。さらに表5に示されるように，それ自身に膠質浸透圧があり，前述のHbV，リポソームヘムのごとく別個に膠質液を生体に投与する必要性がない。5％溶液として室温保存で少なくとも6カ月間の安定性が得られている[49)]。また，凍結乾燥して粉末化することも可能である。5％アルブミンヘム溶液と血液との混合において，それぞれに

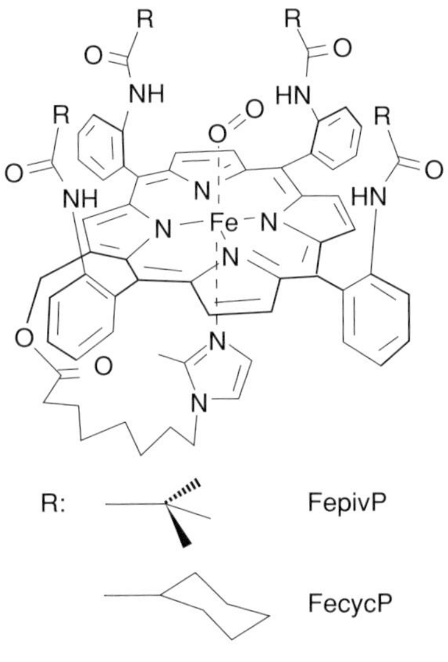

図10 合成ヘム分子構造

FepivP：1-methylcyclohexanoylamino groups attached on the porphyrin ring

FecycP：pivaloyl amino groups attached on the porphyrin rings

（Komatsu T, Tsuchida E. Oxygen-carrying plasma hemoprotein including synthetic heme. In: Kobayashi K, Tsuchida E, Horinouchi H, editors. Artificial Oxygen Carrier ― Its Front Line Keio University International Symposium for Life Science and Medicine. Tokyo: Springer; 2005. p.183-204 より引用）

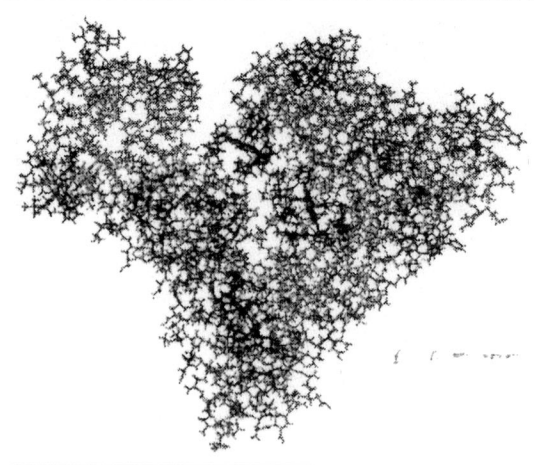

図11 アルブミンヘム分子構造

全体がアルブミン分子であり，その中に一部，紡錘形の濃い陰の部分が図10に示した合成ヘムの部分である．アルブミン1分子に8個の合成ヘム分子が含まれている（立体構造であるので鮮明にはみられない部分がある）．

（甲斐俊哉, 木田善則, 福富一平ほか. 完全合成型人工酸素運搬体の開発. 人工血液 2005; 13: 34-41 より引用）

表5 アルブミンヘム化学的性格

Items	Standard values
[rHSA] (g/dl)	5
[heme] (mM)	3-6
Heme/rHSA (mol/mol)	4-8
P_{50} (Torr)	28-38
rHSA pI	4.8
rHSA-helix content (%)	67
Stretching vibration of coordinated O_2 (cm^{-1})	1158
Stretching vibration of Fe-O_2 (cm^{-1})	561
Met-heme (%)	<3
Viscosity (cP at 230s^{-1})	1.1
Specific gravity (g/cm^3)	1.01
Crystal osmotic pressure (mOsm)	300
Colloidal osmotic pressure (Torr)	19
pH (37℃)	7.4
Endotoxin (EU/ml)	<0.2

ニプロ社の甲斐らがCO結合体ヘムから作製した5％アルブミンヘム生理食塩液の化学的性格

（甲斐俊哉, 木田善則, 福富一平ほか. 完全合成型人工酸素運搬体の開発. 人工血液 2005; 13: 34-41 より引用）

凝集，集合を発生させることはない[50]．アルブミンヘムそれ自身にはNOを捕捉する能力があるが，アルブミンの等電点が4.8と低いため[49]，血管内皮の基底膜との間に静電気反

発を生じ，血管外への漏出が少なく，血管平滑筋の収縮を来すことが少ない。ラットへの注入後の血液中半減期は，9時間と推定されている[50]。しかし，アルブミンの表面をPEGで修飾することによって，血中の半減期を16時間にまで延長することも発表されている。また，甲斐ら[49]がラットにおいて生存時間を最終目標として3ml/kg・minの速度での血液交換を行ったところ，アルブミン溶液では最大希釈率が92％であったのに対して，アルブミンヘム液では97％に達していた。すなわち，生存時間は前者で32分，後者で46分であった。ただ，いまだアルブミンヘムの分解，代謝経路，慢性毒性などは解明されていない。また，これも非細胞型酸素運搬体であり，流血中での動態などは明らかにされていない。さらにアロステリック効果はない。そのため今後の臨床応用には，なお製品の改良，基礎的生物学的研究，調査が必要である。

5 人工酸素運搬体の臨床応用

これらの人工酸素運搬体の臨床応用で，もっとも期待されている分野は，救急医療の分野である。すなわち，血液型がないため，血液型を検査することなく用いられる。また，特定の貯蔵方法がなく，輸血用血液のごとく短い使用期限でないため，医療機関外，例えば消防署所属の救急車にも常備することが可能で，必要時にただちに使用できることなど，救急医療に適している。最近われわれは，上記HbVを対象として，全国の救急施設での利用の可能性について調査を行い，現状の輸血使用の50％はHbVで代用できることを認めた[51]。

第2に期待されるのは，予定手術での予期せぬ大量出血への対応である。これも輸血用血液との交差試験の時間を省いて用いられること，手術室の薬品棚に常備できることから有用であり，血液型不規則抗体スクリーニング（type and screen：T/S）の適応を拡大することに役立つ。Spahn[52]は外科的出血にはまず代用血漿剤を使用し，血液希釈の限界に達した際には人工酸素運搬体を使用し，さらなる出血に対しては同種血輸血を行うことを提唱している。

第3に人工酸素運搬体に対して期待されることは，体外循環回路の充填に用いること[53)54)]である。特に新生児・小児心臓手術での利用価値が評価されている。

そのほかの臨床の臨床応用としては，多くの人工酸素運搬体のサイズが赤血球のそれよりはるかに小さく，狭い血管腔も容易に通過できるため，心筋梗塞，脳梗塞の治療への応用であり，よりいっそうの酸素を組織に供給しうることから悪性腫瘍治療における組織過酸素療法である。また，急性呼吸促迫症候群に対する液体換気などにも応用することが考えられている。さらに，Hb型酸素運搬体の場合，酸素親和性の比較的高いHbを用いて，高濃度酸素吸入を必要とする急性呼吸促迫症候群（ARDS），あるいは特発性呼吸促迫症候群（IRDS）の治療への応用にも期待がもたれている。

人工血小板

　人工血小板の開発は，災害時での需要に対して人工赤血球以上に要求されてきた．すなわち，献血で得られた血小板の有効期間が短いために，有効期間が長い血小板代替物の開発が望まれている．そして，今まで幾多の試みはなされているが，臨床応用にまで到達した製品は得られていない．1998年時点での開発状況は表6のごとくであった．すなわち，①担体（carrier）にフィブリノゲンを結合させ血管破綻部位に接着させ血栓を増強するもの，②担体にヒト血小板成分を結合させ血管破綻部に血栓を発生させるものである．

　この表中のFibrinogen-RBC®では，血小板減少ラットの出血時間を短縮できたとの報告[55]があったが，その後の研究で，その有効性が十分でないことから進展が得られなかった．Thrombospheres®は，血小板減少症のウサギの出血時間を短縮し[56]，注入48時間後にも血液中に認められた．しかし，その作用は共存する血小板の作用を補助するものと評価された．Thromboerythrocyte®も血小板減少症で出血部位の止血に有効であると報告[57]されたが，自己赤血球で作製することから製剤としては採用されなかった．Infusible Platelet Membrane®は，期限切れで廃棄されるヒト血小板を処理したもので，サイズは血小板の1/10程度で，4℃で3年間保存された．その成分の主要なものはGPIbで，他の血漿凝固因子を活性することなく，エンドトキシンを誘発した播種性血管内凝固（disseminated intravascular coagulation：DIC）を発生させたウサギに投与しても悪化を招くことがなかった[58]．この製剤の開発は臨床第Ⅱ相試験にまで開発が進められたが，作用機序が明らかにされず製品化されずに終わった．血小板の膜蛋白をリポソーム上に

表6　1998年時点に開発が試みられていた人工血小板

名称	成分・構成	研究者（引用論文）
Fibrinogen-RBC	ホルムアルデヒドでフィブリノゲンとヒト赤血球を固相化し共有結合させたもの	Agam G（55）
Thrombospheres	1.2μサイズのヒトアルブミン粒子上にヒトフィブリノゲンを結合させて固定化したもの	Yen RCK（59）
Thromboerythrocyte	GPIIb/IIIaと反応する合成ペプチドを赤血球表面に共有結合させたもの	Coller BS（56）
Infusible Platelet Membrane	ヒト血小板を凍結・融解を繰り返して破壊し，加熱処理後に乾燥させたもの	Chao FC（57）
Plateletsome	deoxycholateで溶解した血小板膜蛋白をリポソーム上に固定したもの	Rybak M（58）
rGPIbα-liposome	リポソーム上にrGPIbαを結合させて固相化したもの	村田　満（60）

（村田　満，池田康夫．血小板代替物の意義と開発の現状．人工血液1998；6：1-5およびAlving BM, Krishnamurti C. Recent developments and future perspectives for preserved platelets and platelet substitutes. In: Tsuchida E, editor. Blood Substitutes —Present and Future Perspectives. Amsterdam: Elsevier; 1998. p.359-72を参考として1998年時点で発表されたものを収録して作成した）

固定化したPlateletsome®[59]は，血小板減少症のラットの出血時間を短縮させることができた。しかし，臨床試験に至らなかった。rGPIbα-liposomeは，村田ら[60]によって開発されたもので，生物工学技術によって作製したrGPIbαを330nmサイズのリポソームに結合させたものである。rGPIbα-liposomeはフォン・ウィルブランド因子（von Willebrand factor：vWF）のみでは凝集することなく，リストセチンを添加してから凝集する。このことから，血液中に投与して，それ自身が凝集することがなく，損傷部位において凝集することが認められた。

1998年以後，諸外国での人工血小板開発は，なぜか進まず中断されている[61]。しかし，わが国では種々の血小板のリコンビナント糖蛋白（glycoprotein：GP）を用いた人工血小板開発が続けられてきている。すなわち，rGPIbαをリポソームに結合させたもの，あるいはアルブミン重合体に結合させたものなどの開発が続けられている。rGPIbαをリポソームに結合させても，そのリポソームの硬度を上げてvWF面上を流動させたときには，rGPIbα-liposomeがvWF面に付着せず，リポソームの硬度を下げると付着することが認められた。しかし，アルブミンミクロカプセル，アルブミンマクロスフェアのようなアルブミン重合体にrGPIbαを付着させた場合には，vWF面上にただちに付着する。すなわち，rGPIbαの担体となるものの柔軟性が接着に重要であることが認められた。図12の（B）にみられるように，アルブミン重合体は牡丹雪状のフラクタル状態であるので，rGPIbαの接着性を高めるものと推察できる[61]。

一方，rGPIa/IIaを結合させたリポソームをコラーゲン面を流動させた場合，低速度では接着できても高速度では接着が減少することがNishiyaら[62]によって報告されている。そこでNishiyaら[63]は，rGPIbαとrGPIa/IIaの両者をリポソーム表面に結合させて同様の接着実験を試みたところ，低流速度から高流速度まで，すべてにおいて接着することが認められた。そして，このような製品の$2.4×10^{11}$個/kgを血小板減少症のマウスに投与したところ，その出血時間を730秒から337秒に短縮させることができた。また，この製品については図13のごとく，投与量依存性も認められた[61]。

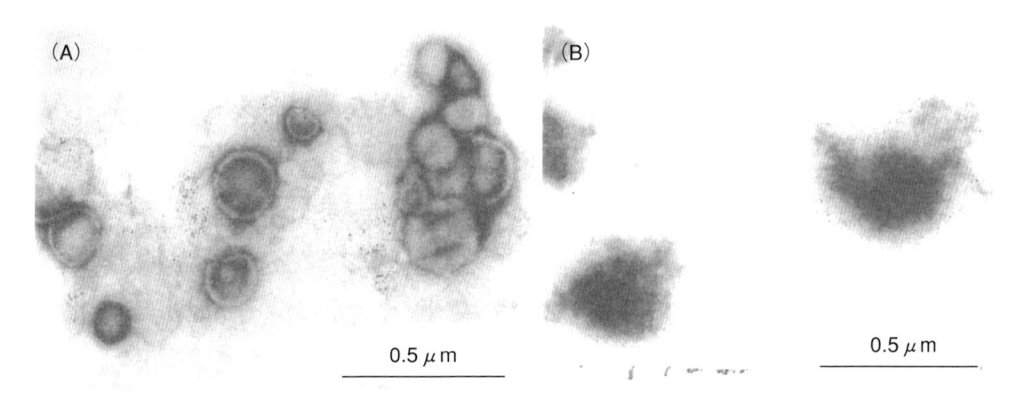

図12　人工血小板作製のためのrGPIbα担体の電子顕微鏡写真

（A）リポソーム粒子，（B）アルブミン重合体

（岡村陽介，藤枝俊宣，半田　誠ほか．血小板代替物の開発の現状．人工血液2005; 13: 155-60より引用）

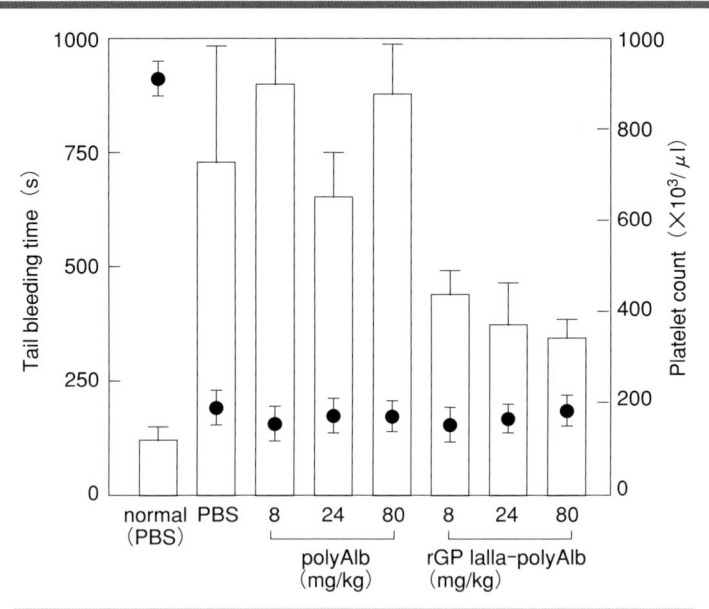

図13 血小板減少症マウスでのGPIa/IIa担持重合アルブミン人工血小板投与による出血時間短縮効果－非担持重合アルブミンとの比較－

PBS：リン酸緩衝液，polyAlb：アルブミン重合体のみ，
rGPIaIIb-poyAlb：rGPIa/IIb担持アルブミン重合体
（岡村陽介，藤枝俊宣，半田 誠ほか．血小板代替物の開発の現状．人工血液2005; 13: 155-60より引用）

　このようにして血管損傷部に付着した人工血小板にフィブリノゲン，および流血中の残存血小板が結合すれば，さらに強度の高い結合体が得られる。ただフィブリノゲンを人工血小板に接合させた製品を作製することは，技術的に困難である。しかし，フィブリノゲンγ鎖のデカペプチド（H12）は接合可能であり，これによりH12接合重合アルブミンが血小板と血小板との連結を強化させることが可能である。事実，Okamuraら[64]は，H12接合アルブミン重合体を血小板減少症のラットに投与し，止血効果が改善されることも認めている。

　以上のごとく，現在開発の中心はvWF，コラーゲンなどをリガンドとするリコンビナント血小板膜のGPをアルブミン重合体，あるいはリポソームを担体に接合させたもので，さらにこれにフィブリノゲンの機能的ペプチドを接合したものである。将来的には血小板，あるいは人工血小板を，血管壁損傷部位に累積させるためGPIIb/IIIaを内蔵させることも計画されている[61]。

■参考文献

1) Amberson WR, Flexner J, Steggerda FR, et al. On the use of Ringer-Locke solution containing hemoglobin as a substitute for normal blood in mammals. J Cell Compra Physiol 1934; 5: 359-82.
2) 箕島 高．人工血液．東京：医学書院；1968．
3) Chang TMS. Hemoglobin corpuscles. Report of a research project of B.Sc. Hornours Physiology. McGill University, Medical Library 1957.

4) 関口　弥, 豊田忠之, 堀　原一ほか. 人工血液の可能性. 診療と保険 1968; 10: 35-9.
5) Clark LC Jr, Gollan F. Survival of mammals breathing organic liquids equilibrated with oxygen at atmospheric pressure. Science 1966; 152: 1755-6.
6) Sloviter HA, Kamimoto T. Erythrocyte substitute for perfusion of brain. Nature 1967; 216: 458-60.
7) Sloan EP, Koenigsberg M, Gens D, et al. Diaspirin cross-linked hemoglobin (DCLHb) in the treatment of severe traumatic hemorrhagic shock: A randomized controlled efficacy trial. JAMA 1999; 282: 1857-64.
8) Sprung J, Kindscher JD, Wahr JA, et al. The use of bovine hemoglobin glutamer-250 (Hemopure®) in surgical patients: Results of a multicenter, randomized, single-blinded tgrial. Anesth Analg 2002; 94: 799-808.
9) Cheung AT, Duong PL, Driessen B, et al. Systemic function, oxygenation and microvascular correlation during treatment of hemorrhagic shock with blood substitutes. Clin Hemorheol Microcir 2006; 34: 325-34.
10) Vandegriff KD, Malavalli A, Wooldridge J, et al. MP4, a new nonvasoactive PEG-Hb conjugate. Transfusion 2003; 43: 509-16.
11) Matheson B, Razynska A, Kwansa H, et al. Appearance of dissociable and cross-linked hemoglobins in the renal hilar lymph. J Lab Clin Med 2000; 135: 459-64.
12) Nemoto M, Mito T, Brinigar W, et al. Salvage of focal cerebral damege by transfusion of high O_2 affinity recombinant polymers in mouse. J Appl Physiol 2006; 100: 1688-91.
13) 仲井邦彦, 佐久間一郎, 北畠　顕. ヘモグロビン系酸素運搬体による血管反応. 人工血液 1998; 6: 25-36.
14) Kobayashi K, Horinouchi H, Watanabe M, et al. Safety and efficacy of hemoglobin-vesicles and albumin-heme. In: Kobayashi K, Tsuchida E, Horinouchi H, editors. Artificial Oxygen Carrier —Its Front Line Keio University International Symposium for Life Science and Medicine. Tokyo: Springer; 2005. p.8.
15) Takaori M, Fukui A. Treatment of massive hemorrhage with liposome encapsulated human hemoglobin (NRC) and hydroxyethyl starch (HES) in beagles. Artif Cells Blood Subst Immobil Biotech 1996; 24: 643-53.
16) 吉津　晃, 山畑　健, 泉　陽太郎ほか. 出血性ショックモデルを用いた人工酸素運搬体, ヘモグロビン小胞体の酸素運搬能の検討. 人工血液 1997; 5: 18-22.
17) Ledvina MA, Hart J, Bina S, et al. Endothelin plays a role in contractions of isolated pig pulmonary vessels induced by diaspirin cross-linked hemoglobin. J Lab Clin Med 1999; 133: 478-87.
18) 酒井宏水, 武岡真司, 土田英俊. 平成14年度厚生労働省科学研究　臨床応用可能な人工赤血球の創製に関する研究（H12-医薬-009）研究班会議. 平成14年4月25日.
19) 武岡真司. 分子集合科学を利用した人工血液の創製. 人工血液 2006; 13: 136-47.
20) Sou K, Klipper R, Goins B, et al. Circulation kinetics and organ distribution of Hb-vesicles developed as a red blood cell substitute. J Pharmacol Exp Ther 2005; 12: 702-9.
21) Sakai H, Masada Y, Horinouchi H, et al. Physiological capacity of (artificial oxygen carriers) after massive intravenous doses by daily repeated infusions for 14 days. J Pharmacol Exp Ther 2004; 311: 874-84.
22) 高折益彦. 人工酸素運搬体作製に関する基本的留意事項（案）を解説する. 人工血液 2005; 13: 104-11.
23) Lowe KC. Fluorocarbon emulsions as blood substitutes. In: Tsuchida E, editor. Blood Substitutes —Present and Future Perspectives. Amsterdam: Elsevier Science; 1998. p.327-38.
24) Leese PT, Noveck RJ, Shorr JS, et al. Randomized safety studies of intravenous perflubron

emulsion. I. Effects on coagulation function in healthy volunteer. Anesth Analg 2000; 91: 804-11.

25) Keipert PE, Faithfull NS, Bradley JD, et al. Oxygen delivery augmentation by low-dose perfluorochemical emulsion during profound normovolemic hemodilution. Adv Exp Med Biol 1994; 345: 197-204.

26) Habler OP, Kleen MS, Hutter JW, et al. Hemodilution and intravenous perflubron emulsion as an alternative to blood transfusion: Effects on tissue oxygenation during profound hemodilution in anesthetized dogs. Transfusion 1998; 38: 145-55.

27) Symons JD, Sun X, Flaim SF, et al. Perflubron emulsion improves tolerance to low-flow ischemia in isolated rabbit hearts. J Cardiovasc Pharmacol 1999; 34: 108-15.

28) Matschke K, Morowietz C, Park J-W, et al. Monitoring of myocardial oxygen tension in a beating heart: Results of an animal model. Clin Hemorheol Microcirc 2004; 30: 273-6.

29) Sakas DE, Stranjalis G, Whittaker K, et al. Perfluorochemical oxygen carriers: Potential uses in neurosciences. Cerebrovasc Brain Metab Rev 1996; 8: 209-29.

30) Paxian M, Keller SA, Huynhn TT, et al. Perflubron emulsion improves hepatic microvascular integrity and mitochondrial redox state after hemorrhagic shock. Shock 2003; 20: 449-57.

31) Fujino Y, Suzuki Y, Kakinoki K, et al. Protection against experimental small intestinal ischemia-reperfusion injury with oxygenated perfluorochemical. Br J Surg 2003; 90: 1015-20.

32) Frumento RJ, Mongero L, Naka Y, et al. Preserved gastric tonometric variables in cardiac surgical patients administered intravenous perflubron emulsion. Anesth Analg 2002; 94: 809-14.

33) Hogan MC, Willford DC, Keipert PE, et al. Increased plasma O_2 solubility improves O_2 uptake of in situ dog muscle working maximally. J Appl Physiol 1992; 73: 2470-5.

34) Rosen NA, Hopf HW, Hunt TK. Perflubron enulsion increases subcutaneous tissue oxygen tension in rats. Wound Repir Regenerat 2006; 14: 55-60.

35) Spahn DR, van Brempt R, Theilmeier G, et al. Perflubron emulsion delays blood transfusions in orthopedic surgery. Anesthesiology 1999; 91: 1195-208.

36) Spahn DR, Waschke KF, Standl T, et al. Use of perflubron emulsion to decrease allogeneic blood transfusion in high-blood-loss non-cardiac surgery—Results of a European phase 3 study. Anesthesiology 2002; 97: 1338-49.

37) Kaul DK, Liu XD, Nagel RL. Ameliorating effects of fluorocarbon emulsion on sickle red blood cell-induced obstruction in an *ex vivo* vasculature. Blood 2001; 98: 3128-31.

38) Noveck RJ, Shannon EJ, Leese PT, et al. Randomized safety studies of intravenous perflubron emulsion. II. Effects on immune function in healthy volunteers. Anesth Analg 2000; 91: 812-22.

39) Hubler M, Souders JE, Shade ED, et al. Effects of vaporized perfluorocarbon on pulmonary blood flow and ventilation/perfusion distribution in a model of acute respiratory distress syndrome. Anesthesiology 2001; 95: 1414-21.

40) Nishina K, Mikawa K, Takao Y, et al. The efficacy of fluorocarbon, surfactant, and their combination for improving acute lung injury induced by intratracheal acidified infant formula. Anesth Analg 2005; 100: 964-71.

41) Tsuchida E. Liposome-embedded-iron-porphyrins as an artificial oxygen carrier. Ann N Y Acad Sci 1985; 19: 429-42.

42) 渡辺真純. 全合成系人工酸素運搬体（リポソーム包埋ヘム）の臨床応用に関する実験的研究—脱血犬における生体内酸素運搬能の検討—. 日外会誌1993; 94: 966-76.

43) Komatsu T, Tsuchida E, Kobayashi K. Oxygen-transport albumin: A new hemoprotein incorporating lipidhemes as a red cell substitute. In: Tsuchida E, editor. Blood Substitutes — Present and Future Perspectives. Amsterdam: Elsevier; 1998. p.315-26.

44) 高折益彦. 止血機能. 高折益彦編著. 代用血漿剤と臨床. 東京: 克誠堂出版; 2004. p.55-63.

45) Nielsen VG. Colloids decrease clot propagation and strength: Role of factor XIII-fibrin polymer and thrombin-fibrinogen interactions. Acta Anaesthesiol Scand 2005; 49: 1163-71.
46) De Lorenzo C, Calatzis A, Welsch U, et al. Fibrinogen concentrate reverses dilutional coagulopathy induced *in vitro* by saline but not hydroxyethyl starch. Anesth Analg 2006; 102: 1194-200.
47) Tsuchida E, Komatsu T, Matsukawa Y, et al. Human serum albumin incorporating tetrakis (*o*-pivalamido) phenylporphinato-iron (II) derivative as a totally synthetic O_2-carrying hemoprotein. Bioconjug Chem 1999; 10: 797-802.
48) Komatsu T, Okada T, Moritake M, et al. O_2-binding properties of soluble-sided porphyrinato-iron(II)s with polar substitutes and their human serum albumin hybrides. Bull Chem Soc Jpn 2001; 74: 1695-702.
49) 甲斐俊哉, 木田善則, 福富一平ほか. 完全合成型人工酸素運搬体の開発. 人工血液 2005; 13: 34-41.
50) 小松晃之, 石原星児, 土田英俊. テトラ (シクロヘキサノイル基) を有するヘムを包接したヒト血清アルブミン複合体の酸素結合反応. 人工血液 2003; 11: 167-72.
51) 高折益彦, 堀之内宏久. 救急現場での輸血医療の実態と人工酸素運搬体への期待. 救急医学 2007; 31: (印刷中).
52) Spahn DR. Artificial oxygen carriers: Status 2002. Vox Sang 2002; 83: 281-6.
53) Greenburg AG, Kim HW. Use of an oxygen therapeutic as an adjunct to intraoperative autologous donation to reduce transfusion requirements in patients undergoing coronary artery bypass graft surgery. J Am Coll Surg 2004; 198: 373-83.
54) Yamazaki M, Aeba R, Yozu R, et al. Use of hemoglobin vesicles during cardiopulmonary bypass priming prevents neurocognitive decline in rats. Circulation 2006; 114: 220-5.
55) Agam G, Livine AA. Erythrocytes with covalently-bound fibrinogen as a cellular replacement for the treatment of thrombocytopenia. Eur J Clin Invest 1992; 22: 105-12.
56) Coller BS, Springer KT, Beer JH, et al. Thromboerythrocytes: *In vitro* studies of a potential autologous, semi-artificial alternative to platelet transfusion. J Clin Invest 1992; 89: 546-55.
57) Chao FC, Kim BK, Houranieh AM, et al. Infusible platelet membrane microvesicles: A potential transfusion substitute for platelet. Transfusion 1996; 36: 536-42.
58) Rybak M, Renzulli LA. A liposome based platelet substitute, the Plateletsome with hemostatic efficacy. Biomat Artif Cells Immobil Biotech 1993; 21: 101-18.
59) Yen RCK, Ho TWC, Blajchman MA. A novel approach to correcting the bleeding associated with thrombocytopenia. Transfusion 1995; 35: 41S.
60) 村田 満, 池田康夫. 血小板代替物の意義と開発の現状. 人工血液 1998; 6: 1-5.
61) 岡村陽介, 藤枝俊宣, 半田 誠ほか. 血小板代替物の開発の現状. 人工血液 2005; 13: 155-60.
62) Nishiya T, Murata M, Handa M, et al. Targeting of liposomes carrying recombinat fragments of platelet membrane glycoprotein Ibα to immobilized von Willebrand factor under flow conditions. Biochem Biophys Res Commun 2000; 270: 755-60.
63) Nishiya T, Kainoh M, Murata M, et al. Reconstruction of adhesive properties of human platelets in liposomes carrying both recombinat glycoproteins Ia/IIa and Ibα under flow conditions: Specific synergy of receptor-ligand interactions. Blood 2002; 100: 136-42.
64) Okamura Y, Takeoka S, Teramura Y, et al. Hemostatic effects of fibrinogen-γ chain dodecapeptide-conjugated polymerized albumin particles *in vitro* and *in vivo*. Transfusion 2005; 45: 1221-8.

VIII

輸血医療に関連した法的規則事項

特定生物由来製品の使用

　ヒト，そのほか植物以外の生物から製造された製品で，保健衛生上特別の注意を必要とするものが生物由来製品である。例えば，遺伝子組み換え製剤，自己由来製品，ワクチンなどがこれに該当する。さらに，この生物由来製品中，特に感染の危険性が高く，保健衛生上の危害発生，および危害拡大に対する防止の措置が必要なものが特定生物由来製品と規定されている。例えば 表1 に示されるようなヒト血液製剤，ヒト細胞・組織医薬品などがこれに該当する。すなわち"特定"とは，未知の感染性因子を否定できない場合，不特定多数のヒト，生物体由来のものであり，感染性因子混入の危険性が高い，

表1　特定生物由来製剤

1．輸血用血液製剤 　人全血液 　人赤血球濃厚液 　洗浄人赤血球浮遊液 　白血球除去人赤血球浮遊液 　解凍人赤血球濃厚液 　新鮮凍結人血漿 　人血小板濃厚液 　合成血 2．血漿分画製剤 　加熱人血漿たん白 　人血清アルブミン 　ガラクトシル人血清アルブミンジエチレントリアミン五酢酸テクネチウム(^{99m}Tc)注射液 　テクネチウム大凝集人血清アルブミン(^{99m}Tc)注射液 　テクネチウム人血清アルブミン(^{99m}Tc)注射液 　人血清アルブミンジエチレントリアミン五酢酸テクネチウム(^{99m}Tc)注射液 　ヨウ化人血清アルブミン(^{131}I)注射液 　乾燥人フィブリノゲン 　人フィブリノゲン加第XIII因子 　フィブリノゲン配合剤 　乾燥濃縮人血液凝固第VIII因子 　乾燥人血液凝固第IX因子複合体 　乾燥濃縮人血液凝固第IX因子 　活性化プロトロンビン複合体 　乾燥濃縮人血液凝固第XIII因子 　乾燥人血液凝固因子抗体迂回活性複合体 　トロンビン（人由来のものに限る）	人免疫グロブリン 　乾燥イオン交換樹脂処理人免疫グロブリン 　乾燥スルホ化人免疫グロブリン 　pH4処理酸性人免疫グロブリン 　乾燥pH4処理人免疫グロブリン 　乾燥ペプシン処理人免疫グロブリン 　ポリエチレングリコール処理人免疫グロブリン 　乾燥ポリエチレングリコール処理人免疫グロブリン 　抗HBs人免疫グロブリン 　乾燥抗HBs人免疫グロブリン 　ポリエチレングリコール処理抗HBs人免疫グロブリン 　乾燥ポリエチレングリコール処理抗HBs人免疫グロブリン 　乾燥抗D（Rho）人免疫グロブリン 　抗破傷風人免疫グロブリン 　乾燥抗破傷風人免疫グロブリン 　ポリエチレングリコール処理抗破傷風人免疫グロブリン 　乾燥ポリエチレングリコール処理抗破傷風人免疫グロブリン 　ヒスタミン加人免疫グロブリン（乾燥） 　乾燥濃縮人アンチトロンビンIII 　乾燥濃縮人活性化プロテインC 　人ハプトグロビン 　乾燥濃縮人Cl-インアクチベーター 3．遺伝子組み換え製品 　遺伝子組換え型人血液凝固第VIII因子 　遺伝子組換え型インターフェロン-β-1b

〔薬事法（昭和三十五年法律第百四十五号）関係規定改正より〕

感染性因子の除去に限界がある場合などを考慮している。

1 患者への説明と同意（informed consent：IC）

　平成元年（1989年）ころから行政機関は，輸血に際してICを収得しておくことが望ましいと提唱していた。そして，輸血の必要性，危険性などについて文書による説明を行った場合のみ輸血料を算定できるように，診療報酬が平成9年（1997年）4月1日に改訂されたため，事実上ICを行うことが義務付けられる結果となった。ただ，この際は法的な規制ではなかった。しかし表2に示されるように，平成14年（2002年）7月31日に薬事法（昭和三十五年法律第百四十五号）関係規定改正が行われ，輸血，および表1に示される特定生物製品の患者への投与には，患者への説明と同意（IC）とが法的に義務付けられた。すなわち，
　①輸血を必要とする理由
　②輸血施行に伴う副作用，合併症
　③輸血をしない場合の代替治療法の有無，およびその方法（具体的説明），そしてその治療法それぞれの利点と欠点
　④輸血を施行しない場合の生命への危険性，および輸血を施行しない場合には十分な医療ができないことがあること
について説明，患者の自己判断・選択（医療における自己決定権）により輸血の施行計画を立てなければならない。そして患者の自由意志により，輸血を行う，輸血を行わない，いずれかが決定された場合には，患者，担当医のそれぞれが署名・捺印した文書で確認し，その文書を患者，医療機関のそれぞれが保管する。説明と同意の文書の様式に関しては特定の規制がないが，それぞれの施設は上記の①～④の要項を必ず含んだ様式を採択することとなっている。

　注1：薬事法は生物由来製品の安全性，市販後対策の充実・強化を目的とし，いわゆる血液法は血液製剤の国内需給原則，安定供給，および血液製剤の適正使用の推進を目的としている。この血液法（安全な血液製剤の安定供給の確保等に関する法律）は厚生労働省告示第207号として平成15年（2003年）5月19日に告示されている。

　平成9年（1997年）に日本輸血学会が行ったICに関するアンケート調査[1]では，正しく輸血の副作用・合併症を理解していない患者が30％で，内容が分からず医師任せで署名・捺印する場合が72％に達していた。すなわち，同意書が事務的な書類の受け渡しに終わっている傾向が強い。しかしながら，輸血の内在的な危険性を除くことができないかぎり，ICは絶対的に必要であり，最大の努力を払って内容を理解してもらうように努力すべきである。特に説明文書を渡しただけでは，実際に患者はそれを読むことはないことが多い。そこで，このようなことが生じないように医療機関は努めるべきであり，要点は平易な言葉を用い口頭で説明すべきである。それによって，例えばB型肝炎発生率，遅発性溶血反応の発生率などの質問を引き出すことができ，より深い同意を得ることが可能

表2 改正薬事法

改正薬事法
薬事法（昭和三十五年法律第百四十五号　関係）規定（抜粋）

第一章　総則
●第二条第五項
　生物由来製品とは，人その他の生物（植物を除く。）に由来するものを原料又は材料として製造（小分けを含む。以下同じ。）をされる医薬品，医薬部外品，化粧品又は医療用具のうち，保健衛生上特別の注意を要するものとして，厚生労働大臣が薬事・食品衛生審議会の意見を聴いて指定するものをいう。

●第二条第六項
　特定生物由来製品とは，生物由来製品のうち，販売し，賃貸し，又は授与した後において当該生物由来製品による保健衛生上の危害の発生又は拡大を防止するための措置を講ずることが必要なものであって，厚生労働大臣が薬事・食品衛生審議会の意見を聴いて指定するものをいう。

第八章の二　生物由来製品の特例
●第六十八条の七
　（特定医療関係者による特定生物由来製品に係る説明）
　特定生物由来製品を取り扱う医師その他の医療関係者（以下「特定医療関係者」という。）は，特定生物由来製品の有効性及び安全性その他特定生物由来製品の適正な使用のために必要な事項について，当該特定生物由来製品の使用の対象者（動物への使用にあっては，その所有者又は管理者，第六十八条の九において同じ。）に対し適切な説明を行い，その理解を得るよう努めなければならない。

●第六十八条の九　第三項
　（生物由来製品に関する記録及び保存）
　特定医療関係者は，その担当した特定生物由来製品の使用の対象者の氏名，住所その他の厚生労働省令で定める事項を記録するものとする。
　法律第六十八条の九第三項の厚生労働省令で定める事項は，次のとおりとする。
　　一　特定生物由来製品の使用の対象者の氏名及び住所
　　二　特定生物由来製品の名称及び製造番号又は製造記号
　　三　特定生物由来製品の使用の対象者に使用した年月日
　　四　前三号に掲げるもののほか，特定生物由来製品に係る保健衛生上の危害の発生又は拡大を防止するために必要な事項

●第七十七条の四の二　第二項
　薬局開設者，病院，診療所若しくは飼育動物診療施設の開設者又は医師，歯科医師，薬剤師，獣医師その他の医薬関係者は，医薬品又は医療用具について，当該品目の副作用その他の事由によるものと疑われる疾病，障害若しくは死亡の発生又は当該品目の使用によるものと疑われる感染症の発生に関する事項を知った場合において，保健衛生上の危害の発生又は拡大を防止するため必要があると認めるときは，その旨を厚生労働大臣に報告しなければならない。

血液法（抜粋）
採血及び供血あっせん業取締法をここに公布する。
安全な血液製剤の安定供給の確保等に関する法律
（平一四法九六・改称）
目次
第一章　総則（第一条－第八条）
第二章　基本方針等（第九条－第十一条）
第三章　採血（第十二条－第二十四条）
第四章　血液製剤の安定供給（第二十五条－第二十七条）
第五章　雑則（第二十八条－第三十一条）
第六章　罰則（第三十二条－第三十九条）
附則

第一章　総則
（平一四法九六・章名追加）
（目的）
第一条　この法律は，血液製剤の安全性の向上，安定供給の確保及び適正な使用の推進のために必要な措置を講ずるとともに，人の血液の利用の適正及び献血者等の保護を図るために必要な規制を行うことにより，国民の保健衛生の向上に資することを目的とする。
（平一四法九六・全改）
（定義）
第二条　この法律で「血液製剤」とは，人血漿その他の人体から採取された血液を原料として製造される医薬品（薬事法（昭和三十五年法律第百四十五号）に規定する医薬品をいう。以下同じ。）であって，厚生労働省令で定めるものをいう。
　2　この法律で「献血者等」とは，献血をする者その他の被採血者をいう。
　3　この法律で「採血事業者」とは，人体から採血することについて第十三条第一項の許可を受けた者をいう。
　4　この法律で「製造業者」，「輸入販売業

者」又は「販売業者」とは，それぞれ薬事法第十二条第一項の医薬品の製造業の許可を受けた者，同法第二十二条第一項の医薬品の輸入販売業の許可を受けた者又は同法第二十四条第一項の医薬品の販売業の許可を受けた者をいう。
（昭三五法一四五・平一四法九六・一部改正）
（基本理念）
第三条　血液製剤は，その原料である血液の特性にかんがみ，その安全性の向上に常に配慮して，製造され，供給され，又は使用されなければならない。
　2　血液製剤は，国内自給（国内で使用される血液製剤が原則として国内で行われる献血により得られた血液を原料として製造されることをいう。以下同じ。）が確保されることを基本とするとともに，安定的に供給されるようにしなければならない。
　3　血液製剤は，献血により得られる血液を原料とする貴重なものであること，及びその原料である血液の特性にかんがみ，適正に使用されなければならない。
　4　国，地方公共団体その他の関係者は，この法律に基づく施策の策定及び実施に当たっては，公正の確保及び透明性の向上が図られるよう努めなければならない。
（平一四法九六・追加）
（国の責務）
第四条　国は，基本理念にのっとり，血液製剤の安全性の向上及び安定供給の確保に関する基本的かつ総合的な施策を策定し，及び実施しなければならない。
　2　国は，血液製剤に関し国内自給が確保されることとなるように，献血に関する国民の理解及び協力を得るための教育及び啓発，血液製剤の適正な使用の推進に関する施策の策定及び実施その他の必要な措置を講ずるよう努めなければならない。
（平一四法九六・追加）
（地方公共団体の責務）
第五条　都道府県及び市町村（特別区を含む。以下同じ。）は，基本理念にのっとり，献血について住民の理解を深めるとともに，採血事業者による献血の受入れが円滑に実施されるよう，必要な措置を講じなければならない。

（平一四法九六・追加）
（採血事業者の責務）
第六条　採血事業者は，基本理念にのっとり，献血の受入れを推進し，血液製剤の安全性の向上及び安定供給の確保に協力するとともに，献血者等の保護に努めなければならない。
（平一四法九六・追加）
（血液製剤の製造業者等の責務）
第七条　血液製剤の製造業者，輸入販売業者及び販売業者は，基本理念にのっとり，安全な血液製剤の安定的かつ適切な供給並びにその安全性の向上に寄与する技術の開発並びに情報の収集及び提供に努めなければならない。
（平一四法九六・追加）
（医療関係者の責務）
第八条　医師その他の医療関係者は，基本理念にのっとり，血液製剤の適正な使用に努めるとともに，血液製剤の安全性に関する情報の収集及び提供に努めなければならない。
（平一四法九六・追加）

第二章　基本方針等
（平一四法九六・追加）
（基本方針）＊
第九条　厚生労働大臣は，血液製剤の安全性の向上及び安定供給の確保を図るための基本的な方針（以下「基本方針」という。）を定めるものとする。
　2　基本方針は，次に掲げる事項について定めるものとする。
　　一　血液製剤の安全性の向上及び安定供給の確保に関する基本的な方向
　　二　血液製剤（用法，効能及び効果について血液製剤と代替性のある医薬品を含む。第八号において同じ。）についての中期的な需給の見通し
　　三　血液製剤に関し国内自給が確保されるための方策に関する事項
　　四　献血の推進に関する事項
　　五　血液製剤の製造及び供給に関する事項
　　六　血液製剤の安全性の向上に関する事項
　　七　血液製剤の適正な使用に関する事項
　　八　その他献血及び血液製剤に関する重要事項

　＊基本方針は厚生労働省告示第207号（平成15年5月19日）としてその具体的内容が告示された。
〔薬事法（昭和三十五年法律第百四十五号）関係規定改正薬部分抜粋〕

である。
　また，自己血輸血を行う場合にも，ICは法律上で義務付けられている。すなわち上述の①〜④まで諸項目，自己血輸血の方法，その選択理由，自己血輸血でも発生する合併症，余剰自己血の発生の可能性，その処分（廃棄）許可について説明，了解を得ることが必要である。

2 使用記録保管義務

　各医療機関には，特定生物由来製品使用の記録，およびこれを使用した患者の遡及調査を可能にする記録を20年間保存，管理することが義務付けられている。カルテの保管期間は5年間であり，輸血を施行したことの記録の保管期間はそれよりも長い20年であるので注意を要する。このように長い期間にわたり特定生物由来製品使用記録の保管を義務付けたのは，未知の感染症が発生した場合，その拡大防止を講じるための措置である。

3 感染症情報の提供，遡及調査の義務付け

　輸血のみならず，その他の特定生物由来製品の使用に伴い副作用・合併症が発生した（疑いを含む）場合には，各医療機関はその実態を国（厚生労働省）に報告することが義務付けられている。特に罰則はないが，このような事象が発生した場合には極力報告を行い，輸血医療の安全に尽くすべきである。

4 血液製剤の適正使用

　すでに平成11年（1999年）6月10日の厚生省令，医薬発第715号，厚生省医薬安全局長通達として血液製剤の適正使用が唱えられていたが，さらに平成15年（2003年）5月19日に法律として本事項が追認された。そのため各医療機関としては，①輸血部門（必ずしも輸血部，輸血診療科を意味するものではなく，輸血製剤取り扱いを管理する部署，例えば検査部，薬剤部でも代行できるが，当該部が血液製剤の一元管理することが望まれている）を設置，②輸血療法委員会を設立，その管理下で適切な輸血医療管理体制を構築しなければならなくなった。これらの組織管理下で，輸血製剤の適正な使用を行うように強く求められている。

宗教上の理由による輸血拒否

　ある種の宗教団体，例えばエホバの証人（Jehovah's witnesses）の信者は，輸血を受けることを拒絶する—注2。医療としての輸血が必要と考えてもICに基づく医療倫理の立場からは，このような輸血拒否の要望も受け入れなければならない。また，輸血拒否を

理由に診療を医師が拒絶するすることは，医療を行う義務を持つ医師として医師法にも反することになる．今まで各医療機関では，このような輸血拒否に対して種々の対応をとってきた[2)3)]．しかしながら，2000年2月に最高裁判所が患者の意志決定をする権利は人格権の一部として認め，過去に各施設で取ってきた判断，処置を否定する判決を下した．患者本人の意志，すなわち治療の方法についても患者の裁量権を尊重する，そして患者の裁量権に従うこととなった[4)]．しかし，そのためには以下に述べる手続が必要である．

注2：エホバの証人の教典には，魂が存在する血液は一度身体から離れた場合には神に返すものとし，輸血することは（たとえ自己の血液でも）神の意に反するものと記されている．

1 患者の輸血拒否の確認，医療者側の対策検討

患者が間違いなく輸血拒否を希望することを確認する．そして，それが確認された場合には図に示される"輸血拒否と免責に関する証書"を作成して提出してもらう．

医療者としては，以下の手続を取る必要がある．①輸血に代わる代替療法を検討する．②輸血拒否と免責に関する証書の確認，その中にある血液製剤についての説明を行い，使用可能な製剤について患者との合意を得る．③自己血輸血について説明し，その中で使用可能な自己血輸血法について患者と合意を得る．そしてカルテにその合意内容を患者，主治医とも署名・捺印のうえ記載しておく．④患者が耐えられる出血量範囲内で行える手術法の検討，選択，場合によっては段階的手術により1回あたりの出血量を同上出血量範囲内とするように検討する．⑤その患者・症例において輸血を行うことなく手術することができる医療機関への紹介，転送などについても検討する．

そして，その医療機関で手術を施行する場合でも，また施行せず他の医療機関に転送する場合でも，医療機関の管理者（院長）に文書，または口頭でも連絡しておく．

注3：意識がない患者の場合には，事前の指示兼免責カード（医療に関する代理人を記入）を保持していることを確認する．患者の年齢が20歳未満の場合の処置についての決定はなされていない．しかし，20歳未満であっても，その患者が20歳同等以上の判断力，説明力を有する場合には，本人の意志に従うのが裁判所の意見の大勢を占めている．もし，この条件に相当しない場合には，親権者（特に両親）の意向に従う傾向が強い[4)]．

2 患者への説明

(1) 予定している手術での出血の可能性，またその出血量，さらにその出血量が患者の生命維持に及ぼす影響，一般の場合での輸血施行の有無について説明が必要である．そして当該医療機関での無輸血手術での可能性，危険性について説明する．また，無輸血手術ができない場合には，他の医療機関への紹介・転送について説明する．

(2) エホバの証人すべてが一定の無輸血手術を希望するのではないため，その患者が

VIII．輸血医療に関連した法的規制事項

輸血謝絶 兼 免責証書

＿＿＿＿＿＿＿＿＿＿＿＿＿＿＿＿＿＿＿＿＿病院，ならびに，私＿＿＿＿＿＿＿＿＿＿＿＿＿＿＿＿＿＿＿＿＿の治療を担当してくださる医師および関係者の方々へ：

　　私はエホバの証人の一人であり，自らの真摯な宗教上の信念に基づき，輸血（全血，ならびに血液の主要成分である赤血球，白血球，血小板，血漿）を受け入れません。私は，いかなる状況のもとでも，たとえ医師たちが私の命や健康を保つために不可欠とみなす場合でも輸血を拒否します。この私の決定は，医療に関する自己決定権および信教の自由に基づき保障されています。

　　私は，無血性の増量剤（デキストラン，生理食塩水，リンゲル液，ヘタスターチなど），およびその他の無血性の医療処置は受け入れます。なお，以下に挙げるもののうち，チェックを付けたものについては用いていただくことができます。

　　□ 血液の主要成分の分画を用いた医薬品
　　　　［注記］＿＿＿＿＿＿＿＿＿＿＿＿＿＿＿＿＿＿＿＿＿＿＿＿＿＿＿＿＿＿＿＿＿＿＿＿＿＿＿
　　＿＿＿

　　□ 自己血が関係する医療上の手法（血液の貯蔵［貯血］が伴わないことを条件とする。）
　　　　［注記］＿＿＿＿＿＿＿＿＿＿＿＿＿＿＿＿＿＿＿＿＿＿＿＿＿＿＿＿＿＿＿＿＿＿＿＿＿＿＿
　　＿＿＿

　　また私は，輸血に関係する種々の危険があることも知っております。それで私は，そうした危険を避け，代わりに無血性の代替療法を選択することに伴うと思われるどんな危険をも受け入れます。

　　私は，輸血以外の十分な治療が施されたにもかかわらず，私が輸血を拒否することによって生じるかもしれないいかなる損害に対しても，医師，病院，ならびに病院職員の方々の責任を問うことはありません。この指示は，私の法定代理人，親族，相続人（遺族），遺言執行者に対しても拘束力を有します。また，この指示は，この書面の作成後，私が無意識状態に陥っても法的効力が持続します。

日付：＿＿＿＿＿年＿＿＿月＿＿＿日
　住所：＿＿
　患者：＿＿＿＿＿＿＿＿＿＿＿＿＿＿＿＿＿＿［印］　　　生年月日：＿＿＿＿＿年＿＿＿月＿＿＿日

住所：＿＿＿
立会証人：＿＿＿＿＿＿＿＿＿＿＿＿＿＿＿＿＿［印］　　　患者との関係：＿＿＿＿＿＿＿＿＿＿＿

住所：＿＿＿
立会証人：＿＿＿＿＿＿＿＿＿＿＿＿＿＿＿＿＿［印］　　　患者との関係：＿＿＿＿＿＿＿＿＿＿＿

　　私は，上記患者と話し合った上，その意向を受け入れることにしました。
担 当 医：＿＿＿＿＿＿＿＿＿＿＿＿＿＿＿＿＿［印］　　日付：＿＿＿＿＿年＿＿＿月＿＿＿日
麻酔科医：＿＿＿＿＿＿＿＿＿＿＿＿＿＿＿＿＿［印］　　日付：＿＿＿＿＿年＿＿＿月＿＿＿日

（注記：2部作成し，1部は医療機関が，もう1部は患者が保管する。）　　　　#-1 1/06

図　輸血拒否に伴う免責証書
エホバの証人医療機関連絡委員からの提供（2006年4月11日）

表3 輸血拒否患者における使用の認容・非認容血液製剤

※全般的に使用が認容されない製剤
　　全血
　　赤血球製剤
　　白血球製剤
　　血小板製剤
　　FFP
※個人的に認容または非認容とする製剤
　　アルブミン製剤*
　　グロブリン製剤*
　　凝固因子*
　　血漿抽出ホルモン

＊：リコンビナント製品を除く。エリスロポエチンについては，その量が微量であること，動物の直接な血液成分でないため認容される。

どのような治療を希望するのかを確認する。

　そのひとつが使用可能な血液製剤の確認である。すなわち表3に示すように，a）絶対的に受け入れられない全血，赤血球製剤のような血液製剤，b）生物工学技術により生産されるリコンビナントアルブミンのように一般に受け入れられる製剤，c）ヒト血漿由来アルブミンのように，その患者の判断により受け入れられない製品を確認する。

　自己血液といえども，一度循環系を離れた血液は元の循環系に戻すこと（輸血）ができないのが原則である。しかし①循環系から取り出された血液がただちに再注入，あるいはon-line系で体外循環される場合，②循環系との断絶が一時的であったとしても，装置の限界のため短時間である場合には認容される。このような理由から貯血式自己血輸血は全く使用できない。また，希釈式自己血輸血も完全に循環系から離断される方法は使用できない。しかし，循環系と離断しない手技[5)6)]，あるいは循環系と接続・循環性を保った方法[7)〜9)]では認容される。また，回収式自己血輸血は，体外循環の一部として認容されている。しかし，非洗浄式の回収式自己血輸血の一部には循環性がなく，貯血式の一部とみなされるため受け入れられないものがある。上記の連続希釈式自己血輸血，回収式自己血輸血法は，一般的には受け入れられているが，あくまで個人的見解に基づくものであって，使用にあたっては患者との協議が必要である。ただ，これらの認容された自己血輸血を使用した際の医療保険請求では，輸血をしたこととして保険基金に申請する。そして，輸血をしたことが患者・患者家族に通知される。また，医療機関事務処理上，希釈式自己血輸血（診療報酬算定上では院内採血・輸血に準じる），回収式自己血輸血として患者に通達され，治療費が請求される。そのため，これらの通知・書類での"輸血"が患者・患者家族との合意のうえ，かつ宗教上の信条に反することのない輸血法であることの事前の説明・了解が必要である。

　一方，手術開始前に代用血漿剤を静脈内に投与して循環血液量を増加しておいて出血に対応する"hypervolemic hemodilution"[10)11)]は，単なる代用血漿剤の使用として認容されている。

　（c）エホバの証人患者に対してのリコンビナントエリスロポエチンの使用は，一般に

認容されていて術中・術後での血液希釈に対処するために使用することができる。しかし，このような使用のエリスロポエチンは原則として保険適応外であり，患者の自己負担となることも説明すべきである。現在，自己血輸血でのエリスロポエチンの使用は800ml以上の貯血をする場合に保険適応となっている。戒律上での"循環系との離断"，あるいは"貯血"の解釈に関しては種々の解釈があるので，個々の患者と協議してみる可能性はある。

小児への輸血

小児には輸血に関する裁量能力がない。したがって，その裁量は親権者である親，あるいは代諾権者にゆだねられることになる。小児はその生涯が長く，輸血に伴う合併症が発生し，さらにその後遺症が生じた場合には重大な問題となる。したがって，その際の親権者，代諾権者への説明，ICには，きわめて慎重でなくてはならない。

緊急輸血に伴うO型血液使用，放射線非照射血液使用

（1）緊急手術で血液型検査を行う余裕がない場合，検査用の血液採取ができないような場合，あるいは手元に適合血液を保有していない場合で，赤血球製剤の使用が患者の生命維持に不可欠である状況では，O型，Rh（−）血液を輸血することがある（第IV章参照）。これは緊急避難の一部として行われる手段である。したがって本人，または代諾権者の許可が必要である。さらにO型，Rh（−）血液がなくて，Rh（−）患者にRh（＋）血液を輸血する場合にも，当然許可が必要である。これらの承認に関しては口頭での説明とともに，書面で記録を残さねばならない。さらに患者の意識状態が悪い場合，代諾権者が得られない場合では，事後処置となるが，その説明は十分にしなければならない。

（2）現在，日本赤十字社から供給される血液はすべて放射線照射されたものであって，輸血性移植片対宿主病（graft-versus-host disease：GVHD）の発生が予防されている。しかし，血液センターからの供給が間に合わないような場合で院内採血を行い，これを輸血する際には設備的に，あるいは時間的に放射線非照射血液の輸血の必要性，それに伴う合併症について説明し，了解を得なければならない。

院内採血に伴う検査の限界

院内採血に関しては，すでに昭和62年（1987年）に医療機関における輸血用血液の院内採血に関する規定が交付されている。これは，院内採血された血液を輸血に使用する場合には感染性病原体検査，GVHDに対する十分な処置が行われ難いことによる。しかし，そのような院内採血血液を使用せざるをえない状況を勘案すると，全面的にこれを

禁止することができない。そのため患者，または代諾権者に対して院内採血血液使用の必要性を説明することと，その説明についての承諾書の収得が必要である。

医師の守秘保持義務と個人情報保護法

　医師，看護師などがその職責遂行上で知りえた他人の情報・秘密は他人に漏洩してはならないことは，刑法第134条の医師の守秘保持義務として厳重に規制されている―注4。さらに平成17年（2005年）4月には，個人情報保護法が制定されている。

　医師は裁判に証人として喚問され，証言を行うことが義務付けられているが，特定な場合には刑事訴訟法で証言を拒むこともできる。これは医師の守秘義務に対する信頼を担保とすると同時に，患者のプライバシーを保護するためのものである。上記の特定な場合については，それぞれの条件が整っている必要性があり，専門の弁護士との相談が必要である。

　また，個人情報についても裁判所からの情報開示を求められた場合には，明らかにしなければならない。また，他の医療機関へ紹介するために患者情報をその医療機関に提供する場合がある。しかし，この後者の場合には，あらかじめ患者にその旨を伝えておくことが望ましい。

　一方，患者からの要請に応じて，その患者情報を本人に開示しなければならないことも義務付けられている。輸血を行うために，あるいは行ったために知りえた種々の患者情報の保持義務と開示の義務とを，適切に区別して対処しなければならない。

　注4："秘密"とは他人に知られていないことで，患者が公にしたくないこと，あるいはそれを他人が知ることにより患者本人が不利となること，患者が医師に対して他言禁止と述べたことなどである。さらに患者自身が知られていないことを他人が知ることで，患者本人がなんらかの不利益をこうむる場合のことがらが該当する[12]。また"漏洩"とは患者の秘密を第三者に知らせることであるが，①本人が承諾している場合，②法令により届け出義務のある場合，③その行為により第三者の利益が大きく守られる場合には漏洩には該当しない。ただ，この③に関してはきわめて微妙なものがあり，患者本人の承諾を得ることが望ましい。

輸血医療に関連する法規

　以上，輸血医療において一般に必要な法的関連事項について述べてきたが，輸血療法に関係する法規はこれら以外にも数多くあり，その一部を表4に列挙した。これらの中で追加説明すべきものとして，医薬品副作用被害救済・研究振興調査機構法が含まれる。これは医薬品（輸血用血液製剤は医薬品として取り扱われる）の副作用・合併症により疾病，傷害，死亡などが発生した際の患者救済のために設けられたものである。また，安全な血液製剤の安定供給の確保等に関する法律（いわゆる血液新法）は，業としてヒ

表4 輸血医療に関連する法律，法規

1. 基本法
   1) 日本国憲法（昭和21年）
      　　第13条　医療における自己決定権
      　　第25条　健康な生活を営む権利
   2) 民法（明治29年）
      　　第415条　債務不履行による損害賠償責任
      　　　　　　　製造物責任（PL）法（平成7年）
      　　第818条　親権者
   3) 刑法（明治40年）
      　　第134条　秘密漏洩
      　　第160条　虚偽診断書作成
      　　第211条　業務上過失致死傷等
2. 医療関連法規
   1) 医療法
      　　第72条　秘密漏示の罰則（昭和23年）
      (1) 医療法施行規則（昭和23年）
      　　　第24-30条　診療用放射線の保護
      (2) 医療機関等におけるAIDS感染の防止（昭和62年）
      (3) 医療機関における輸血用血液の院内採血（昭和62年）
   2) 医療従事者に関する法律
      (1) 医師法・歯科医師法（昭和23年）
      (2) 薬剤師法（昭和35年）
      (3) 保健婦助産婦看護婦法（昭和23年）
      (4) 臨床検査技師・衛生保健技師等に関する法律（昭和33年）
   3) 改定薬事法
      (1) 医薬品副作用被害救済・研究振興調査機構法（昭和54年）
      (2) 生物由来製品の特例（平成14年）
      (3) 安全な血液製剤の安定供給の確保等に関する法律－血液新法（平成14年）
   4) 献血制度に関する閣議決定（昭和39年）
   5) 民間商業血液銀行による買血制度廃止通達（昭和44年）
   6) 血液製剤使用の適正化（昭和61年）
   7) 輸血療法の実施に関する指針及び血液製剤の使用指針（平成11年）
   8) 輸血療法の実施に関する指針及び血液製剤の使用指針（平成17年）

（坂本久浩. 輸血と法規. 日本輸血学会認定医制度審議会カリキュラム委員会編. 日本輸血学会認定医制度指定カリキュラム. 東京: 日本輸血学会; 2005. p.303-5より一部改変引用）

トから採血することを規制するものである．医療機関で輸血のために院内採血，自己血輸血貯血を行う，あるいは研究─注5，検査のために採血することは，この法律には該当しない．上述のように輸血用血液，あるいは血液製剤は医薬品として取り扱われる．そのため民法第415条　債務不履行による損害賠償責任の一部としての製造物責任（PL）法〔平成7年（1995年）7月発令〕が適応される．

　注5：研究目的の採血は，上記の血液新法に抵触しない．しかし，倫理的な側面から所属する医療機関の倫理委員会への届出，許可が必要なことがある．

■参考文献

1) 星　順隆. 輸血同意書使用状況に関するアンケート調査結果. 輸血関連情報事業平成9年度報告書（班長: 松田　保）. 1997. p.12-24.
2) 高折益彦. エホバの証人を対象とした説明と合意. 外科治療 1997; 76: 61-7.
3) 樋口富士男, 井上明生, 森田辰夫ほか. 「エホバの証人」に対する整形外科手術. 臨整外 1993; 28: 1389-95.
4) Ariga T, Hayasaki S. Medical legal and ethical considerations concerning choice of bloodless medicine by Jehovah's witnesses. Legal Med 2003; 5: S72-5.
5) 高折益彦. 希釈式自己血輸血. 高折益彦編著. 自己血輸血. 東京: 克誠堂出版; 1991. p.101.
6) 坂本久浩, 中田浩一, 大川眞治ほか. エホバの証人患者に対する持続貯血式輸血セットの工夫. 自己血輸血 1994; 7: 17-9.
7) Khine HH, Naidu R, Cowell H, et al. A method of blood conservation in Jehovah's witnesses: Incirculation diversion and refusion. Anesth Analg 1978; 57: 279-80.
8) 高折益彦, 福井　明, 木村健一ほか. 連続希釈式自己血輸血新回路の提案. 自己血輸血 1996; 9: 82-5.
9) 西坂利行, 遠藤雄司, 藤田隆史ほか. 持続循環式自己血輸血の新しい試み. 自己血輸血 1995; 8: 72-6.
10) Trouwborst A, Hagenouw RRPM, Jeekel J, et al. Hypervolaemic haemodilution in an anaemic Jehovah's witness. Br J Anaesth 1990; 64: 646-8.
11) Mielke LL, Entholzner EK, Kling M. Preoperative acute hypervolemic hemodilution with hydroxyethylstarch: An alternative to acute nomovolemic hemodilution? Anesth Analg 1997; 84: 26-30.
12) 吉岡尚文. プライバシーの保護. 日本輸血学会認定医制度審議会カリキュラム委員会編. 日本輸血学会認定医制度指定カリキュラム. 東京: 日本輸血学会; 2005. p.308-10.

IX

輸血に関連する歴史的事項

文献的確証が十分に得られない時代の事項

1665年Lower Rは，イヌの頸動脈と他のイヌの頸静脈とを銀管で接続して，輸血を行ったといわれる[1]。また，パリー科学アカデミーのWren，Boyle，Wilkinsらは開発した注射器の原型を用いて輸血したともいわれる[2]。1667年にDenys JBがヒトにヒツジの血液を注入したといわれる。さらに1775年には，Physick Rにより，人間の血液を他の人間に輸血することが行われたといわれる[2]。

文献的確証が得られている歴史的事項

文献的確証が得られている記録は，ロンドンの産婦人科医Blundell[3]が供血者から少しずつ採血しては受血者に輸血したのが最初のものである。彼は輸血用のポンプも考案しているが，抗凝固薬を用いることを知らなかった。Highmore[4]は，Hangginson's syringeを考案し，脱線維化した血液を用いることを提唱した。

輸血医療の進歩のうえで第一歩となったことは血液の採血法であり，保存法である。その第一が抗凝固薬の使用である。血液の凝固を防ぐために，Miller[5]が，燐酸Na液を使用しているが，その後30年経ってからHustin[6]がクエン酸Naを用いることを提案した。これにより直接輸血ではなく間接輸血法が確立された。これを利用してRobertson[7]は，本国で集めた輸血用血液を野戦病院に輸送して，戦場での治療に用いた。第二の重要な発見は，低温保存法である。それまで数日以内に使用されていた血液を4℃の温度下に管理して，より長期間保存することがFantus[8]により行われるようになった。これにより彼は，Chicago Cook County Hospital内に血液銀行を設立した。さらにLoutitら[9]は，保存期間をより延長するために，血液にブドウ糖とクエン酸を添加した。これにより採血後21日間保存した血液でも，その輸血後の赤血球の生存率を80％以上とすることができた。保存期間をさらに延長する方法が，1950年にSmith[10]によって開発された。すなわち，赤血球の凍結保存法である。一般に赤血球をそのまま凍結すると，解凍とともに溶血するものであるが，彼はクエン酸-クエン酸塩-ブドウ糖（acid-citrate-dextrose：ACD）血にグリセリンを添加して凍結し，これを解凍した場合にも溶血が生じないことを発見した。そしてMollisonら[11]は，解凍した血液を輸血することに成功した。

次の進歩となったのが，血液型の発見である。前述したように，1775年にPhysickはヒトとヒトとの輸血を行っているが，その半数以上に即時型の溶血性輸血反応で死亡する事故が生じていたといわれる。そのため以後は，輸血は危険であるとされてきた。しかしながら，1900年にLandsteiner[12]が赤血球に独特の型があることを認め，A・B・O型と命名した[13]。さらに血清には，それらに対しての特異な抗体が存在することも認めた。そして血液型の適合性から安全な輸血の可能性を示した。さらにその後1940年にはLandsteinerら[14]がRh型を発見し，血液型不適合による事故を減じることに貢献した。そして1945年以後には，Lutheran，Lewis，Kellなどの研究者によって，多くの血液型が

次々と発見された[15]。これらの発見により，輸血に伴う免疫的合併症，特に溶血性輸血反応が防げる状態になった。

　輸血に伴う感染症の防止も，輸血医療発展の歴史のうえで重要である。遠山[15]によると，Woolseyが1911年に輸血に伴うマラリア感染症例を，Fordyceが1915年に輸血に伴う梅毒感染症の第1例を報告したという。輸血後肝炎については，1943年にBeesonによる報告が第1号であるといわれる。マラリヤ感染はまれではあるが，現在でも発生している。一方，梅毒感染は採血時の検査を行うことにより病原体が認められる血液を輸血から排除し，さらに4℃で24時間以上保存することにより病原体の生存力と感染能力がなくなり[16]，現在では梅毒感染は皆無の状態になっている。一方，輸血性肝炎は，わが国で買血制度が廃止されるまで，その発生率は18％程度であった。しかし，その後の検査方法の発達，すなわち第一段階として抗体検査が開発され，第二段階として抗原検査（nucleic acid amplification test：NAT）が開発されたことによって発症率は激減した。また1981年ごろから，輸血性エイズ（acquired immunodeficiency syndrome：AIDS）感染の問題も生じた。しかしこれもNAT検査の導入に伴い，肝炎同様にきわめてまれなものとなっている[17]。

　歴史的にもっとも広く，かつ早く臨床に取り入れられた輸血法は，自己血輸血法である。しかも，それは回収式自己血輸血であった。すなわち，1885年にMiller[5]が股関節切断手術に使用している。そして1970年にKlebanoff[18]がautotransfusion system（ATS-100®）を開発，さらに1976年にはGilcher，Orr[19]によって連続回収・洗浄式の装置（Cell Saver®）が開発され，改良が重ねられて現在も使用されている。貯血式自己血輸血は，1921年にGrant[20]により脳外科手術の際に始められた。わが国では，吉野ら[21]によって1966年に行われた。希釈式自己血輸血は，1975年にMessmer[22]によりドイツにおいて，わが国では高折[23]によって始められた。

　わが国の献血制度は昭和38年（1963年）に始まっているが，現今の少子・高齢化に伴い輸血用血液の確保が困難となってきている。そして，将来的には危機的状態が到来するのではないかと危惧されている[24]。献血以外の輸血用血液の確保として，死体血液の利用は一法と考えられる。本法は1930年当時のソビエト連邦のYudin[25]によって行われた。そして，その後アメリカ合衆国にも導入されたが，血液提供者の選択，操作の煩雑さから衰退して，現代では行われていない。ただ酸素運搬体としてのヘモグロビン（hemoglobin：Hb）の供給源としての利用は考えられる。

　血液代替物の開発は，旧ミドリ十字が1978年に"Fluosol DA®"を作製して臨床治験を行ったのが始まりである。この製品は米国では市販され，冠動脈造影に使用されたが，今世紀になって販売は停止された。これに代わり1970年から各種Hb型酸素運搬体の開発が開始され，1990年後半には新規開発のperfluorochemocal（PFC）型酸素運搬体とともに，海外において臨床治験が行われた。しかし，その有効性，安全性の問題点から，いまだ臨床使用には至っていない。わが国においては，早稲田大学が中心になって開発が進められてきたHb型酸素運搬体（細胞型人工酸素運搬体）の治験が2008年から行われるように計画されている。また，完全合成系を用いた人工酸素運搬体の開発も進められている[26][27]。人工酸素運搬体，すなわち人工赤血球のみならず人工血小板の開発も進めら

れている[28]。これに対して生物工学技術（biotechnology）を用いたアルブミン，凝固因子Ⅶ・Ⅷは生産されている。また，Hbの生産も可能であり，生産効率の向上とともに工業生産化の可能性が期待されている。以上の輸血に関係する歴史事項は，年代順に 表 に提示した。

表　輸血に関する年表
1665年………Lower　頸動脈・頸静脈間でのイヌ同士の輸血
1667年………Denys　ヒツジの血液のヒトへの輸血
1775年………Physick　ヒト同士での輸血？
1827年………Blundell　ヒト同士での輸血に成功
1884年………Highmore　脱線維化血液の輸血の提案
1885年………Miller　股関節離断手術に燐酸Naによる抗凝固血液での回収式自己血輸血を施行
1900年………Landsteiner　血液A・B・O型の発表
1901年………De Castello, Strurli　AB型の発見
1910年………Moss　血液型不適合併症の発表
1911年………Woolsey　輸血によるマラリア感染の報告
1914年………Hustin　抗凝固薬クエン酸Naの開発
1918年………Robertson　遠隔地へ輸送された血液での輸血
1933年………Yudin　死体血液の輸血を施行
1937年………Fantus　世界初の血液銀行設立（Chicago）
1940年………Wiener, Levine　Rh型D抗原発見
1941年………Turner　4℃，72時間での梅毒原虫の不活化発表
1943年………Loutit　ACD保存液開発 Beeson　輸血性肝炎の報告
1950年………Smith　赤血球冷凍保存法の開発
1952年………日本赤十字，民間血液銀行発足
1954年………Dausset　白血球型（HLA）の発見
1959年………van Loghem　血小板抗原の発見
1964年………わが国における献血制度の発足
1975年………Messmer　希釈式自己血輸血の導入
1978年………Orr　回収式自己血輸血のためのCell Saver®の開発

■参考文献
1) 遠山　博. 輸血の発展史と現況. 日本輸血学会認定医制度審議カリキュラム委員会編. 日本輸血学会認定医制度指定カリキュラム. 東京: 日本輸血学会; 2003. p.11-7.
2) 高折益彦. 輸血の歴史. 高折益彦編著. 輸液・輸血学を学ぶために. 東京: 金原出版; 1992. p.157-8.
3) Blundell J. Successful case of transfusion. Lancet 1827-1829; 1: 431-2.
4) Highmore W. Overlooked source of blood-supply for transfusion in post-partum haemorrhage: Suggested by recent fatal case. Lancet 1874; 1: 89.
5) Miller AG. Ⅲ-Case of amputation at hip-joint, in which re-injection of blood was performed, and rapid recovery took place. Edinburgh Med J 1885; 31: 721-2.
6) Hustin A. Principle d'une nouvelle methode de transfusion muqueuse. J Med Brux 1914; 2: 436.
7) Robertson OH. Transfusion with preserved red blood cells. Br Med J 1918; 1: 691-3.

8) Fantus B. The therapy of the Cook County Hospital. JAMA 1937; 109: 128-31.
9) Loutit JF, Mollison PL. Advantages of a disodium-citrate-glucose mixture as a blood preservative. Br Med J 1943; 2: 744.
10) Smith AU. Prevention of haemolysis during frreezing and thawing of red blood cells. Lancet 1950; 2: 910-1.
11) Mollison PL, Sloviter HA. Successful transfusion of previously frozen human red cells. Lancet 1951; 2: 862-4.
12) Landsteiner K. Zur Kenntnis der antifermentativen, lytischen und agglutinierenden Wirkungen des Blutserums und der lymphe. Zbl Bakt 1900; 27: 357.
13) Landsteiner K. Über Agglutinationserscheinungen normalen menschlichen Blutes. Wien Klin Wschr 1901; 14: 1132-4.
14) Landsteiner K, Wiener AS. An agglutinable factor in human blood recognizable by immune sera for Rhesus blood. Proc Soc Exp Biol 1940; 43: 223.
15) 遠山　博. 輸血の過去, 現在そして未来. 日輸学誌 2003; 臨時増刊号: 97-119.
16) Boch O. Loss of trepanema pallidum in citrate blood 5℃. Bull Johns Hopk Hosp 1941; 68: 412-9.
17) AuBuchon JP, Birkmeyer JD, Busch MP. Safety of the blood supply in the United States: Opportunities and controversies. Ann Intern Med 1997; 127: 904-9.
18) Klebanoff G. Early clinical experience with a disposable unit for the intraoperative salvage and reinfusion of blood loss（intra-operative autotransfusion）. Am J Surg 1970; 120: 718-22.
19) Gilcher RO, Orr M. Intraoperative autotransfusion. Haemonetics Proc Advanc Component Semin 1976.
20) Grant FC. Autotransfusion. Ann Surg 1921; 74: 253-4.
21) 吉野豊明, 萩原州吉, 遠山　博. 自家輸血による手術について. 手術 1966; 20: 197-204.
22) Messmer K. Hemodilution. Surg Clin North Am 1975; 55: 659-78.
23) 酒井資之, 中条信義, 高折益彦. 血液希釈性自己血輸血に関する臨床的研究. 臨床麻酔 1979; 3: 422-6.
24) 渡辺嘉久, 髙橋孝喜, 掛川祐通ほか. 日本の将来推計人口をもとにした今後30年間の輸血用血液之需要予測. 日輸学誌 1998; 44: 328-35.
25) Yudin SS. Transfusion of cadaver blood. JAMA 1936; 106: 997-1000.
26) Tsuchida E. Liposome-embedded-iron-porphyrins as an artificial oxygen carrier. Ann NY Acad Sci 1985; 19: 429-42.
27) Komatsu T, Tsuchida E, Kobayashi K. Oxygen-transport albumin: A new hemoprotein incorporating lipidhemes as a red cell substitute. In: Tsuchida E, editor. Blood Substitutes—Present and Future Perspectives. Amsterdam: Elsevier; 1998. p.315-26.
28) 岡村陽介, 藤枝俊宣, 半田　誠ほか. 血小板代替物の開発の現状. 人工血液 2005; 13: 155-60.

索引

太文字で提示した頁数は，語句の解釈，説明などの主な頁に相当する。

和文

あ

アカゲザル 54
亜型 51
亜急性（中間型：intermediate type）血管内溶血反応 ...**110**
アクシデント 108
悪性腫瘍細胞混入 179
悪性腫瘍治療 **97**, 201
悪性腫瘍摘出手術 179
悪性腫瘍の再発・転移 139
アグリガード® 93
アスピリン性血小板機能不全
.... 44
アセチルトリプトファンNa ... 36
アデニン 11
アデノシン三リン酸 11
アナフィラキシー反応 ...35, 65, 109, **111**
アプロチニン 82, 181
アルカリ化剤 143
アルカローシス 145
アルドステロン 144
アルブミン **36**, 65, 145
── 合成阻害 40
── 重合体 203
── 製剤 **36**, 77
── 製剤使用適応 37
── 製剤製造 36
── 製剤投与に伴うアナフィラキシー反応 39
── 製剤投与に伴うアレルギー反応 39

── 製剤不適切使用 38
── ヘム 199
── マクロスフェア 203
── ミクロカプセル 203
アレルギー反応 ...173, 35, 66, **111**
アロステリック効果 190, 201
アンスロビンP® 40, 42
安全な血液製剤の安定供給の確保等に関する法律 220
アンチトロンビン欠乏症 34
アンチトロンビンIII **40**
アンチトロンビン濃縮製剤 ...34, 42

い

イオン化Ca 94
イオン交換樹脂 144
── 処理人免疫グロブリン
.... 43
異型CJD 123
異型輸血 108
異型リンパ球 127
意識消失 110, 111
意識喪失患者 216
医師の守秘保持義務 **220**
異種血輸血 4
移植片対宿主病 13, 64, **116**
胃組織酸素代謝 195
一時的血圧上昇 133
胃腸障害 117
一酸化炭素結合体 190
一酸化窒素 189
一般血液検査 172
遺伝子干渉型 56
遺伝子座 55

イノシン 146, 147
イムガードIII-RC® 93
医薬品副作用被害救済・研究振興調査機構法 **220**
医療経済的負担の軽減 168
医療における自己決定権 **212**
医療費 168
医療倫理 215
違和感 111
インシデント 108
インスリン依存性糖尿病 64
インスリン様成長因子 179
インターフェロン 126
インターロイキン 138
咽頭炎 128
インドシアニングリーン 95
インドメタシン 59
院内採血 5, **80**, 219
── 輸血 6
インヒビター製剤抗体迂回活性複合体 42
インフォームドコンセント 5, 80, 172, 212
── の取得 89
インフルエンザ様症状 ...126, 195

う

ウイルスRNA 128
ウイルス感染 60
── 症 **124**
── 予防 43
ウイルス検査 16
ウイルス抗体検出時期 125
ウィンドウ期間 31, 125
ウエストナイルウイルス **128**

索引

ヴェノグロブリン-IH® ... 43
ウシアルブミン ... 56
ウシ Hb ... 188, 189
うら試験 ... **53**

え

液状換気 ... 195, 201
液体窒素 ... 44
エチレングリコール ... 41
エチレンジアミン四酢酸 ... 11
エプスタイン・バーウイルス
　... 127
エホバの証人 ... **215**
エマルジョン ... 189, 193
　——粒子 ... 194
エリスロポエチン ... **173**
　——産生 ... 169
エルシニア菌 ... 15, **128**
炎症反応助長 ... 139
エンドセリン ... 192
エンドトキシン ... 178
エンベロープ ... 126

お

黄色ブドウ球菌 ... 137
黄疸 ... 110, 111, 126, 130, 168
嘔吐 ... 110, 111
小川の式 ... 23, 95
悪寒 ... 130, 137
　——戦慄 ... 96
悪心 ... 110, 125
汚染血液 ... 16, **135**, 170
おもて試験 ... **53**
　——とうら試験での不一致
　... 53
温水浸漬式血液加温装置 ... 94

か

ガーゼパック ... 83
加圧急速輸血 ... 135
回収式自己血輸血 ... 167, 169, **176**, 218, 226
　——操作 ... 177
——の適応，禁忌 ... 178
外傷 ... 128
——時回収式自己血輸血 ... 176
咳嗽 ... 133
回転ボール ... 177
解糖系 ... 143
解凍赤血球濃厚液 ... 15, 16
蛙跳び法 ... 172
核黄疸 ... 56
核酸増幅検査 ... 124
過剰貯血 ... 170
可塑剤 ... 13
カタラーゼ ... 190
家畜防疫 ... 129
活性型プロテインC濃縮製剤
　... 34
活性化部分トロンボプラスチン
　時間 ... 33, 142
活動性の低下 ... 87
カテコラミン放出 ... 96
加熱ウイルス不活性化 ... 126
加熱人血漿たん白 ... 36, 39
カプリル酸Na ... 36
カポジ肉腫 ... 126
鎌状赤血球症 ... 149, 188, 195
カラ・アザール症 ... 130
カラムビーズ法 ... 53
カリニ肺炎 ... 126
顆粒球-マクロファージコロニ
　ー刺激因子 ... 187
顆粒球減少 ... 97
顆粒球コロニー刺激因子 ... 97, 187
顆粒球輸血 ... **97**
川崎病急性期 ... 43
川澄化学KPF-4® ... 144
肝炎 ... **124**, 127
　——症状 ... 128
肝機能障害 ... 145
眼球後部手術 ... 28
還元酵素 ... 192
肝硬変 ... 37
癌再発 ... 113

ガンシクロビル ... 127
カンジダ症 ... 126
間質性肺炎 ... 127
患者確認 ... 75
患者観察 ... 75
患者監視 ... 95
患者生命の維持 ... 80
患者取り違え事故 ... 170
患者の裁量権 ... 216
患者のプライバシー ... 220
患者への説明と同意 ... 212
患者本人への利益・貢献 ... 167
肝腫脹 ... 126
肝障害 ... 33, 117
緩衝能 ... 143
緩徐凍結法 ... 44
乾性加温式装置 ... 94
関節炎 ... 127
間接グロブリン法 ... 62
間接蛍光抗体法 ... 126
間接輸血法 ... 6, 225
感染症検査 ... **14**, 172
感染症情報の提供 ... 215
感染症保有者自己血 ... 172
感染性因子 ... 211
完全閉鎖回路 ... 17
感染免疫 ... 113
感染力 ... 129
乾燥スルホ化人免疫グロブリン
　... 43
肝臓肥大 ... 130
癌転移 ... 113
含糖晶質液 ... 76
冠動脈疾患 ... 20
肝不全 ... 126
ガンマガード® ... 43
ガンマ・ベニンP® ... 43
癌免疫 ... 113
寒冷凝集素 ... 57

き

希釈式自己血輸血 ... **174**, 195, 218, 226

──絶対適応	175	
──での採血	175	
──での保存	175	
──での輸血	175	
──の利点と欠点	176	
技術的な過誤	**105**	
規則抗体	51	
期待アルブミン値上昇濃度	39	
期待Hb上昇値	22	
機能的細胞外液量	88	
気分不良	95	
気泡感知装置	94	
逆転写ポリメラーゼ連鎖反応	128	
救急医療	201	
救急蘇生処置	112	
急性（即時型）血管内溶血反応	**109**	
急性出血	79	
急性腎不全	110	
急性赤芽球癆	127	
急性貧血	86	
急速・大量出血	14, 169	
急速・大量輸血	29, **84**, 134, 143, 145, 150	
急速凍結法	44	
急速心筋虚血	134	
急速輸血	**83**, 96, 169	
──器	84, 94	
凝血塊強度	33, 78	
凝固因子活性変化	142	
凝固因子血漿最低活性濃度	34	
凝固因子製剤	41	
──一覧表	42	
凝固因子半減期	34	
凝固阻害因子欠乏	34	
胸内苦悶	95, 110	
胸部びまん性の陰影	121	
拒絶反応	64	
ギラン・バレー症候群	43	
記録保管義務	**215**	
緊急手術	34	
緊急輸血	79, 106	

金属製穿刺（留置）針	91	
筋注用グロブリン-Wf®	43	
筋肉痛	128, 129, 130	
筋力低下	128	

く

空気感知センサー	84	
空気栓塞	**134**	
空中落下細菌	179	
クームス血清	62	
クエン酸	143	
──-クエン酸塩-ブドウ糖液	11	
── Na	11, 225	
── Na液	177	
──塩-リン酸-ブドウ糖液	11	
──中毒	35, **144**	
駆血帯装着	133	
クマリン系薬剤	34	
クリオプレシピテート	33, 78, 180	
クリスマシン-M®	42	
グリセロール	41	
クルーズトリパノソーマ	130	
グルコン酸カルシウム	145	
グルタールアルデヒド	188	
グルタチオン還元酵素	192	
クロイツフェルト・ヤコブ病	123	
クロスエイトM®	42	
グロブリン製剤	41	
クロロキン	119	

け

経胎盤出血	62	
経妊婦	62	
頸部リンパ腺腫脹	128	
痙攣	110, 145	
劇症型	126	
血圧上昇	174	
血圧低下	111, 137	
血液一般検査	71	

血液加温装置	94	
血液量過剰状態	83	
血液型自動分析機	56	
血液型二重判定	107	
血液型の確認	75	
血液型の再検査確認	84	
血液型の発見	225	
血液型判定	172	
──の誤り	80, 105	
血液型不適合	108	
血液緩衝能	143	
血液希釈	20, 73	
──限界	76, 174	
──に伴う臓器血流量変化	22	
血液供給源	4	
血液凝固・止血機能	96	
血液凝固機能障害	134	
血液銀行	225	
血液酸塩基緩衝作用	21	
血液酸素運搬能改善	80	
血液新法	**220**	
血液製剤1単位	11	
血液製剤使用手順	78	
血液製剤中白血球数	13	
血液製剤投与に伴う副作用発生率	24	
血液製剤の一元管理	215	
血液製剤の作製，製造，保存に伴う合併症	**135**	
血液製剤の適正使用	**215**	
血液製造番号の記録	75	
血液成分の比重	17	
血液センター保有輸血用血液の充足	169	
血液量増量自己血輸血	176	
血液中滞留時間	192	
血液中ヒスタミン濃度の上昇	39	
血液中ビリルビン値	111	
血液貯蔵容器	177	
血液提供者からの直接採取	89	
血液透析	37, 110	

索引

血液粘度 20
血液の過度の加温 135
血液の臓器内分布 83
血液法 212
血液保存時間 115, 151
血液濾過フィルタ 135
血縁関係者 116
血管外脱水 79
血管外溶血 60
　　──反応 **111**, 168
　　──反応の症状と転帰 111
血管外漏出 201
血管拡張薬 133
血管内液量 79
血管内皮細胞傷害 110
血管内皮細胞増殖因子 ... 179, 143
血管内溶血 60
　　──反応 108
血管部灼熱感 110
血管浮腫 111
血管部蒼白化 110
血管部発赤 110
血管平滑筋収縮 201
血管壁刺激性 92
血管迷走神経反射 172, **173**
血球貪食現象 118
血漿因子欠乏 34
血漿交換 35
血漿膠質浸透圧の維持 20
血漿中遊離Hb 40
血漿内の補体の活性 109
血小板 199
　　──回収率 29
　　──型不適合 168
　　──機能 25
　　──減少 195
　　──減少症 203, 204, 117
　　──減少と出血傾向 28
　　──抗原 30, **64**, 65
　　──固有の型 64
　　──収縮度 26
　　──数 96, 142
　　──製剤 **23**, 128

──製剤使用適応 28
──製剤製造 25
──製剤投与速度 30
──製剤の種類 23
──製剤保存 25
──生存率 25
──濃厚液 24
──濃縮血漿 137, 138
──の使用 77, 85
──の変形 26
──糊 179
──崩壊物 25, **146**
──保存時間と収縮能 27
──保存時間と変形能 27
──保存中温度 25
──保存容器 25
──輸血 4, 89
──輸血セット 30, 93
──輸血不応 25, 29, 64
──由来増殖因子 179
血清アルブミン値改善目標 39
血清型 65
血清K値上昇に対する耐容性
　　.. 90
血清GOT 125
血清蛋白抗原 65
血清蛋白との免疫反応 16
血清中K濃度の上昇 117
血栓症 174, 175
　　──血小板減少症 28
　　──血小板減少症紫斑病 34
　　──静脈炎 91, 92
血友病A 42
下痢 128, 137
献血ヴェノグロブリン-IH® ... 43
献血グロベニン-I® 43
献血時気分不良 71
献血制度 226
献血ベニロン-I® 43
検査費用の節減 169
顕性梅毒 129
原虫感染症 129

こ

抗ICAM-1抗体 119
抗α2-マクログロブリン抗体
　　.. 113
抗HLA抗体 111
抗A抗体 51
好塩基球 139
好塩基細胞 112
抗癌薬 179
交換輸血 7
抗凝固液 **11**
口腔内細菌 128
抗グロブリン血清 56
抗グロブリン抗体 62
抗グロブリン試薬 62, 63
高K血症 88, 96, 110, **143**
抗血漿蛋白抗体検出数 66, 113
抗血小板抗体 111
抗血清蛋白抗体 111
抗原検査 226
抗原量 125
交差試験 **74**, 168, 173
　　──の誤り 105
　　──副試験の意義 74
　　──陽性の解釈 74
交差適合試験 62
　　──の意義 63
　　──法 63
抗CMV抗体高力価ヒト免疫グ
　　ロブリン製剤 127
抗CD3抗体 119
抗C4抗体 113
膠質液 79
膠質浸透圧 **37**, 199
口唇のしびれ 145
合成血 15, 16
厚生省指針 20
合成ヘム 199
厚生労働省血小板輸血指針 28
抗セルロプラスミン抗体 113
抗線維素溶解 82
酵素抗体法 126

抗体検査	124, 226	
抗体産生	168	
高張食塩液	82	
硬直性脊椎炎	64	
抗D-γグロブリン	56	
後天性免疫不全症候群	126	
口頭指示の禁止	107	
抗トロンビン製剤	42	
紅斑	111, 117	
抗B抗体	51	
抗ヒスタミン薬	112	
抗プロテインS抗体	113	
硬膜外麻酔	28	
高齢者	116	
——への輸血	**90**	
コージネイト®	42	
呼吸困難	87, 110, 111, 121, 137, 145	
国際標準率	33	
黒人形質	57	
個人情報保護法	220	
国家・社会的貢献	167, 169	
骨格筋酸素代謝	195	
骨髄移植	64	
——後GVHD	116	
骨髄穿刺	29	
骨髄内輸血	7	
骨髄無形成	118	
骨組織間腔部位充填	179	
コバルト・ヒスチジン錯体	187	
コロニー刺激因子	187	
コンクファクトF	42	
コンピュータクロスマッチ	**63**, 108	

さ

災害時での血液確保	170
細菌汚染化学発光法検査	138
細菌汚染血液	112, 179
細菌汚染血小板	137
細菌汚染検査キット	138
細菌汚染炭酸ガス，酸素分圧測定	138
細菌汚染ブドウ糖濃度検査	138
細菌汚染pH測定	138
細菌感染症	**128**
細菌検査陽性数	136
細菌検出率	136
採血部皮膚消毒	172
最大手術血液準備量	**71**
サイトカイン産生	**138**
サイトメガロウイルス陰性血液製剤	90
サイトメガロウイルス感染	90
細胞外凍害保護薬	41
細胞型・非細胞型人工酸素運搬体	190
細胞型酸素運搬体粒子	189
細胞型人工酸素運搬体	188, 190
細胞性免疫機能	190
細胞内凍害保護薬	**41**
細胞膜保護	41
細胞免疫系	192
裁量能力	219
左心房圧	95
嗄声	129
サルモネラ症	128
サングロポール®	43
酸素解離曲線	196
酸素拡散係数	20
酸素含有量	193
酸素負債	83
3連バッグ	16

し

歯科治療	128
色調チェック	137
シクロスポリン	118
止血機能	174
——検査	71
止血剤	**82**
試験管法	53
自己クリオプレシピテート	180
自己血採血	172
自己血漿	180
自己血小板	**179**
自己血専用保冷庫	172
自己血の利用	86
自己血保存管理	172
自己血輸血	4, 86, 113, 114, 119, **167**, 215
——：採血及び保管管理マニュアル	172
——適応症例	172, 174
——の意義	167
——の種類	171
——の問題点	170
——の利点	167
——法の比較	171
自己血用区画	172
自己造血機能刺激	169
自己トロンビン	181
自己フィブリン糊	180
自己溶血性貧血	40
四肢浮腫	133
自然抗体	51, 60
死体血液輸血	226
指定献血者	5
指定献血制度	5
シバリング	96
市販フィブリン糊	181
脂肪代謝系	192
事務管理上の過誤	106
ジメチルスルホキシド	41
シャーガス病	**130**, 168
瀉血	133
周期性呼吸	87
宗教上の輸血拒否	170, 178, 215
重合ウシアルブミン	62, 63
重症感染症	43, 97
重症筋無力症	64
主試験	**63**
手術後感染症	114
手術出血量の削減	170
手術術者の意識改革	170
手術前輸血	74
出血傾向	89, **141**, 199
出血血液の重量測定	133
出血時間	174

出血性ショック	79	
出血に対する膠質液の使用	76	
出血に対する晶質液の使用	76	
出血に対する赤血球製剤の使用	76	
出血量	81	
——とショック症状	132	
——評価	131	
術後回収式自己血輸血	176	
術後紅皮症	116	
術中回収式自己血輸血	176	
腫瘍細胞播種	179	
主要組織適合複合体	63	
循環系血流シャント	174	
循環血液量	22, **95**	
——過多	**133**	
——減少	**131**	
——調節不全	131	
——の維持	79	
——増加	39	
準緊急手術	175	
準備血液量	73	
消化液	178	
消化管系症状	195	
消化器外科領域	180	
晶質液	79	
——大量使用	38	
焦性ブドウ酸	146	
小児・新生児用の輸血ガイドライン	86	
小児への輸血	219	
上腹部重圧感	125	
情報開示	220	
静脈炎	133	
——発生に関与する因子	92	
静脈カテーテル	92	
静脈系鬱血	134	
静脈切開	91	
静脈内薬物投与	175	
静脈内輸血	6	
静脈怒張	133	
静脈留置針	91	
使用有効期間	15	
初期流入血液	16, 137	
食道内心エコー	134	
食欲不振	125	
助産婦の手	145	
除脂肪体組織量	88, 90	
ショック	111	
——状態	110	
初妊婦	62	
初流血除去バッグ	16	
人為的過誤防止要項	107	
人為的事故	106	
心機能	143, 174	
心筋炎	127, 130	
真菌感染症	97	
心筋梗塞	201	
心筋酸素消費量	194	
心筋収縮力	143, 145, 194	
心筋障害	174	
真空採血管	16	
心腔内血液充填	175	
神経系疾患	126	
親権者	216, 219	
人工血小板	**202**	
人工膠質液	199	
——投与制限量	76	
人工膠質輸液剤	37	
人工酸素運搬体	**187**, 226	
——の臨床応用	201	
人工心肺使用手術	29	
心疾患患者への輸血	90	
心室細動	143, 144	
新生アルブミン半減期	37	
新生アルブミン量	37	
新生児血液所見	87	
新生児血小板減少症	64	
新生児・小児心臓手術	201	
新生児・小児での輸血	**86**	
新生児溶血性疾患	16, 56, 57, 59	
新鮮血輸血	**5**, 129	
新鮮全血	11	
新鮮凍結血漿	31, 172, 180	
——の使用	77	
心臓手術	37	
心臓弁機能不全	174	
心停止	134	
心電図	96	
——検査	71	
心拍出量	83, 95	
——低下	134	
深部静脈	90	
心不全	40	
蕁麻疹	111, 168	
診療時間外輸血	106	
診療報酬算定	218	

す

水車様雑音	134
スイッチバック法	172
水平震盪器	25
髄膜炎	128
頭痛	110, 125, 128
ステロイド	110, 112
スミス社製システム1000®	84
スミスメディカル社ホットライン・レベル1 HL-90®	94
スライドガラス板法	53
スライド法	53
スワン・ガンツカテーテル	95

せ

制御しがたい出血	**80**
成人T細胞白血病	126
製造物責任法	**221**
生体酸素予備量	20
生体代償機能	174
生体内アルブミン総量	37
生体内アルブミン分布	37
生物工学技術	5
生物由来製品	**211**
成分輸血	3
声門浮腫	95
生理学的シャント率	146
生理機能検査	71
赤芽球	127
赤芽細胞症	56
脊髄くも膜下麻酔	28, 188

索引

赤血球 51
　——型表示ラベル色 17
　——抗原 168
　——酸素運搬能低下 **146**
　——集合 80
　——集合防止効果 79
　——処理能力 133
　——新生 169
　——製剤 **15**, 139
　——製剤過剰投与 133
　——製剤準備量 **71**
　——製剤使用適応 **20**
　——製剤投与の基準 131
　——製剤投与のトリガーポイント 77
　——生存率 12
　——代替物 187
　——中2,3-DPG 146
　——貯蔵器官 133
　——内APT 118, 149
　——濃厚液 **16**
　——分散効果 79
　——変形能 **149**
　——膜抗原性変化 116
　——膜弾力性 149
　——輸血 4
　——輸血セット 92
　——漏出 143
セパセルRZ-200A-SC2® 93
ゼラチン製剤 78
ゼラチン粒子凝集法 126
セルロプラスミン 65
セロトニン 110, 139
　——取り込み機能 44
全血 **11**
　——輸血 3
浅在頸静脈 175
洗浄液回路 177
洗浄式 177
　——自己血輸血 176
洗浄赤血球 **15**, 112
全身加温装置 97
全身倦怠 125

全身酸素運搬量 21
全身状態 95
剪断力効果 22
先天性血栓性血小板減少性紫斑病 89
先天性無フィブリノゲン症 ... 33, 78
前負荷 175
潜伏期間 129, 130
喘鳴 95, 111
線溶因子欠乏 34
戦慄 137

そ

臓器移植 3, 64
臓器緩衝能 143
早期輸血反応 95
増殖因子 179
遡及調査 125, **215**
即時型溶血性輸血反応 ... 111, 225
組織間液血管内流入 131
組織間液膠質浸透圧 38
組織水分量 20
組織接合剤 179
組織適合抗原 63

た

第Ⅰ因子欠乏 33
第Ⅰ因子フィブリノゲン 42
第Ⅱ因子プロトロンビン 42
第Ⅴ因子Ac globulin 42
第Ⅴ因子欠乏 33
第Ⅶ因子 42
第Ⅶ製剤 83
第Ⅷ因子 36, 42
　——欠乏 33
　——欠乏症 42
第Ⅸ因子 42
　——欠乏 33
　——欠乏症 42
第Ⅹ因子 42
第Ⅺ因子 42
　——欠乏 33

第Ⅻ因子 42
第ⅩⅢ因子 42
　——欠乏 33
体温 96
　——調節機構の低下 90
　——低下 96
　——保持 97
体外循環 218
　——回路充填 201
待機手術輸血 167
大血管内Ht 133
代謝性アシドーシス 94, **143**
大手術 128
代替経路 109
代諾権者 80, 219
体蛋白源 37
大動脈内バルーンパンピング ... 6
代用血漿剤 37, 174
対立遺伝子 55
大量O型血液の輸血 80
大量・急速輸血 **84**
大量自己血保存 44
大量出血 37, 169, 178
大量輸血 **83**
多血症 175
多呼吸 87
脱線維化血液 225
脱毛 129
単一供血者血小板輸血 5
担癌状態 116
炭酸ガス透過性 25
蛋白源補給 38

ち

チアノーゼ 121, 133, 134
遅延型（遅発性）血管内溶血反応 **110**, 111
地中海熱 129
窒息感 110
遅発性血管迷走神経反射 173
中心静脈圧 83, **95**
　——測定 40, 132, 133
中心静脈カテーテル 134

235

索　引

中枢神経機能 194
腸炎エルシニア 137
腸管酸素消費量 149
腸管酸素代謝 195
超低温冷凍機 44
腸内細菌 60
直接輸血法 6
貯血式自己血輸血 71, 167, 171, 218, 226
チロジン 190
沈殿蛋白 180

て

低アルブミン血症 37
低温液状保存血液 5
低温加熱滅菌 130
低温保存法 225
低カルシウム血症 35, 96, **144**
低酸素血症 121
低体温 96, **134**
　──防止 94
デカペプチド 204
デキストラン 41, 78
デスフェラール® 151
鉄剤 173
鉄代謝 151
　──系 192
鉄ポルフィリン錯体 196
デフェロキサミン 151
テフロン静脈留置針 91
テルモ社製メディクイックcACS-222® 84
転写酵素 126
伝染性紅斑症 127
伝染性単核球症 127
　──様症状 126
伝達性海綿状脳症 123

と

凍害保護液組成 44
凍害保護薬 **41**
頭核抗原 127
凍結血小板 **44**

凍結赤血球 **41**
　──使用期限 44
　──洗浄液 44
　──洗浄機器 44
凍結保存 **41**
　──法 225
瞳孔散大 145
同種血輸血 **4**, 113, 114
同種免疫 111
　──合併症 168
　──抗体 3
　──抗体産生の防止 168
東大分院事件 129
洞内輸血 7
動脈血圧 83, 96
動脈留置針 86
等量血液希釈 **174**
トキソプラズマ症 130
特殊輸血フィルタ **93**
特定生物由来製品 **211**
　──使用の informed consent 212
特発性血小板減少症 43
突然死 130
トラネキサム酸 34, 82
ドラム様雑音 134
トランスフェリン 65
鳥インフルエンザウイルス 168
努力性呼吸 133
トレンデレンブルグ位 175
トロンビン 180, 181
トロンボエラストグラム 33, 78
トロンボキサン 110

な

内血管皮細胞一酸化窒素 22
内皮細胞間隙 190
ナトリウム負荷 35
ナファモスタット 119
生血輸血 129
難治性皮膚潰瘍 179
難治性腹水 37

に

2-エチールヘキシフタール酸 ... 13
西ナイルウイルス **168**
20歳未満年齢患者 216
ニプロ補液・血液ポンプ（MP-300）® 84
日本人Rh（−）頻度 55
日本人でのRh表現型発現頻度 55
日本人でのABO型発現頻度 51
日本人標準血液量 95
乳酸 143
入手困難な輸血血液 169
乳製品滅菌 129
2連バッグ 16
妊娠 56
　──の可能性 80
　──歴 71, 111, 123
認容ヘモグロビン値 73

ね

ネズミ寄生ダニ 130
熱傷 37
ネフローゼ症候群 37

の

ノイアート® 40, 42
脳炎 128
脳虚血発作 38
脳血管攣縮 38
脳血流量 21
濃厚血小板HLA 24
脳梗塞 201
濃縮プロトロンビン複合体製剤 34
脳神経外科手術 28
ノバクトM® 42
ノボセブン® 42

は

バーコードシステム 75, 107
バイオハザード 172

——ラベル 172
廃棄血液 170
肺機能 174
　——低下 20
肺血管内皮細胞傷害 119
敗血症 **135**
買血制度 226
肺死腔換気率 146
肺傷害 173
肺水腫 37, 40, 133
バイタルサイン 95, 131
　——検査 71
梅毒 **129**
　——感染 226
　——血清学的診断 129
　——トレポネーマ 129
　——トレポネーマ感作血球凝
　　集 129
　——トレポネーマ抗体 14
肺内シャント 20
排尿・排便感 110
肺微小血栓症 **146**
肺野でのラ音 121
肺野の水泡性ラ音 133
吐き気 111
播種性血管内凝固 28, 110
波状熱 129
バソプレシン 82
白血球 149, 168
　——減少 117, 126, 195
　——抗原 **63**
　——抗体 119
　——除去 **15**, 16, 114, 115,
　　123, 127, 137
　——除去・洗浄赤血球液 16
　——除去赤血球 15, 16
　——除去赤血球作製回路 ...16,
　　18
　——除去フィルタ 15, 30,
　　93, 112, 134, 139, 179
　——増加 126
　——代替物 187
　——崩壊物 146

——輸血 97
八光血液加温器HBW-5® 94
抜歯 29
発熱 110, 117, 126, 127, 128,
　　129, 130, 137, 168
　——反応 168
バッフィーコート 15, **16**
花細胞 126
パネルセル 62
　——試験 168
ハプトグロビン **40**, 65, 110, 112
　——欠損症 35
バベシア症 130
バラ疹 126
パルボウイルス 36
汎血球凝集反応 74
半減期 192, 196, 201

ひ

皮下組織酸素代謝 195
非細胞型酸素運搬体 188, 189
脾腫 30, 126, 127, 130
微小凝集塊 93, **146**
　——除去フィルタ 88, **93**, 146
　——除去フィルタSQ40s-KJ®
　　..93
皮疹 126
ヒスタミン **139**
　——遊離 109
非洗浄式 177
　——自己血輸血 177
ビタミンK 34
　——欠乏 89
左上側臥位 134
必須アミノ酸 37
非特定供血者血小板輸血 5
非特定献血者 5
ヒト血清蛋白型不適合 168
ヒトサイトメガロウイルス ...127
ヒトT細胞白血病ウイルス 14
ヒトパルボウイルス **127**
　——B19 14
ヒトブルセラ症 129

人免疫グロブリン日赤® 43
ヒト免疫不全ウイルス 14
ヒト由来ポリクローナル抗D抗
　体 56
ヒトリコンビナントHb 189
ヒドロキシエチルデンプン 41
非必須アミノ酸 37
皮膚感染症 128
皮膚欠損部 179
皮膚血流量 149
皮膚紅潮 111
皮膚紅斑 127
皮膚色調 133
皮膚常在細菌 **16**, 136, 179
皮膚小片 16
皮膚疹 129
皮膚瘙痒感 111
皮膚発赤 110, 111
非分泌型s 51
肥満細胞 109, 112
非免疫性TRALI 119
ピュアセルPL8Plus-V2® 93
氷結晶生成 41
非溶血性発熱反応 64, **138**
表現型 55
表在静脈 90
標準抗血清 **53**
表皮細胞増殖因子 179
表皮ブドウ球菌 136
表面陰性荷電フィルタ 135
ピリドキサール5リン酸 190
ビリペルジン 40
ビリルビン 40
貧血 110, 126, 130
頻脈 87, 121, 133

ふ

ファイバ® 42
ファインセルAD-1000S® 93
不安感 110, 111
フィブリノゲン **78**, 146, 174,
　　180, 199, 204
　——HT-Wf® 42, 78

索 引

──γ鎖 204
──製剤 33, 78
──値 33, 96
──値測定 142
──濃度 78
フィブロガミンP® 42
フィブロネクチン 180
フィラリヤ症 130
フォン・ウィルブランド因子
 .... 174, 203
不快感 110
不活性 194
不規則抗体 51, 60, 74, 111
──検査 16
──検出頻度 61
──の検出 62
──発現率 168
──分類表 61
不均衡症候群 172
複合型凝固障害 33
複合的血漿凝固因子欠乏 33
副試験 63
複数職員による血液型照合 107
腹痛 110, 111, 137
不整脈 111
不適合血小板抗原 123
不適合輸血 108, 111, 168
フマール酸 188
不要な貯血 170
ブラジキニン低血圧 112
ブラジキニン遊離 **134**
プラスチックバッグ 13
プラスチック無菌接続装置 89
プラスミンインヒビター 34
プリオン感染 181
──症 **123**
プリオン病 123
プリオンプロテイン 123
ブルセラ菌 129
プレドニゾロン 118
プロテインS 34
プロテインC 34
プロトロンビン時間 33, 142

プロプレックスST® 42
分泌型S 51

へ

閉塞性黄疸 117
閉塞性肺疾患 20
僻地・遠隔地用血液 170
ベニロン® 43
ヘパリン 11, 110
──化血液 6
──化生理食塩液 177
──起因性血小板減少症 28
ペプシン処理人免疫グロブリン
 43
ヘマトクリット 15
ヘモグロビン型酸素運搬体 188
ヘモグロビン血症 110
ヘモグロビン尿 110
ヘモジデローシス 151
ヘモペキシン 110
便意 111
返却輸血用バッグ 177
変種 51

ほ

乏血 38
放射線照射 **13**, 19, 24, 26, 80, 116, 117, 143, 147, 179
──と血清K値 14
放射線非照射血液使用 219
乏尿 110
保菌者 128
保険請求 179
保険適応 33
母児免疫 62
補正血小板増加率 29
保存・使用期間 17
保存液 **11**, 143
保存温度 **13**, 17
保存期間 **5**
保存血液輸血 5, 129, 139
保存中の凝固因子の失活 32
保存容器 **13**, 16

補体 180
──系 112
──C3 109
──C3a 112
──C5 109
──C5a 112
──C9 112
補体蛋白 65
発疹 127, 128
──チフス 128
哺乳力低下 87
ポリエチレングリコール 188, 190
──処理人免疫グロブリン
 43
ポリオレフィンバッグ 25
ポリグロビンN® 43
ポリネシヤ系民族 57
保冷庫 13

ま

マイクロカプセル化 190
マイクロキメリズム 118
末梢血液鬱滞術 133
末梢血管抵抗 96
末梢循環改善 79
窓形成 143
マラリア **129**, 168
──感染 226
──流行地 130
マルタ熱 129
まれな血液 169
──確保 44
──型 **57**
慢性関節リウマチ 64
慢性菌血症 128
慢性的低アルブミン血症 37
慢性肺疾患 20
慢性貧血 87
マンニトール 11
──-アデニン-リン酸液 **11**

238

み

未照射血液製剤 ... 19
水分子との共軛結合 ... 41
三日熱マラリヤ ... 57
未発達な赤血球抗原 ... 59

む

無菌性静脈炎 ... 134
無尿 ... 110
無ハプトグロビン症 ... 66
無輸血症例 ... 115

め

メキシコ原住民 ... 59
メシル酸ガベキサート ... 110
メッシュフィルタ ... 30
メトヘモグロビン化（メト化） ... 192
免疫グロブリン ... **65**, 120, 123
　——A ... 112
　——E ... 112
　——G ... 112
　——M ... 109
　——製剤 ... 41
免疫抗体 ... 51, **60**
免疫修飾 ... 3, **113**, 168
　——輸血 ... 7
免疫性TRALI ... 119
免疫的合併症 ... **108**
免疫的適合性 ... 3
免疫不全症 ... 116
免疫抑制 ... 113

も

蒙古民族 ... 59
毛細管内皮 ... 143
網状赤血球数 ... 87
網内系 ... 190, 192, 194
網膜炎 ... 127

や

薬剤誘導型 ... 59
薬事法 ... **212**
薬物的急速利尿 ... 175
矢状動脈洞 ... 7

ゆ

有核赤血球 ... 87
遊離基捕捉作用 ... 22
輸液 ... 110, 172, 175
　——ルート ... 76
輸血医療に関連する法律，法規 ... **221**
輸血回路クランプ ... 93
輸血合併症 ... **108**
輸血感染 ... 226
　——症 ... **123**
　——症の回避 ... 167
輸血関連急性肺障害 ... 64, **119**, 139, 168
輸血関連免疫修飾 ... 113
輸血既往歴 ... 71
輸血拒否と免責に関する証書 ... 216
輸血血液量 ... 73
輸血検査 ... 169
輸血後肝炎 ... **124**, 167, 226
輸血後感染症 ... **123**, 135, 168
輸血後血小板生存率 ... 25, 44
輸血後GVHD ... **116**, 219
輸血後紫斑病 ... 28, 65, **123**
輸血後静脈炎 ... **133**
輸血後赤血球生存期間 ... 63
輸血後赤血球生存率 ... 44
輸血後発熱反応 ... 139
輸血事故 ... 105
輸血潜在事例 ... 108
輸血施行手順 ... **75**
輸血施行のinformed consent ... **212**
輸血手技 ... 6
　——関連合併症 ... **131**
輸血準備量 ... **73**
輸血静脈部の感覚 ... 95
輸血性エイズ感染 ... 226

索引

輸血操作に伴う過誤 ... 105
輸血チャンバー ... 92
輸血同意書 ... 75, **212**
輸血の種類・名称 ... 3
輸血の目的 ... 3
輸血バッグの確認 ... 75
輸血部位 ... 6
輸血副作用 ... **108**
輸血部門 ... 215
輸血マニュアル ... 107
輸血用血液成分 ... 3
輸血用血液の需要・供給バランス ... 169
輸血療法委員会 ... 215
輸血歴 ... 111
輸血路の確保 ... 90

よ

溶解性血小板抗原 ... 123
溶血 ... 88, **135**
　——現象 ... 173
　——性輸血反応 ... **108**, 168
　——反応症状の程度 ... 109
羊水 ... 179
予想外出血 ... 169
予測増加血小板数 ... 29
予定手術輸血 ... **71**
4連バッグ ... 16

ら

ラテックスアレルギー ... 112
ラテンアメリカ ... 130

り

理学的検査 ... 71
リケッチア感染症 ... 128
リコネイト® ... 42
リコンビナントアルブミン ... 187
リコンビナントエリスロポエチン ... 218
リコンビナント血小板GP ... 203
リコンビナント単一製剤 ... 33

索引

リコンビナントヘモグロビン 187
リストセチン 203
リストバンド 75, 107
利尿薬 110, 144
　――併用 37
リピドヘム 196
リポソーム 202, 203
　――硬度 203
　――ヘム 196
留置カニューレ 92
留置針 92

両側肺浸潤像 121
燐酸 146
　――Na 167, 225
燐脂質 119, 188
リンパ球抗原 63
リンパ腺腫脹 126, 128, 129, 130
倫理委員会 221

れ

霊菌 137
冷凍血液 41

冷凍保存 172
　――赤血球 6
連続遠心分離装置 25
連続希釈式自己血輸血 ... **218**

ろ

ロイコトリエン 110
ローラポンプ内蔵輸血機器 84
ロッキー山紅斑熱 128

英　文

A

ABO型 51
　――ヒト血漿 **15**
　――血漿 16
　――検査法 53
　――前駆物質 57
　――の不一致 78
　――適合血小板輸血 30
ACD液 6, **11**
　――A液 16
　――血 225
acellular Hb based oxygen carrier 188
ACE阻害薬 134
acid-citrate-dextrose液 ... 11
activated partial thromboplastin time 33
adenine 11
adenosine triphosphate ... 11
ADSOL 12
adult T cell leukemia **126**
afibrinogenemia 78
A型 **51**
　――物質 51
ahaptoglobinemia 66

AIDS **126**
　――関連症候群 126
　――罹患率 126
albumin heme 199
allogeneic blood transfusion ... 4
allosteric effect 190
αグロブリン 36
α_1-アシッドグリコプロテイン 65
α_1-アンチトリプシン 65
α_2-マクログロブリン 65
alplastic crisis 127
alternative pathway 109
anaphylatoxin 112
Animec社AM-1N® 94
Animec社AM-2N® 94
anticoagulant solution 11
antithrombin III 40
aPTT 33, 96, 142
aquired immunodeficiency syndrome 126
AT III 40
ATL **126**
　――細胞 126
ATP 11
　――放出 21
ATS-100® 226
autodonation 171

Autolog® 177
autologous blood transfusion ... 4, **167**
axial flow 189

B

babesiasis **130**
Bacillus cereus 137
β-リポプロテイン 65
βグロブリン 36
B型 **51**
　――物質 51
　――肝炎ウイルス 14
biohazard 172
biotechnology 5, 187
BMT-GVHD 116
B19 virus 127
Bombay型 51
bovine spongiform encephalopathy 123
BRAT 2® 177
Bリンパ腫 128
Brucella 129
BSE 123
Bucherの指針 20
buffy coat 15, **16**

C

Caイオン	145
carboxyhemoglobin	190
CAT法	53
C.A.T.S.®	177
Ca剤	144, 180
CBC II®	177
CCI	**29**
Cell Saver 5®	177, 226
cellular Hb based oxygen carrier	188
central venous pressure	40
C型肝炎からの肝癌	126
C型肝炎ウイルス	14
Chagas disease	**130**
chelation	145
cisAB	**52**
citrate-phosphate-dextrose液	11
CJD	123
C9補体抗体	65
CMV	**127**
——陰性血液	127
——抗体陰性	127
——単核球症	127
COHb	190
Cohn分画IV	40
Cohnの冷エタノール分画法	36
component transfusion	3
controlled hypotension	81
corrected count increment	29
cost effective	3
CPA-35DF®	177
CPD液	6, 11
CPDA-1液	12, 149
Creutzfeld-Jakob disease	123
cross linked Hb	188
cryophylactic agent	**41**
cryoprecipitate	**36**
C/T比	**73**
cut down	91
CVP	40
——カテーテル	86
cytomegalovirus	**127**

D

debris	25, 93, 146
deferoxamine	151
delayed type	111
delayed vasovagal reflex	173
Del型	56
designated donor	5
D-galactose	51
D変種	56
Dia	59
diaspirin	188
Dib	59
dibromosalicyl fumarate	188
DIC	28, 110
Diego系	**59**
dimethylsulfoxide	41
directed donor	5
disaggregative effect	79
disseminated intravascular coagulation	28, 110
D(Rh0)因子感作予防人免疫グロブリン	41
Duffy型	110
Duffy系	**57**
Du確認試験	56
dye densitometry	95

E

eアミノカプロン酸	34
EBV	**127**
EDTA	11
ejection fraction	134
Electa®	177
endocellular cryoprotective agent	41
epidermal growth factor	179
Epstein-Barr virus	**127**
erythroblastosis	56
ethylenediaminetetraacetic acid	11
Eurosets®	178
extracellular cryophylactic agent	41

F

F cell ratio	77
Fe^{2+}	192
Fe^{3+}	192
fenestration	143
FFP	**31**, 78, 180
——中のアルブミン濃度	32
——の不適切な使用	35
——の保存	31
——の製造	31
——の組成	31
——使用適応	33
——投与アナフィラキシー反応	35
——投与アレルギー反応	35
——用血漿	16
——輸血	**85**, 89
Fibrinogen-RBC®	202
Fluosol DA®	187, 193, 226
FOY®	110
fraction IV	36
fraction V	36
free radical scavenging effect	22
fresh frozen plasma	31, 180
fresh whole blood	11
Fy^a	57
Fy^b	57

G

G-CSF	97, 187
γグロブリン（γ-globulin）	36, 65
Gcグロブリン	65
genetic locus	55
GM-CSF	187
GPIa/IIa	123
GPIb	202
GPIIb/IIIa	204
GPT値	125

graft-versus-host disease......13, 64, **116**, 219
granulocyte colony-stimulating factor......187
granulocyte-macrophage colony-stimulating factor......187
group specific component......65
GVHD......13, 64, **116**, 219
　——発生のリスク因子......117

H

Hageman因子......42
Hangginson's syringe......225
Hb based oxygen carrier......188
Hb値......172, 174
　——の維持......83
HBc抗体検査......124
Hb型酸素運搬体......**226**
Hb-haptoglobin複合体......40
Hbの酸化（メト化）......190
HBs抗原検査......124
Hb酸素親和性......146
HBV......14
HCV......14
　——抗体検査......124
HemAssist®......188
hematocrit......15
heme alpha methenyl oxygenase......40
hemodilutional autologous blood transfusion......174
hemoglobinuria......110
hemolytic disease of newborn......**56**
hemolytic transfusion reaction......**108**
Hemopure®......188
Hemospan®......188
Hemovac Autotransfusion System®......178
heparin induced thrombocytopenia......28
hepatitis......124

　——B virus......14
　——C virus......14
HES......78
heterogenous blood transfusion......4
HIV......14, **126**
H12添付重合アルブミン......204
H抗原......51
HLA......30, **63**
　——型適合血小板製剤......24
　——ハプロタイプ......116
　——Ⅱ抗原......119
homologous......4
HPA......30, **64**
　——-1a陰性患者......123
HTLV......14
HTLV-1......**126**
HTLVブドウ膜炎......127
HTLV脊髄症......127
human error......106
human immunodeficiency virus......14, **126**
human lymphocyte antigen......**63**
human parvovirus......127
human platelet antigen......30, **64**
human T-cell leukemia virus......14
human T-lymphotrophic virus type-Ⅰ......126
hydroxyethyl starch......78
hypervolemia......83, 133
hypervolemic hemodilution......**176**, 218
hypovolemia......38, 131

I

IABP......6
IC......5
ICG......95
ICカード......75
i型物質......57
IgA......112
　——抗体......65
IgE......112

　——抗体......66
IgG......112
　——抗体......53, 60, 62
IgM......109
　——抗体......53, 60, 62, 109
I系......**57**
IL-1α......138
IL-1β......138
IL-6......138, 141, 195
IL-8......139
Immediate type......109
immunoglobulin A......112
immunoglobulin E......112
immunoglobulin G......112
immunoglobulin M......109
immunomodulation......**113**
immunosuppression......113
incompatible blood transfusion......108
indocyanine green......95
inert......194
infectious mononucleosis......**127**
informed consent......212
Infusible Platelet Membrane®......202
insulin-like growth factor......179
intermediate type......109
intraaoritc balloon pumping......6
intraoperative salvaging autologous blood transfusion......176
intravascular hemolytic reaction......**108**
IRN......33
isovolemic hemodilution......**174**

J

Jehovah's witnesses......**215**
Jka......57
Jkb......57

K

Kell型（抗Ko）......110
Kidd型......110

Kidd系 ... **57**	M抗原 ... 57	P波消失 ... 144
K吸着フィルタ ... 144	MN抗原 ... 57	pH調整 ... 11
Kの細胞内移動 ... 144	MNS系 ... **57**	phlebotomy ... 91
	Mongoloid factor ... 59	pH 4処理人免疫グロブリン ... 43
L	MSBOS ... **71**	PL-50Hフィルタ® ... 135
L-アスパラギナーゼ ... 33		PL法 ... **221**
Le ... 57	**N**	Plasmodium ... 129
lean body mass ... 88, 90	N-acetyl-S-galactosamine ... 51	── vivax ... 57
Lewis系 ... **57**	NAT（検査） ... 26, 124, 226	platelet concentrate ... 24, 78
life span ... 25, 63	nitric oxide ... 189	platelet-derived growth factor
lipid heme ... 196	N抗原 ... 57	... 179
liquid ventilation ... 195	NO放出作用 ... 22	platelet recovery rate ... 29
Lundgaard-Hansenの指針 ... 20, 76	non-A肝炎 ... 168	platelet refractory ... **29**
	non-B肝炎 ... 168	platelet viability ... 25
LW ... 55	nucleic acid amplification test	Plateletsome® ... 203
lysophosphatidylcholin ... 119	... 26, 124, 226	PLS-5Aフィルタ® ... 135
		polyethylene glycol ... 190
M	**O**	polymer-conjugated Hb ... 188
Macacus rhesus ... 54	observation chamber ... 92	polymerized Hb ... 188
major cross match ... **63**	O型 ... **51**	polyolefin ... 26
major histocompatibility complex	──，Rh（−）血液輸血 ... 80, 219	postoperative salvaging autologous blood transfusion ... 176
... 63	──血液の緊急輸血 ... **219**	posttransfusion purpura ... 28, 65, **123**
malaria ... **129**	──洗浄赤血球 ... 16	
mannitol ... 11	oozing ... 29, 143	PPSB-HT® ... 42
──-adenine-phosphate液 ... 11	oxygen affinity ... **146**	predonation ... 171
MAP液 ... 5, 11	oxygen debt ... 83	preload ... 175
──血 ... **15**, 172	Oxygent® ... 194	preservative autologous blood transfusion ... 171
──血保存中の変化 ... **19**	**P**	prothrombin time ... 33
──血保存期間 ... 128	P$_{50}$ ... 146	PrP^c ... 123
──血投与に伴うHb上昇値 ... 24	para-Bombay型 ... 51	PT ... 33, 96, 142
massive transfusion ... **83**	PC ... 24, 137, 138	PTP ... 123
maximum surgical blood order schedule ... **71**	PC HLA ... 24	pulmonary diffusion capacity ... 20
	PEG ... 190, 201	pulmonary hypersensitivity reaction ... 119
Mendelの法則 ... 52	perflubron ... 194	
methemoglobin（metHb） ... 192	perfluorochemocal型酸素運搬体 ... **226**	**Q**
methyl DOPA ... 59	permissive hypotension ... **81**, 82	QRS幅 ... 96, 144
MHC ... **63**	PFC ... 187, 226	QT延長 ... 96
──クラスI抗原 ... 63	── based oxygen carrier ... 193	QT時間 ... 145
──クラスII抗原 ... 63	──型人工酸素運搬体 ... 193	
microaggregate ... 93, **146**	P型 ... 110	
minor cross match ... **63**		

243

R

receptor mediated hemagglutination（RMH） 127
reverse transcriptase‐polymerase chain reaction（RT‐PCR） 128
rGPIa/IIa 203
rGPIbα 203
　　──‐liposome 203
RHA 127
Rh型 **54**, 110
　　──不適合 110
Rh抗原 **55**
Rh（−）患者 30, 56
Rh（＋） 56
Rh陽性 55
RNA遺伝子 126
RT‐PCR 128
Russell基準 94

S

SAGM液 12, 149
salvaged blood reservoir 177
salvaging autologous blood transfusion for trauma 176
salvaging autologous blood transfusion with washing 176
salvaging autologous blood transfusion without washing 177
SBOE **73**
screen filtration pressure 146
serological test for syphilis 129
Serratia marcescens 137
SFP 146
shear stress effect 22
shivering 96
S抗原 57
ST，T変化 96
Staphylococcus aureus 137
Staphylococcus epidermidis 136
STS 129
Stuart因子 42
surgical blood order equation 73
syphilis **129**

T

TA‐GVHD **116**
technical error 105
TEG 78
10/30 Rule **74**
T波増高 96, 144
thromboelastgram 78
Thromboerythrocyte® 202
Thrombospheres® 202
thrombotic thrombocytopenia 28
thrombotic thrombocytopenic purpura 34
TNFα 138
Toray血液加温器TM‐90 94
TPH 62
TPHA 129
TRALI 64, **119**, 139, 168
　　──発生率 119
　　──診断の推薦基準 122
transfusion related immunomodulation **113**, 168
transfusion-related acute lung injury 64, **119**, 139, 168
trans型 52
trans位 **56**
transmissible spongiform encephalopathy 123
transplacental hemorrhage 62
Treponema pallidum 129
　　── hemagglutination 129
trigger point 77
TRIM **113**, 168
Trypanosoma cruzi 130
TSE 123
TTP 34
tumor necrosis factor α 138
type and screen（T/S） **71**, 201

U

uncontrollable hemorrhage **80**
Upshaw‐Schulman syndrome 89

V

variant 51
vascular endothelial growth factor 143, 179
vasovagal reflex 71, **173**
vCJD 123
　　──感染検査法 123
VEGF 143
viral capsid antigen 127
vital signs 95
volunteer donor 5
von Willebrand factor 203
vW病 42
vWF 203

W

West Nile virus 128
whole blood 11
　　── transfusion 3
window period 31, 124, **125**, 168
WNV 128
Wra 59
Wrb 59

Y

Yersinia enterocolitica 15, 128, 137

Z

ZLHbBv® 189

人 名

- 小川 95
- 霜田 116
- 関口 187
- 高折 226
- 箕島 187
- 吉野 226
- Amberson 187
- Beeson 226
- Blundell 225
- Bruce-Chwatt 129
- Bucher 76
- Burrows 113
- Chang 187
- Clark 187
- Cochrane Injuries Group 38
- Dausset 63, 227
- Denys 225
- Dillon 76
- Fantus 225
- Fordyce 226
- Gilcher 226
- Grant 167, 226
- Highmore 225
- Hustin 225
- Klebanoff 226
- Landsteiner 54, 225
- Loutit 225
- Lower 225
- Lundsgaard-Hansen 20, 76
- Messmer 226
- Miller 167, 225
- Mollison 225
- Opelz 7, 113
- Orr 226
- Physick 225
- Robertson 225
- Russell 94
- Sayers 76
- Sloviter 187
- Smith 225
- Tartter 114
- Terasaki 113
- van Loghem 227
- Wiener 54
- Woolsey 226
- Yudin 7, 226

For Professional Anesthesiologists
周術期輸血　　　　　　　　　　　　　　　＜検印省略＞

2007年6月1日　第1版第1刷発行

定価（本体7,000円＋税）

　　　　　　　　　著　者　高折益彦
　　　　　　　　　発行者　今井　良
　　　　　　　　　発行所　克誠堂出版株式会社
　　　　　　　〒113-0033　東京都文京区本郷3-23-5-202
　　　　　　　電話（03）3811-0995　振替00180-0-196804
　　　　　　　URL　http://www.kokuseido.co.jp

ISBN 978-4-7719-0321-0 C3047 ￥7000E　　印刷　三報社印刷株式会社
Printed in Japan ©Masuhiko Takaori, 2007

・本書の複製権・翻訳権・上映権・譲渡権・公衆送信権（送信可能化権を含む）は克誠堂出版株式会社が保有します。

・ JCLS ＜（株）日本著作出版権管理システム委託出版物＞
本書の無断複写は著作権法上での例外を除き禁じられています。複写される場合は，そのつど事前に（株）日本著作出版権管理システム（電話03-3817-5670, FAX 03-3815-8199）の許諾を得て下さい。